診療画像検査法
Medical Diagnostics and Imagings

画像から学ぶ
Learn the Structure and Functions of the Human Body from Images

人体の構造と機能

編著者

金森 勇雄
山内ホスピタル 放射線科 顧問

増田 豊
(公社) 岐阜病院 診療放射線技師

佐々 敏
岐阜協立大学 看護学部 前教授

大岩 研
まつながファミリークリニック
診療放射線技師

萩野 英俊
株式会社 しのぶ 診療放射線技師

金森 誠
山内ホスピタル 放射線科 技師長

有馬 寧
鈴鹿医療科学大学 東洋医学研究所 教授

藤野 明俊
鈴鹿医療科学大学 放射線技術科学科 教授

竹島 賢治
鈴鹿医療科学大学 放射線技術科学科 教授

丹羽 政美
岐阜医療科学大学 放射線技術学科 教授

小野木満照
岐阜医療科学大学 放射線技術学科 教授

井戸 靖司
中部国際医療センター 医療技術部 統括部長

丹羽 文彦
大垣市民病院 医療技術部診療検査科 科長

野田 孝浩
鈴鹿医療科学大学 放射線技術科学科 教授

平松 達
西美濃厚生病院 主任 診療放射線技師

福田 武
松波総合病院 中央放射線室 部長

渡部 洋一
鈴鹿医療科学大学 放射線技術科学科 元教授

田中 瑛
大阪物療大学 診療放射線技術科学科 助教

医療科学社

献辞 この本を金森勇雄先生に捧ぐ

編著者一同

分担執筆者

社団医療法人かなめ会　山内ホスピタル
　　　　内科　山内貴裕、山内雅裕
　　　　人間ドック健診センター　山内裕子

大垣市民病院
　　　　坂野信也、小川定信、乙部克彦、恒川明和、竹中和幸、高田賢、後藤竜也、田中敬介、
　　　　松岡洋慶、山中一輝、小西陽香、永田好史晃、長屋雄大

公益社団法人　岐阜病院
　　　　野倉伸夫

社会医療法人厚生会　中部国際医療センター
　　　　檜山征也

地方独立行政法人　岐阜県総合医療センター
　　　　高木理光

JA岐阜厚生連　岐阜・西濃医療センター　西濃厚生病院
　　　　三輪正治

岐阜医療科学大学
　　　　保健科学部学部長・教授　丹羽政美
　　　　看護学科看護学部長・教授　薬袋淳子
　　　　保健科学部放射線技術学科
　　　　学科長・教授　　西出裕子
　　　　教授　　小野木満照
　　　　准教授　　升堀亜希子
　　　　准教授　　鈴木正広

大阪物療大学
　　　　李強

鈴鹿医療科学大学
　　　　武藤祐衣

神戸常磐大学
　　　　今井方丈、木村英里

推薦の辞

2024年4月1日から医師の働き方改革が行われます。それに伴い、多くの医療従事者にタスクシフト・シェアが順次実施されつつあります、あるいは予定されております。この事は、現在の医療は、どんどん細分化や専門化が多くなって、医療従事者全体で、医療を行う時代となった事を示します。もとより医療界では、「チーム医療」が今の医学において必須の事項として実施されておりますが、タスクシフト・シェアが今後ますます「チーム医療」の重要性を増していくこととなるでしょう。

そのタイミングで、この本書「画像から学ぶ人体の構造と機能」が発刊されることは、大きな意義があります。人体の構造や人体の機能は、医学を学ぶ学生にとって最も苦手とする分野でありますが、学ばなければならない分野とも言えます。

本書は、臨床検査技師・診療放射線技師・看護師・薬剤師・理学療法士などの医療従事者が学ぶべき基本の基本である事柄が掲載されております。疾患別の各臓器の画像が詳細に掲載され、イラストも丁寧で見やすく分かりやすく描写されております。

医療従事者を志す学生諸君が解剖学を学ぶ上で待望の一冊であります。この「画像から学ぶ人体の構造と機能」はイラストと画像が多く、この分野を苦手としている学生諸君にとって救世主となりうるでしょう。

特に臓器毎に説明文も短く端的に理解でき、表現も分かりやすく記載されています。

また。問題集も掲載されており、国家試験にも役立つ一冊です。入学から卒業、はたまた実務の現場までを通して利用できうる一冊です。

最後に、本書「画像から学ぶ人体の構造と機能」の企画から症例集めなど全てを自ら行われ、完成直前にご逝去されました、故金森勇雄先生に感謝の意とお悔やみを捧げたいと思います。

2024年初秋
岐阜医療科学大学
学長 山岡　清

自　序

　医療職を志す学生が、人体の構造と機能(解剖と生理)という基礎的な事項を省略して、疾患や看護・検査・治療・介護などに関わる臨床的知識を得ようとしても、十分な学習効果が得られないことは、今までに集積された経験評価の結果によって明白となっています。人体の構造と機能の学習向上は、医療職の学びとして「王道」であると言われ続けています。

　解剖学と生理学の基礎は決して難しい学問ではありません。構造と機能の関連や、全身の器官系の関係を「イラスト・画像と細胞・組織」で観ていくと、面白いほどに理解が容易になってきます。

　IT・AI化の進歩、医療機器の飛躍的な発展が如何になされようとも、医療職の対象は機械・ロボットではなく生身の人間なのです。科学がどんなに進歩しようとも、人体の構造と機能を理解せずして対応することはできません。

　本書は、医療職を志す学生にも必要な人体の構造と機能の総合的学習に役立つ教書として、カラーイラストと解剖画像、細胞と組織などを対比し、重要な部分は赤字で示し、国家試験の対策にも活用でき、効率よく多角的な学習にご利用いただけると思います。さらに、各医療職の皆々様の身近な参考書としても有用になり得ると推察いたします。

　解剖学・生理学(構造と機能の探求)は日進月歩の学問で、最近の進歩には目覚ましいものがあります。私たちの理解した範囲で、できる限り容易に、現状の医療の進歩に遅れがないように十分に努力したつもりではありますが、その記述に不備なる点がありましたら、ご叱正・ご指導を賜りたくお願い申し上げます。

　最後に、執筆に際し叱咤激励とご指導を賜りました。多くの病院長、医師、医療職種の皆々様、さらに制作・出版にご尽力を賜りました医療科学社に深く感謝いたします。

2024 年初秋
編著者一同

CONTENTS **目次** 診療画像検査法 **画像**から**学ぶ** 人体の構造と機能
Learn the Structure and Functions of the Human Body from Images

推薦の辞 ———————————————————————————————— v

自序 ———————————————————————————————————— vii

第1章　消化管の構造と機能　　　　　　　　　　　　　　　1

1．消化管 ————————————————————————————— 2

　1-1）消化管の概要 ——————————————————————— 2

　　1-1-1）消化管の構造と機能 ——————————————— 2

　　1-1-2）消化管組織の4層構造 ——————————————— 4

　　1-1-3）腹膜と腹膜腔・後腹膜臓器 ———————————— 5

　1-2）口腔・咽頭 ———————————————————————— 6

　　1-2-1）口腔・咽頭の構造と機能 ————————————— 6

　　1-2-2）摂食・嚥下 ——————————————————————— 8

　1-3）食道 ——————————————————————————— 10

　　1-3-1）食道の構造と生理的狭窄 ————————————— 10

　　1-3-2）食道壁の4層構造 —————————————————— 11

　　1-3-3）食道の機能 (役割) ————————————————— 11

　1-4）胃 ———————————————————————————— 12

　　1-4-1）胃の構造 ——————————————————————— 12

　　1-4-2）胃壁の組織構造と胃腺 ——————————————— 12

　　1-4-3）胃腺の分泌細胞と分泌物質 ———————————— 12

　1-5）小腸 ——————————————————————————— 14

　　1-5-1）小腸の構造 —————————————————————— 14

　　1-5-2）小腸の組織構造 ——————————————————— 15

　　1-5-3）小腸の機能 (消化と吸収) ————————————— 16

　1-6）大腸 ——————————————————————————— 17

　　1-6-1）大腸の構造と機能 —————————————————— 17

　　1-6-2）大腸の組織構造 ——————————————————— 18

　1-7）直腸と肛門 ———————————————————————— 18

　　1-7-1）直腸と肛門管の構造 ———————————————— 18

　　1-7-2）排便の機能 —————————————————————— 19

2．消化器の血管系 —————————————————————— 20

　2-1）動脈系、静脈系と門脈系 ——————————————— 20

| 2-2） | 器官・動脈分岐部位と椎骨とのレベル | 22 |

3．消化・吸収の機能 ── 24

3-1）	三大栄養素の消化・吸収	24
3-2）	電解質とビタミンの吸収	24
3-3）	消化管ホルモンの機能	26

第2章　肝臓・胆道・膵臓の構造と機能　29

1．肝臓 ── 30

1-1）	構造と機能	30
1-2）	門脈と肝動脈・肝静脈	33
1-3）	機能	34

2．胆道 ── 35

2-1）	構造と機能	35
2-2）	胆汁	37
2-3）	胆汁の排泄経路と腸肝循環	37
2-4）	ビリルビン代謝	38

3．膵臓 ── 40

3-1）	構造	40
3-2）	外分泌腺と内分泌腺	41
3-3）	機能	41

第3章　循環器の構造と機能　43

1．心臓の構造と機能 ── 44

1-1）	心臓の構造	44
1-2）	心臓の機能	46
1-2-1）	心臓の刺激伝達系	46
1-2-2）	心臓の血液拍出（ポンプ）作用	46

2．血管系の構造と機能 ── 48

2-1）	血管系の構造	48
2-1-1）	動脈	49
2-1-2）	毛細血管	49
2-1-3）	静脈と静脈弁	49
2-1-4）	吻合（血管吻合）と終動脈	50
2-2）	血管系の機能	51

ix

2-2-1) 血圧		51
2-2-2) 循環器系の調節システム		51
3. 肺循環(小循環)		53
4. 体循環(大循環)		54
4-1) 動脈系		54
4-2) 静脈系		55
5. 胎児・新生児の血液循環		56
6. リンパ系の構造と機能		58
6-1) リンパ系の構造		58
6-2) リンパ系の機能		59

第4章　内分泌器官の構造と機能　　61

1. 内分泌の概念		62
1-1) 内分泌		62
1-2) ホルモンの種類と受容体の存在部位		62
1-3) ホルモン分泌の機序		63
1-4) ホルモン分泌調節機構(フィードバック調節)		64
1-5) ホルモンとホメオスタシスの維持		64
1-6) ホルモンの作用		65
2. 内分泌器官の構造と機能		66
2-1) 視床下部・下垂体		66
2-1-1) 視床下部		66
2-1-2) 下垂体		67
2-2) 甲状腺		69
2-3) 副甲状腺(上皮小体)		71
2-4) 副腎		73
2-4-1) 副腎の構造と分泌ホルモン		73
2-4-2) 副腎皮質ホルモンの分泌と生理・機能		74
2-4-3) 副腎髄質の腺組織と分泌ホルモン		75
2-5) 性腺		76
2-5-1) 性腺の構造		76
2-5-2) 性腺の生理・機能		78
2-6) ランゲルハンス島		80

第5章　泌尿器の構造と機能　83

1．腎臓 ———————————————————————— 84
　1-1）　腎臓の組織構造 ———————————————— 85
　1-2）　腎臓の機能 ————————————————————— 87
　　1-2-1）　老廃物の排泄 ———————————————— 87
　　1-2-2）　水・電解質の調節 ———————————— 87
　　1-2-3）　酸塩基平衡の維持 ———————————— 88
　　1-2-4）　ホルモン産生とビタミン ————————— 90
2．尿路 ———————————————————————————— 92
3．膀胱・尿道 ——————————————————————— 93

第6章　血液　95

1．血液の概要 ———————————————————————— 96
　1-1）　血液の成分 ————————————————————— 96
　　1-1-1）　血球と血漿 ———————————————————— 96
　　1-1-2）　血液の分離 ———————————————————— 97
　1-2）　血球 ————————————————————————— 98
　　1-2-1）　血球の特徴と機能 ———————————— 98
　　1-2-2）　造血因子 ———————————————————— 99
　　1-2-3）　血球の分化 ———————————————————— 99
　　1-2-4）　造血 ————————————————————————— 100
　1-3）　血漿 ————————————————————————— 101
　1-4）　血液型 ———————————————————————— 101
　　1-4-1）　赤血球の血液型 ———————————————— 101
　　1-4-2）　ABO式血液型検査 ——————————————— 102
　　1-4-3）　Rh式血液型 ———————————————————— 102
2．血液の機能 ———————————————————————— 104
　2-1）　血液の物質輸送 ——————————————————— 104
　2-2）　鉄の代謝 —————————————————————— 104
　2-3）　止血機構と線溶系 ————————————————— 106
　　2-3-1）　一次止血 ———————————————————— 107
　　2-3-2）　二次止血 ———————————————————— 107
　　2-3-3）　線溶系 ————————————————————— 108

第7章　免疫　111

1. 免疫の概念 ──────────────────────────────── 112
2. 免疫反応 ──────────────────────────────── 113
　2-1）　正常反応 ────────────────────────── 113
　2-2）　異常反応 ────────────────────────── 113
3. 免疫系の構成 ──────────────────────────── 114
　3-1）　免疫細胞系 ───────────────────────── 114
　　3-1-1）　免疫細胞 ───────────────────── 114
　　3-1-2）　免疫細胞系の主な機能 ─────────────── 116
　3-2）　補体 ─────────────────────────── 118
4. 生体防御機構 ──────────────────────────── 120
　4-1）　自然免疫 ───────────────────────── 120
　　4-1-1）　体表面の自然免疫(バリア機能) ───────────── 120
　　4-1-2）　体組織内の自然免疫 ─────────────── 121
　4-2）　獲得免疫 ───────────────────────── 122
　　4-2-1）　獲得免疫の特徴 ───────────────── 123
　　4-2-2）　免疫記憶と抗体産生量 ─────────────── 124
　　4-2-3）　細胞性免疫 ──────────────────── 125
　　4-2-4）　液性免疫 ──────────────────── 127
　4-3）　生体防御機構の概要 ──────────────────── 132
　　4-3-1）　自然免疫 ──────────────────── 132
　　4-3-2）　自然免疫・獲得免疫における抗原提示 ────────── 132
　　4-3-3）　獲得免疫 ──────────────────── 132
　　4-3-4）　免疫記憶 ──────────────────── 133

第8章　感染症(総論)　135

1. 感染症の概要 ──────────────────────────── 136
　1-1）　感染症と感染 ─────────────────────── 136
　1-2）　感染の経過による分類 ─────────────────── 137
　　1-2-1）　急性感染 ──────────────────── 137
　　1-2-2）　持続感染 ──────────────────── 137
　1-3）　病原体の種類 ─────────────────────── 138
　　1-3-1）　細菌 ───────────────────── 139
　　1-3-2）　ウイルス ──────────────────── 141

1-4）　感染経路 —————————————————————————— 142

2．種々の感染症 ————————————————————————————— 143

  2-1）　日和見感染 ————————————————————————— 143

  2-2）　院内感染 ——————————————————————————— 143

    2-2-1）　主な感染症 ———————————————————— 143

    2-2-2）　主な病原体 ———————————————————— 143

    2-2-3）　院内感染の予防対策 ————————————— 144

  2-3）　敗血症 ————————————————————————————— 144

  2-4）　性感染症 ——————————————————————————— 144

  2-5）　食中毒 ————————————————————————————— 146

  2-6）　ヒトに感染するコロナウイルス ————————————— 146

第9章　呼吸器　　149

1．呼吸器の構造 ————————————————————————————— 150

  1-1）　気道 ——————————————————————————————— 150

    1-1-1）　上気道 ————————————————————————— 150

    1-1-2）　下気道 ————————————————————————— 151

  1-2）　肺 ————————————————————————————————— 154

    1-2-1）　肺葉と肺区域 ————————————————————— 154

    1-2-2）　肺の血管と肺胞 ———————————————————— 156

  1-3）　縦隔と胸郭 —————————————————————————— 157

  1-4）　呼吸器運動と呼吸筋 ————————————————————— 159

  1-5）　脊髄神経（呼吸中枢） ————————————————————— 160

2．呼吸器の機能 ————————————————————————————— 162

  2-1）　呼吸 ——————————————————————————————— 162

  2-2）　ガス交換と運搬 ——————————————————————— 163

    2-2-1）　ガス交換 ——————————————————————— 163

  2-3）　呼吸運動の調節 ——————————————————————— 167

  2-4）　換気量と死腔 ————————————————————————— 169

第10章　脳・神経の構造と機能　　171

1．脳・神経系の概略 —————————————————————————— 172

2．中枢神経系 ——————————————————————————————— 173

  2-1）　中枢神経系の概要 —————————————————————— 173

2-1-1)　中枢神経系の構造と機能 ——————— 173

2-1-2)　灰白質と白質 ——————————— 173

2-1-3)　脳膜 ——————————————— 174

2-2)　神経系の情報伝達経路 ———————— 174

2-2-1)　情報の伝達経路 ———————— 174

2-2-2)　錐体路と錐体外路 ——————— 174

2-3)　神経細胞 ——————————————— 176

2-3-1)　ニューロン ——————————— 176

2-3-2)　グリア細胞(神経膠細胞) ——— 177

2-4)　大脳の構造と機能 —————————— 178

2-4-1)　大脳半球 ——————————— 178

2-4-2)　大脳皮質 ——————————— 179

2-4-3)　大脳基底核 —————————— 181

2-4-4)　大脳辺縁系 —————————— 182

2-5)　間脳の構造と機能 —————————— 183

2-5-1)　視床 ————————————— 183

2-5-2)　視床下部と下垂体 ——————— 183

2-6)　小脳の構造と機能 —————————— 184

2-7)　脳幹と網様体 ———————————— 185

2-7-1)　中脳 ————————————— 185

2-7-2)　橋 —————————————— 185

2-7-3)　延髄 ————————————— 185

2-7-4)　網様体 ———————————— 185

2-8)　脊髄 ————————————————— 187

3.　末梢神経系 ———————————————— 188

3-1)　末梢神経系の概要 —————————— 188

3-2)　脳神経 ———————————————— 190

3-3)　脊髄神経 ——————————————— 192

3-4)　自律神経 ——————————————— 194

第11章　運動器の構造と機能　　197

1.　骨格 ——————————————————— 198

2.　骨 ———————————————————— 199

2-1)　骨組織 ———————————————— 199

2-1-1)　骨細胞成分 —————————— 199

2-1-2)	骨基質	200
2-2)	骨の構造	200
2-3)	脊椎	202

3．関節 —————————————————————— 204
3-1)	可動関節	204
3-2)	靭帯と関節半月	204
3-3)	環軸関節	205
3-4)	不動関節(不動結合)	206

4．筋(骨格筋) —————————————————————— 207
4-1)	骨格筋の構造と機	207
4-2)	骨格筋の収縮機能	208
4-2-1)	運動情報の伝導系	208
4-2-2)	筋収縮の機能・仕組み	209
4-3)	筋収縮の種類	210
4-3-1)	等尺性収縮と等張性収縮	210
4-3-2)	筋の相互作用	211
4-4)	腱・腱鞘と靭帯	212
4-4-1)	腱・腱鞘・滑液包	212
4-4-2)	靭帯	213
4-5)	全身の筋	214
4-5-1)	頭部の筋	214
4-5-2)	頸部の筋	214
4-5-3)	胸部の筋	214
4-5-4)	腹部の筋	214
4-5-5)	背部の筋	214
4-5-6)	上肢の筋	215
4-5-7)	下肢の筋	215

第12章　感覚器の構造と機能　　219

1．眼(視覚器)の構造と機能 —————————————————————— 220
1-1)	眼(視覚器)	220
1-1-1)	眼球	220
1-1-2)	眼瞼(まぶた)の筋	221
1-1-3)	副眼器(眼筋と眼瞼・涙器・結膜)	222
1-2)	視機能	223

xv

1-2-1）	視力	223
1-2-2）	順応	224
1-2-3）	視野	224
1-2-4）	色覚	225

2．耳・平衡感覚器の構造と機能 ── 226
 2-1）　外耳 ── 226
 2-2）　中耳 ── 226
 2-3）　内耳 ── 226

3．鼻・嗅覚器の構造と機能 ── 228
 3-1）　鼻腔 ── 228
 3-2）　副鼻腔 ── 229

4．舌・味覚器の構造と機能 ── 230
 4-1）　舌の神経 ── 230
 4-2）　味覚 ── 230

5．皮膚(表在感覚器)の構造と機能 ── 231
 5-1）　表皮・真皮・皮下組織 ── 231
  5-1-1）　表皮 ── 231
  5-1-2）　真皮 ── 232
  5-1-3）　皮下組織 ── 232
 5-2）　角質器(付属器) ── 232
  5-2-1）　皮膚腺 ── 232
  5-2-2）　角質器 ── 232
 5-3）　感覚の種類と受容器 ── 233

第13章　女性生殖器の構造と機能　235

1．女性生殖器の構造 ── 236
 1-1）　女性生殖器の位置関係 ── 236
  1-1-1）　女性生殖器の位置 ── 236
  1-1-2）　女性外性器 ── 236
  1-1-3）　女性内性器 ── 237
 1-2）　子宮支持装置 ── 237
 1-3）　乳房の構造と機能 ── 238
  1-3-1）　乳房の構造 ── 238
  1-3-2）　乳汁の分泌 ── 239
  1-3-3）　乳腺のリンパ管 ── 239

2．女性生殖器の機能 ———————————————————————— 240

2-1）　女性ホルモン ———————————————————————— 240

2-2）　卵巣周期 ————————————————————————————— 242

2-2-1）　卵子形成・排卵と女性ホルモンの分泌周期 ————————— 242

2-2-2）　卵巣での卵胞発育経過と卵巣周期 ————————————— 242

2-2-3）　排卵と月経の卵巣周期 ———————————————————— 242

2-2-4）　排卵と月経の子宮周期 ———————————————————— 242

3．性周期（月経周期・卵巣周期）————————————————— 244

3-1）　月経 ———————————————————————————————— 244

3-1）　閉経 ———————————————————————————————— 244

3-1）　基礎体温 ————————————————————————————— 244

参考文献 ———————————————————————————————————— 246

国試対策模擬問題 ———————————————————————————— 249

索引 —————————————————————————————————————— 285

第1章　消化管の構造と機能

消化管の構造は、管腔臓器の消化管と、付属器・実質臓器の消化腺(唾液腺・肝臓・膵臓)、嚢胞臓器(胆嚢)で構成され、血管や導管組織により連結されている。
消化管の機能は、体に必要な食物(原料)を口腔より取り込み、生命活動に必須となるエネルギーにする役割を担う。体内に取り込まれた(摂取・消化・吸収)食物は、加工および再合成(代謝)が行われ、最終的に不要物として肛門より体外へと排泄される。

1 消化管

1-1）消化管の概要

1-1-1）消化管の構造と機能

消化管の構造は、口から肛門までを連結する管腔構造で、**口腔（歯・舌）**、**消化副器官の唾液腺（耳下腺・顎下腺・舌下腺）**、**咽頭**、**食道**、**胃**、**小腸（十二指腸・空腸・回腸）**、**大腸（盲腸・上行結腸・横行結腸・下行結腸・S状結腸・直腸）**、直腸から体外への開口部となる肛門で構成される（**図1-1**）。

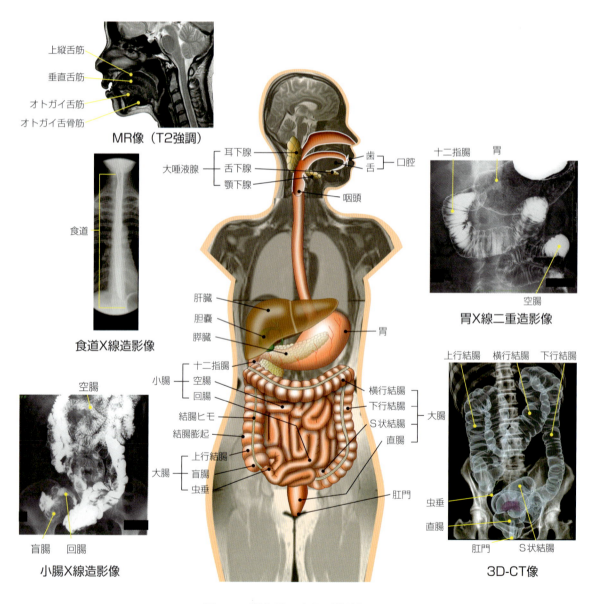

図1-1　消化器の全景（構造）

第1章 消化器の構造と機能

消化管の機能は、食物を消化・吸収して、老廃物を体外に排泄する役割を担う（図1-2）。

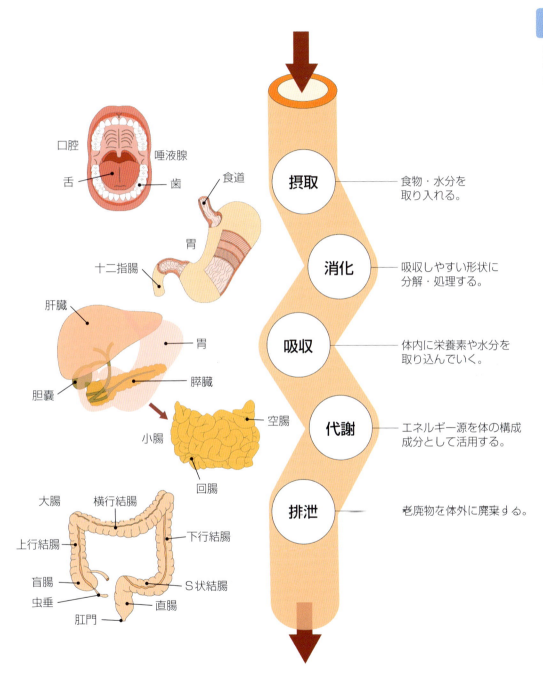

図1-2 食物の流動と消化・吸収・代謝

1-1-2) 消化管組織の4層構造

消化管の4層構造は、**粘膜層**（**粘膜上皮・粘膜固有層・粘膜筋板**）、**粘膜下層**、**固有筋層**（胃を除く**内輪筋、外縦筋**）、**漿膜**（**臓側腹膜**）よりなる。ただし食道、十二指腸、上行・下行結腸、直腸下部の消化管壁には漿膜が欠如している（**図1-3**）。

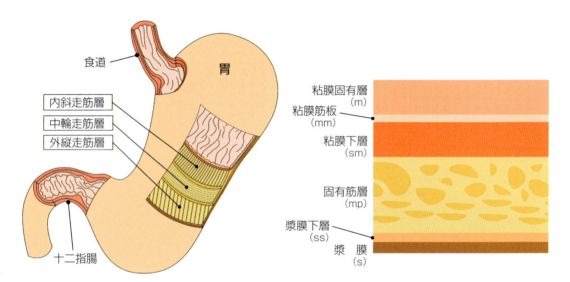

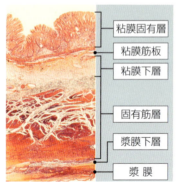

胃壁の組織像

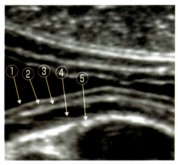

胃壁の超音波像

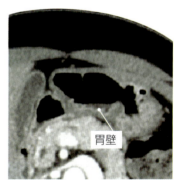

腹部造影CT

① 粘膜層
② 粘膜層・粘膜筋板
③ 粘膜下層
④ 固有筋層
⑤ 漿膜下層・漿膜

図1-3 消化管壁の4層構造

1-1-3) 腹膜と腹膜腔・後腹膜臓器

腹膜は、腹部の内面を覆う薄い透明な漿膜で、腹壁の内面を覆う**壁側腹膜**と、胃・腸などの腹膜内臓を覆う**臓側腹膜**がある。その臓側腹膜に覆われている空洞を**腹膜腔**という。腹腔内臓器には、**消化管系**(**胃・小腸・横行結腸・S状結腸**など)・**脾臓**がある。一方の後腹膜蔵器には、**膵臓**、**腎臓**、**副腎**、**十二指腸**(球部を除く)、**上行結腸**と**下行結腸**、**直腸**などが含まれる(**図1-4**)。

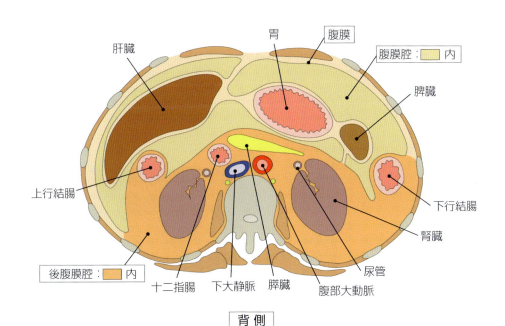

図1-4 腹膜と腹膜腔・後腹膜腔臓器

1-2) 口腔・咽頭

1-2-1) 口腔・咽頭の構造と機能

口腔は消化器系の入り口で、食物を取り込み、咀嚼するための筋肉が発達している。付属器官として**舌**や**歯**、**外部分泌腺**（**唾液腺**）を備え、食べ物を咀嚼して小さな食塊にし、咽頭に送る役割を担う。**唾液腺液**には、消化酵素の**アミラーゼ**と**リパーゼ**が含まれ、アミラーゼにはでん粉を分解して糖に変え消化する機能、リパーゼには脂肪を分解する働きがある。

咽頭の**構造**は、気道が上気道の一部となる鼻腔・口腔および喉頭に連絡し、**上咽頭**（**鼻部**）、**中咽頭**（**口部**）、**下咽頭**（**喉頭部**）に分類される。**咽頭**の**機能**には、空気と食物の同一通路を、空気は気管へ、食物は食道へと分岐させる役割がある。**軟口蓋**（**咽頭の中程**）、**喉頭蓋**（**喉頭の上部**）がその**嚥下機能**（**運動**）の働きを担っている（**図1-5**）。

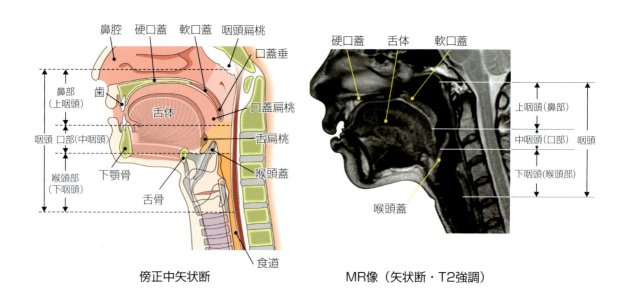

図1-5　口腔・咽頭の構造

MEMO

第1章　消化器の構造と機能

1-2-2)　摂食・嚥下

摂食・嚥下は、まず感覚器により食物を確認・認識して口腔に取り込み、咀嚼（噛み砕く）した食物（食塊）を咽頭から食道を経て胃に送り込む生理機能である。なかでも咽頭は、呼吸器と消化器の2経路が交差する部位であり、食塊嚥下時には、通常、呼吸通路（気道）となっている経路を閉鎖して、気道への食塊侵入を阻止する精緻な機構となっている。

摂食・嚥下については、主に「5期（相）モデル」が臨床現場で汎用されている。

第1期　先行期	第2期　口腔準備期	第3期　口腔期（随意運動）	
食物を感覚で確認・認識する。	食物を口腔に取り込んで咀嚼し、食塊を形成する。	舌の働きにより、食塊を口腔から咽頭に移送する。	
		－ 舌前方部挙上期 － 食塊を口腔後方へ移送する。	－ 舌根部下垂期 － 食塊は口腔後部から咽頭へ流入する。
感覚刺激	**取り込み～咀嚼～食塊形成**	**咀嚼 ～ 移送**	**食塊は咽頭へ**
感覚情報の視覚、嗅覚、触覚などで、食物の量や質、味などを認識し、食べ方を選択して口腔に運ぶ。	口唇、歯により食物を口腔に取り込む。 口腔に取り込んだ食物を咀嚼により細かく粉砕し、舌で唾液と混合して食塊を形成する。	舌が前方より順に挙上しながら、後方に向かって食塊を移動させる。	舌根部が下降することにより、舌が後方に向かって傾斜し、食塊は咽頭に流動する。

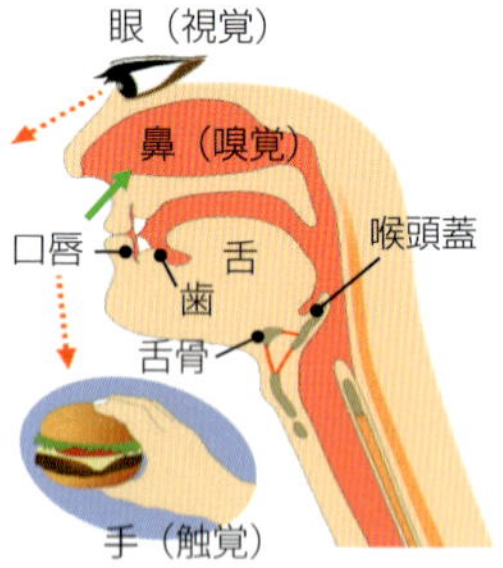

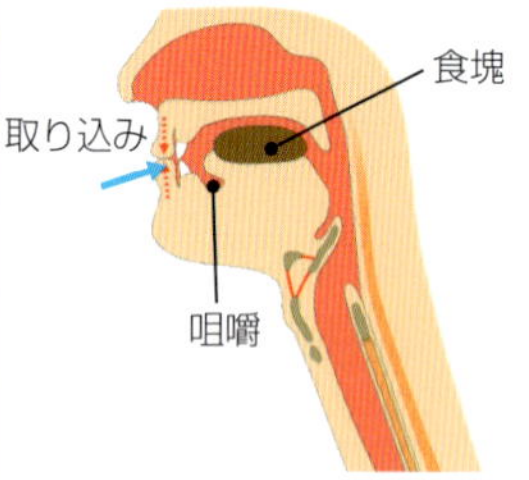

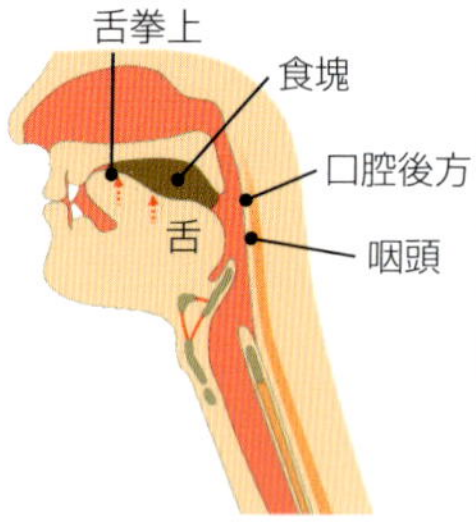

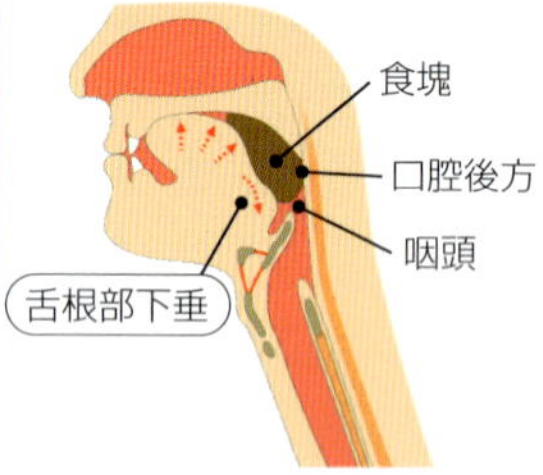

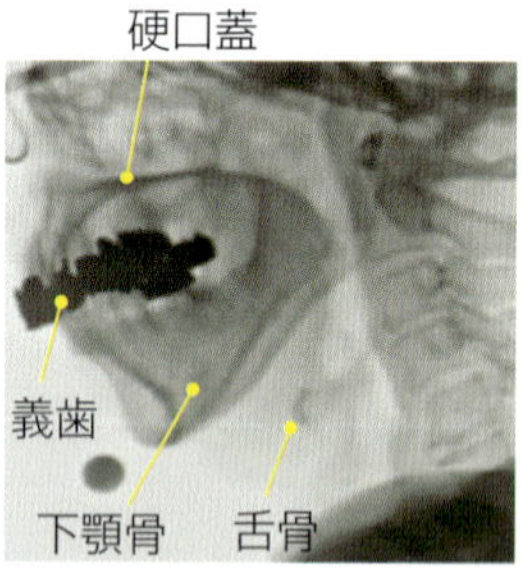

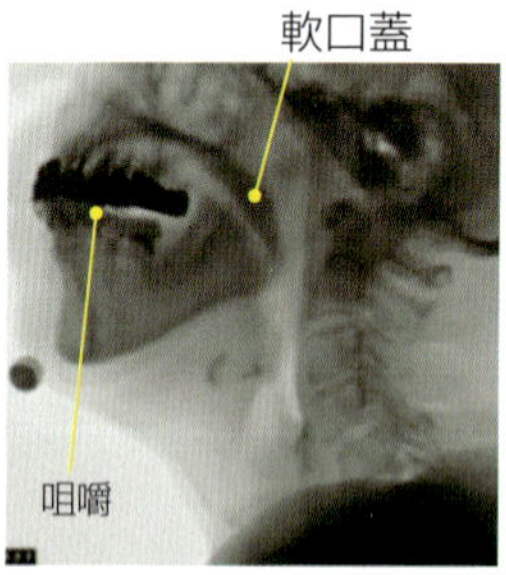

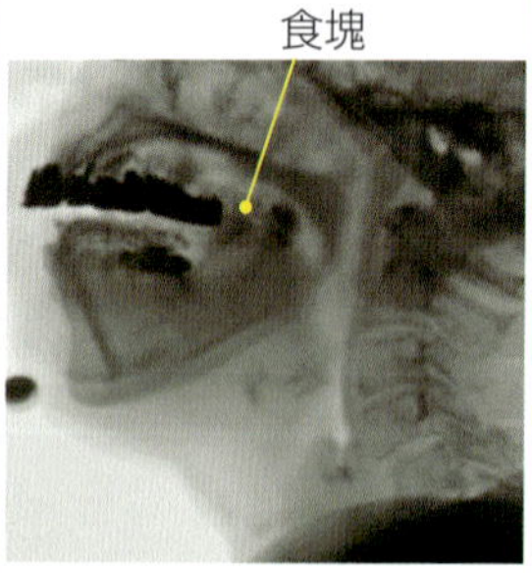

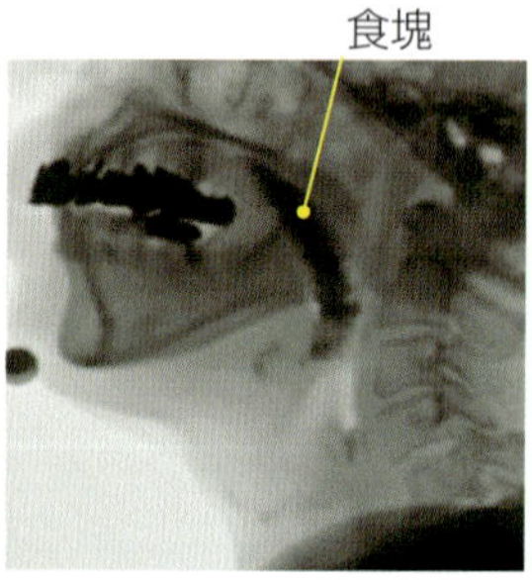

図1-6　嚥下のプロセス　第1期～3期

第1章　消化器の構造と機能

　5期モデルは、第1期：先行期（食物認識期）、第2期：口腔準備期（咀嚼・食塊形成期）、第3期：口腔期（①舌前方部挙上期、②舌根部下垂期）、第4期：咽頭期（①鼻咽腔閉鎖期、②喉頭口閉鎖期、③食道入口部開大期）、第5期：食道期（胃への食塊移送）に分類される。
　このうち、**先行期、口腔準備期、口腔期**は**随意**運動として、**咽頭期**および**食道期**は**不随意**運動として行われる。

第4期　咽頭期（不随意運動）			第5期　食道期（不随意運動）
咽頭の食塊を嚥下反射により食道へ移送する。 食塊が軟口蓋、舌根部、咽頭粘膜に接触して嚥下反応を誘発し、反射運動（嚥下反射）と同時に活動する咽頭収縮筋の働きによって食塊を食道に移送する。			食塊を胃まで移送する。
― 鼻咽腔閉鎖期 ― 食塊の鼻腔流入を阻止する。	― 喉頭口閉鎖期 ― 食塊の喉頭侵入を阻止する。	― 食道開大期 ― 食塊による食道入口部の開大	
鼻咽腔閉鎖	**喉頭挙上 ～ 喉頭口閉鎖**	**食道入口部開大**	**食道入口部閉鎖**
軟口蓋と咽頭後壁の接触により、鼻腔に至る通路を遮断して、食塊の侵入を阻止する。	喉頭挙上（舌骨と喉頭部が前上方へ挙上）により、喉頭蓋が反転して喉頭口を塞ぎ、食塊の喉頭侵入を防止する。	喉頭が前上方に挙上して、食道入口部の括約筋が弛緩することにより、食塊は食道へ流入する。	上・中・下咽頭収縮筋が食道入口部を閉鎖して、食塊の逆流を遮断する。食塊は食道の蠕動運動と重力により、下方の胃へと移送される。

第4期～5期

9

1-3) 食道

1-3-1) 食道の構造と生理的狭窄

食道は、細長い(約25cm)管状臓器で、咽頭から胃(噴門部)に連結している。喉頭の輪状軟骨後面部(第6頸椎の位置に相当)より始まり、気管の後面側を下方へと走行し、横隔膜食道裂孔を貫通して腹腔内の胃・噴門部に至る。

食道には、**食道入口部(第1狭窄部)**、**気管分岐部**および**大動脈交叉部(第2狭窄部)**、**横隔膜食道裂孔部(第3狭窄部)**に生理的狭窄部位が存在する(図1-7)。

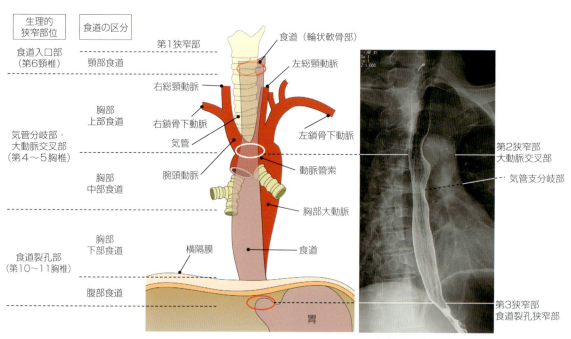

図1-7　食道の構造と生理的狭窄部位

1-3-2) 食道壁の4層構造

食道壁は、粘膜層(重層扁平上皮の粘膜上皮、粘膜固有層、粘膜筋板)、粘膜下層、固有筋層(内輪走筋、外縦走筋)、外膜の4層で構成され、漿膜は無い(図1-8)。粘膜下層の脈管(毛細管・リンパ管)は豊富である。

食道の固有筋層(横紋筋・平滑筋)は強力な蠕動運動により、大きな食塊をも容易に胃へと移送する。

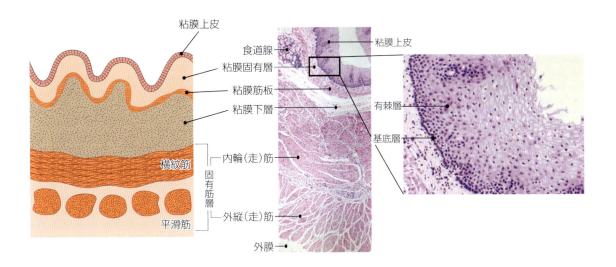

図1-8 食道壁の組織像

1-3-3) 食道の機能(役割)

食道の役割は、食塊が咽頭に達すると、通常は収縮し閉鎖している食道起始部の上部食道括約筋が、弛緩して食塊を食道に誘引し、連続する食道壁の蠕動運動により降下させる。横隔膜貫通に至ると、収縮・閉鎖状態にある下部食道括約筋が弛緩状態となり、食塊が胃内に送り込まれる。

1-4) 胃

1-4-1) 胃の構造

胃の構造は、食道に続く袋状に広がった管腔臓器で、十二指腸球部に連結している。

胃の入り口となる噴門部より、胃底部（穹窿部）・胃体部・前庭部・幽門部の部位で呼ばれる。さらに胃の外曲側を大彎・内曲側を小彎、小彎屈曲部を胃角という（図1-9）。

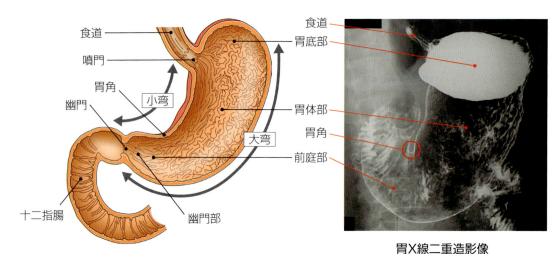

図1-9　胃の構造

1-4-2) 胃壁の組織構造と胃腺

胃壁は内腔側より粘膜層（粘膜上皮）、粘膜固有層、粘膜筋板、粘膜下層、固有筋層（内斜筋・中輪筋・外縦筋）・漿膜（漿膜下層・漿膜）で構成され、粘膜上皮の多くは円柱細胞（表層粘液細胞）で形成されている。粘膜表面の窪みは胃小窩と呼ばれ、胃腺が開口している（図1-10）。

胃腺には、噴門腺・胃底腺・幽門腺がある。

1-4-3) 胃腺の分泌細胞と分泌物質

腺細胞は、幽門部の粘膜固有層にあり、胃小窩に開口している。

胃底腺は、胃主細胞からペプシノゲン（ペプシンの前駆体）を分泌し、壁細胞が分泌する胃酸（塩酸）によってペプシン（蛋白質分解酵素）となる。

副細胞は、ムチン（酸に難溶の粘液が主成分）を分泌し、胃粘膜を保護している。

幽門腺は、基底顆粒細胞（G細胞）よりガストリン（消化管ホルモン）を分泌している（表1-1）。

第1章 消化器の構造と機能

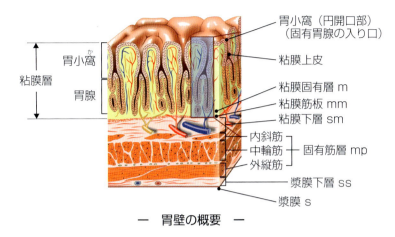

― 胃壁の概要 ―

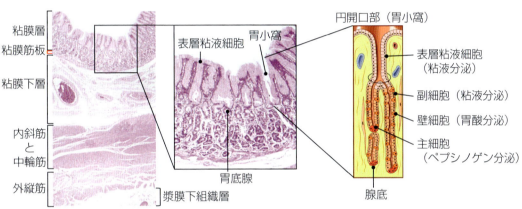

組織像（HE染色）

図1-10 胃壁の組織構造

表1-1 胃腺の分泌細胞と分泌物質

腺	分泌細胞	分泌物質
噴門腺	表層粘液細胞	粘液
胃底腺	副細胞	粘液（胃粘膜を保護）
	主細胞	ペプシノゲン
	壁細胞（傍細胞）	内因子（ビタミンB_{12}の吸収に関与） 胃酸（塩酸）
幽門腺	表層粘液細胞	粘液
	基底顆粒細胞（G細胞）	ガストリン

第1章 消化器の構造と機能

1-5) 小腸

1-5-1) 小腸の構造

小腸は、**十二指腸**、**空腸**、**回腸**よりなる約6 mの管腔臓器で、消化・吸収の約90% を担っている。
十二指腸は、十二指腸球部を除いて後腹膜に固定され、腸間膜が無い**後腹膜臓器**である。**長さは約25cm**で「C」形を呈し、その**中央部に膵臓**が位置し、膵臓の導管（**主膵管・副膵管**）が大十二指腸乳頭（**ファーター乳頭**）、小十二指腸乳頭として十二指腸下行部に開口する。十二指腸と空腸との境界部には、腹膜由来の支持組織である**十二指腸提筋**（**トライツ靭帯**）があり、十二指腸空腸曲を形成している。**空腸**と**回腸**の間に明瞭な境界は無く、口側の**約2/5が空腸**、肛門側の**約3/5が回腸**とされ、いずれも腸間膜（狭義の小腸間膜）を有する無固定の状態で後腹膜より下垂し可動性に富む（**図1-11**）。

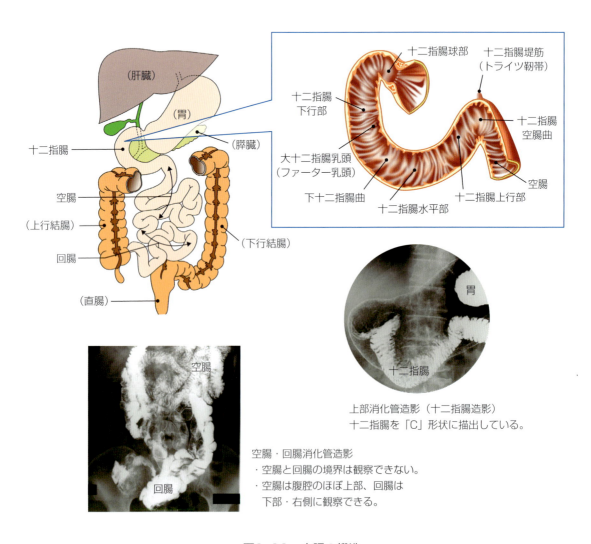

上部消化管造影（十二指腸造影）
十二指腸を「C」形状に描出している。

空腸・回腸消化管造影
・空腸と回腸の境界は観察できない。
・空腸は腹腔のほぼ上部、回腸は下部・右側に観察できる。

図1-11 小腸の構造

第1章 消化器の構造と機能

1-5-2) 小腸の組織構造

小腸壁の構造は、内腔側より順に**粘膜上皮、粘膜固有層、粘膜筋板、粘膜下層、固有筋層、漿膜**（漿膜下層と漿膜）からなる。

小腸粘膜は輪状の襞を形成し、その襞の粘膜上皮と粘膜固有層表面は突起状の**腸絨毛**（高さ約0.5～1.5mm）で覆われ、この表面の大部分には吸収上皮細胞がある。さらに吸収上皮細胞の頂上は**微絨毛**（高さ約1μm）が刷子縁（刷毛状）を形成し、約200m²にも及ぶ広大な面積で消化と吸収の役割を担っている。

一方、腸腺の陰窩（底部分）には好酸性顆粒を多量に含有する**パネート細胞**[*1]が数多く存在し、リゾチーム（生体防御因子の抗菌物質）を分泌している。さらに、**孤立リンパ節**や**集合リンパ節（パイエル板**[*2]）などの免疫防御系も多く存在する（図1-12）。

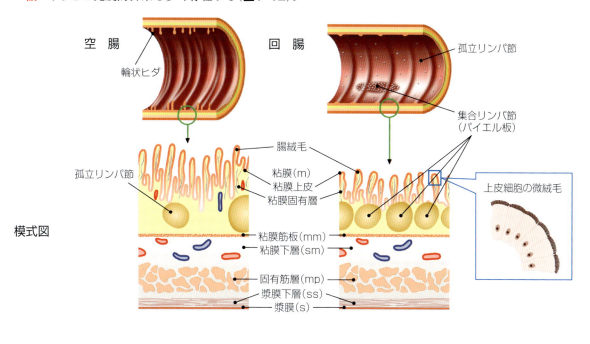

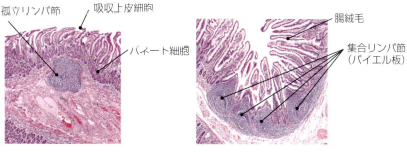

図1-12　小腸粘膜の組織構造

---

*1) パネート細胞（Paneth cells）：
小腸にある細胞で微生物に対する防御因子をもつ。小腸粘膜の陰窩内腔に抗菌物質を分泌して、病原体の進入を防いでいる。

*2) パイエル板（Peyer's board）：
空腸・回腸の中に点在する、絨毛が未発達な領域。

15

1-5-3) 小腸の機能（消化と吸収）

小腸の機能（役割）は、多彩な消化酵素の分泌や混合（分節・振子）運動、蠕動運動による**食塊の消化と吸収**にある。十二指腸へ流入する膵液と胆汁や、小腸粘膜から分泌される大量の腸液（弱アルカリ性で約2ℓ/日）により、食塊・糜粥はほぼ最終段階まで消化・吸収される。

小腸液には、**粘液**と**重炭酸ナトリウム**（NaHCO₃）が多量に含まれ、胃からの**酸性糜汁**を**中和**している。このような消化液の**分泌**や小腸運動は**自律神経**の支配を受け、食塊や糜粥が胃・十二指腸粘膜に接触すると、粘膜内分泌細胞より**消化管ホルモン**（**ガストリン**、**セクレチン**、**コレストキニン**）が分泌され、その結果、小腸運動が促進し活発化される。

ビタミンの吸収は小腸で行われ、水溶性ビタミン（**B1**、**B2**、**B3**、**C**など）は拡散現象によって、また**脂溶性ビタミン（A、D、E、K**など）はミセル（会合体）内に包含され、脂肪とともに吸収される。

小腸における消化作用とは、消化管内で行われる第1ステップの中間段階消化と、消化管内から細胞内を経由し、最終的な消化活動によって血管やリンパ管内に吸収される第2ステップまでの消化をいう（**図1-13**）。

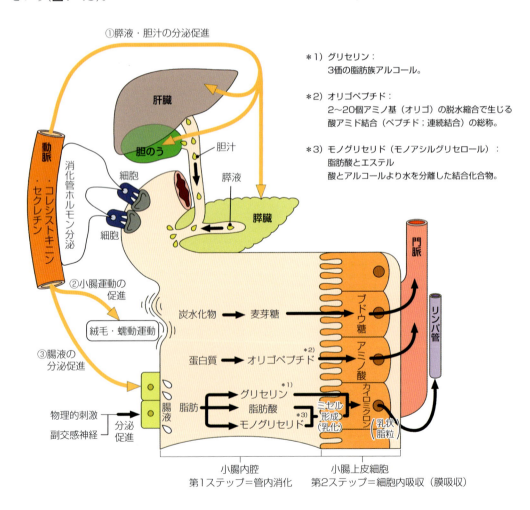

図1-13　小腸における消化と吸収

1-6) 大腸

1-6-1) 大腸の構造と機能

大腸の構造は小腸末端の回盲弁（バウヒン弁）より始まり、盲腸、上行結腸、横行結腸、下行結腸、S状結腸、直腸の順にあり、肛門につながる管状臓器で、長さは約1.5〜2m、太さは約5〜6cmである。盲腸の先端には、細長い虫垂が接合している。

上行結腸と下行結腸は後腹膜に固定され、横行結腸とS状結腸は結腸間膜によって可動性が保たれている。

大腸の腸管運動は小腸と同様に、蠕動運動と混合運動（分節運動；膨起形成運動）であり、比較的緩やかな動きをしている。

大腸の機能（役割）は、水・電解質の吸収と糞便の形成である。上行結腸と右半側の横行結腸は、水分吸収の役割が大きい「吸収結腸」、左半側の横行結腸と下行結腸およびS状結腸は、糞便貯留の役割を担う「貯留結腸」とも呼ばれる（図1-14）。

食塊が口腔より大腸に到達する時間は約13時間で、糞便は約12〜24時間経過後、肛門より排泄される。

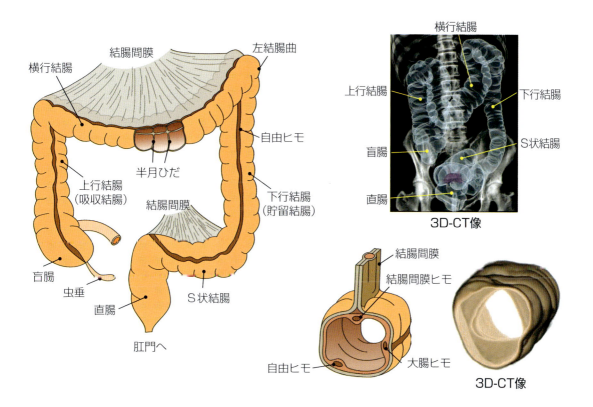

図1-14　大腸の構造と機能

第1章　消化器の構造と機能

1-6-2）　大腸の組織構造

大腸粘膜の構成は、腸管の内側より順に**粘膜上皮**、**粘膜固有層**、**粘膜筋板**、**粘膜下層**、**筋層**（内輪走筋層・外縦走筋層）、**漿膜**（漿膜下層・漿膜）となっている。粘膜上皮および固有筋層の切れ込みに存在する**陰窩**には、粘液を分泌する多数の**杯細胞**があり、大腸粘膜の保護や糞便の軟化に寄与している（**図1-15**）。

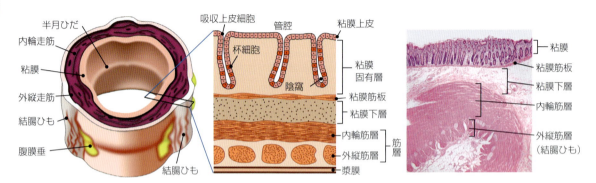

図1-15　大腸の組織・構造

1-7）　直腸と肛門

1-7-1）　直腸と肛門管の構造

直腸には、他の結腸にあるような結腸膨起や結腸ひもは存在しない。直腸腔内壁には横走する**上・中・下**の**横襞**があり、中直腸横襞と肛門との間を**直腸膨大部**という。

肛門管は、肛門より4～5cm内部に入った**直腸肛門境界線**より**下部**に位置し、**内・外肛門括約筋**と**肛門挙筋**に囲まれている（**図1-16**）。

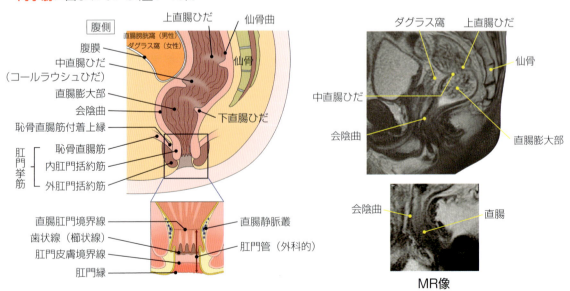

図1-16　直腸・肛門管の構造

1-7-2) 排便の機能

排便は、**反射的**な**内肛門括約筋**の**弛緩**と**意識的腹筋収縮**、さらに**外肛門括約筋**の**弛緩**によって行われる。

排便の**機能**（しくみ）は、糞便が直腸膨大部に溜まり腸壁の伸展と内圧が亢進すると、神経進展受容体が膨張の程度を検知し、求心性神経線維を経て仙髄の排便中枢を刺激し、大脳への情報伝達によって便意を感知する。排便中枢の排便情報は、副交感神経を経て内肛門括約筋を弛緩させ、併せて直腸外縦筋を収縮させることにより排便が行われる（**図1-17**）。

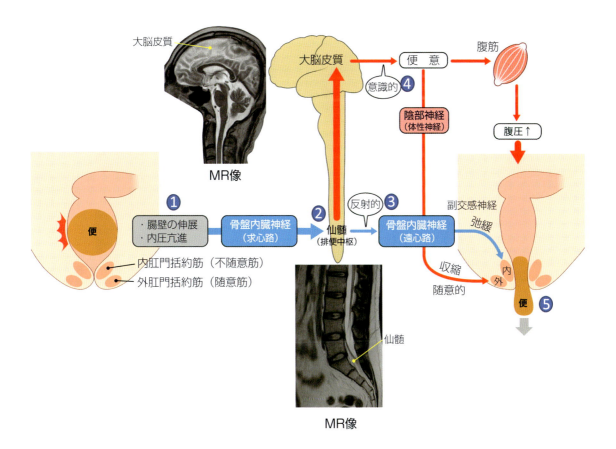

図1-17 排便の機能

2 消化器の血管系

2-1) 動脈系、静脈系と門脈系

消化器の動脈系(酸素が豊富な機能血管)は、横隔膜の大動脈裂孔より下部に位置する腹部大動脈から分枝する腹腔動脈、上腸間膜動脈、下腸間膜動脈が主となる(図1-18)。

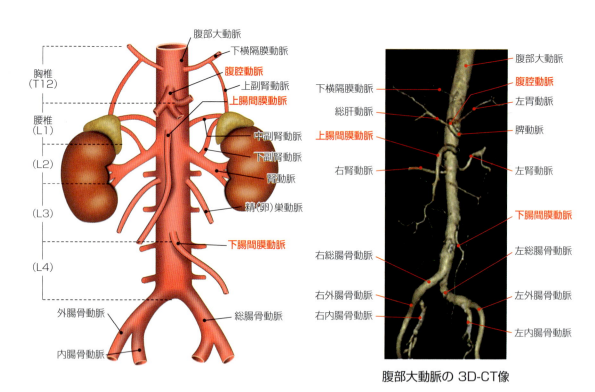

主な消化器の動脈は、腹腔動脈・上腸間膜動脈・下腸間膜動脈など.

図1-18　腹部大動脈の分枝動脈

腹部大動脈分枝動脈の血流支配臓器と部位は、
① 腹腔動脈　　：胃、十二指腸、肝臓、脾臓、膵臓、胆嚢。
② 上腸間膜動脈：小腸の大部分、大腸の前半分(盲腸、上行結腸)、横行結腸右2/3。
③ 下腸間膜動脈：横行結腸の左1/3～下行結腸、S状結腸、直腸上部。

静脈系は、
①肝臓より右・中・左肝静脈を経る下大静脈経路。
②小腸・大腸からの上・下腸間膜静脈と脾臓からの脾静脈を経る門脈(静脈系)経路。
③直腸中・下部より内腸骨静脈を経て下大静脈に向かう静脈経路。

第1章 消化器の構造と機能

門脈系(栄養素が豊富な栄養血管)は特殊な血液循環経路で、消化管(胃、小腸、大腸)において消化・吸収した栄養素に富む静脈(上・下腸間膜静脈、脾静脈)が集合して肝門より肝臓に入る。胃・腸と脾臓から種々の物質を肝臓に送り込み、解毒処理する重要な機能を担う(図1-19)。

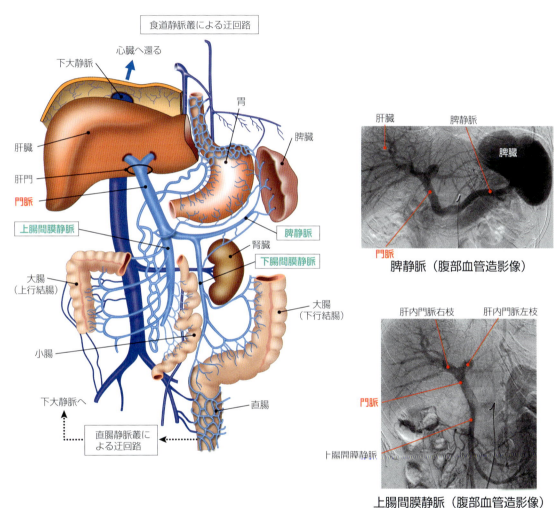

図1-19 門脈系の循環経路

2-2) 器官・動脈分岐部位と椎骨とのレベル

器官・動脈分岐位置と椎骨とのレベル対比検索は、血管造影や選択的カテーテル挿入における位置検索時に重要な指標として活用される(**図1-20**)。

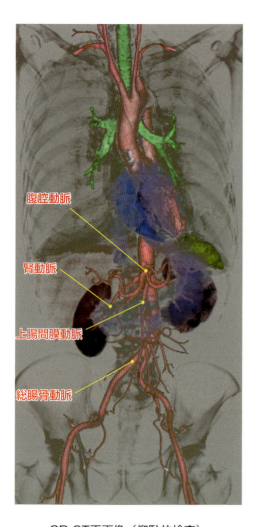

3D-CT正面像（仰臥位検査）

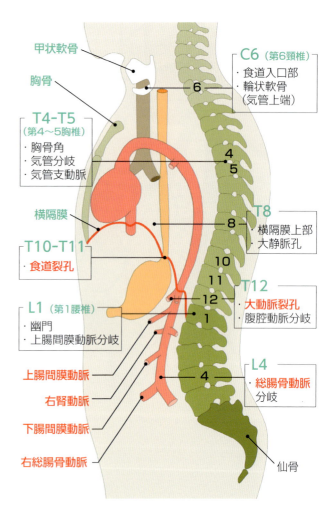

図1-20　器官・腹部大動脈分岐部位と椎骨とのレベル対比

第1章 消化器の構造と機能

1章 消化器の血管系

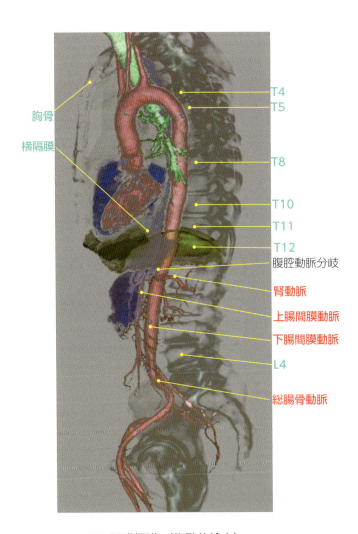

3D-CT側面像（仰臥位検査）

3 消化・吸収の機能

3-1) 三大栄養素の消化・吸収

三大栄養素（炭水化物・蛋白質・脂質）の消化・吸収は、食物から摂取した栄養素を小腸粘膜より取り込むための化学的分解反応で、消化管粘液中にある消化酵素が主な役割を担い、その吸収は主に小腸上部で行われている。

唾液にはムチン（粘液の主成分）やアミラーゼが含まれ、消化、嚥下、口腔衛生の役割を持つ。

胃液の塩酸は、消化酵素の機能こそ少ないが、強酸性（pH1〜2）の性質が殺菌性と粥状化に優れる。

膵液は、三大栄養素（エネルギー産生栄養素）の消化・吸収に必要な全ての消化酵素（アミラーゼ・トリプシン・リパーゼ）を含有している。膵アミラーゼは炭水化物（糖質）を、トリプシンは蛋白質を、膵リパーゼはトリグリセリド（中性脂肪）を、それぞれ分解する働きがある。

炭水化物（糖質）は単糖類（グルコース、フルクトース、ガラクトース、リボース）に、蛋白質はアミノ酸に分解される。分解された栄養素は、能動輸送[*1]により小腸上皮に吸収された後、門脈系によって肝臓に送られる。

脂質（トリグリセリド）は、胆汁酸などにより、十二指腸から空腸で乳化およびミセル化され、その結果、膵リパーゼの化学作用を受けやすくなり脂肪小球（カイロミクロン）へと変化し、小腸粘膜からリンパ管・胸管を経由し大循環に入る。

3-2) 電解質とビタミンの吸収

電解質、ビタミンの吸収は、三大栄養素と同じく小腸が主となる。

アルコール類は胃においても吸収される。

水分の吸収は、十二指腸〜空腸で全体の約80%〜90%、大腸で10%〜20%が行われている（図1-21）。

[*1] 能動輸送 (active transport)：
物質が生体膜を移動するとき、細胞膜内外の濃度勾配や電位勾配に逆らって、エネルギーを消費しながら透過すること。ATP（アデノシン三燐酸：細胞エネルギー代謝の中心的役割）の分解によって生じるエネルギーが用いられる。

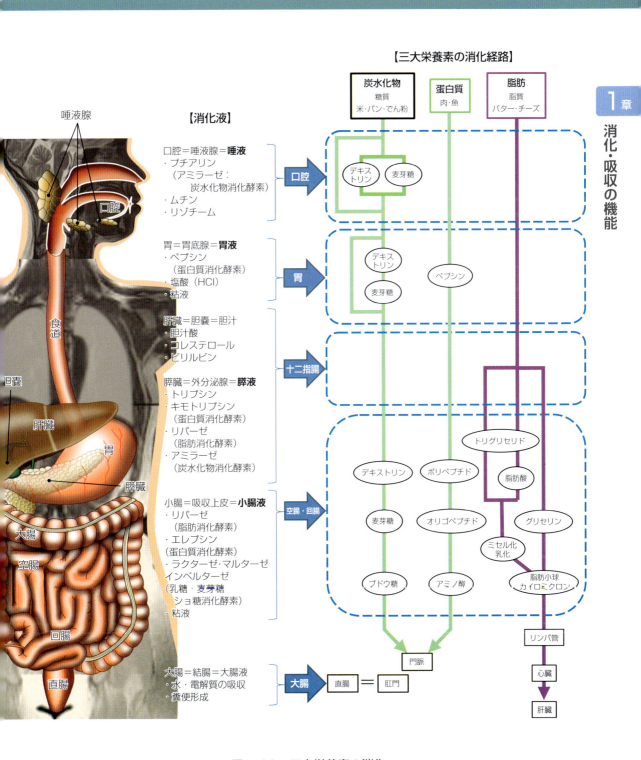

図1-21　三大栄養素の消化

3-3）消化管ホルモンの機能

消化管ホルモンは、消化管機能（消化と吸収）の調整を担っている。代表的な消化管ホルモンには**ガストリンファミリー**、**セクレチンファミリー**、その他（**ソマトスタチン**）がある（**図1-22**）。

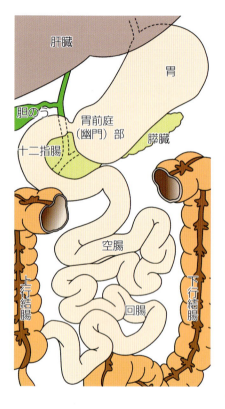

分泌部位	ファミリー	ホルモン	機能
胃前庭（幽門）部 （胃上部のG細胞） 十二指腸 （上部小腸と神経系）	ガストリンファミリー	ガストリン	1. 分泌促進（↑） 　・胃酸 　・ペプシノゲン 2. 胃蠕動運動の促進（↑） 3. 胃壁細胞増殖の促進（↑） 4. 膵酵素の分泌促進（↑）
		コレシストキニン[*1] （CCK）	1. ガストリン分泌抑制（↓） 2. 膵酵素分泌促進（↑）
十二指腸 （S細胞）	セクレチンファミリー	セクレチン	1. ガストリン分泌抑制（↓） 2. 胃酸分泌抑制（↓） 3. 胃運動抑制（↓） 4. 膵臓より重炭酸イオン（HCO_3^-）分泌促進（↑）
上部小腸		インクレチン[*2] （GIP[*3]など）	1. インスリン分泌促進（↑） 2. 胃液分泌抑制（↓）
下部小腸		血管作動性 ペプチド（VIP[*4]）	1. 胃酸分泌促進（↑） 2. 血管拡張・心拍出量促進（↑）
膵ランゲルハンス島 （δ：D）細胞 胃、十二指腸など 視床下部室傍核 の神経系	その他	ソマトスタチン	1. 成長ホルモン（GH） 　分泌抑制（↓） 2. 消化管ホルモン（ガストリン、セクレチンなど）抑制（↓）

図1-22　消化管ホルモンの消化管機能調節

[*1] CCK　cholecystokinin：
　　胆嚢の運動を促進。

[*2] インクレチン　incretin：
　　膵ランゲルハンス島由来の消化管ホルモン。

[*3] GIP　glucose-dependent insulinotropic polypeptide：
　　グルコース依存性インスリン分泌刺激ポリペプチド。

[*4] VIP　vasoactive intestinal peptido：
　　血管作動性腸管ペプチド。

MEMO

第2章 肝臓・胆道・膵臓の構造と機能

消化器系の肝臓、胆道、膵臓は位置的に隣接し、構造的、および機能的にも密接な関係にある。

肝臓は、生体内における最大の腺で、右季肋部の大部分を占め、成人ではその重さが1 kgにも及ぶ。血液は門脈および肝動脈より流入し、肝臓実質を灌流して、左、中、右肝静脈より下大静脈に入る。外分泌腺は胆汁を合成・分泌し、内分泌腺は糖、アルブミン、リポ蛋白などを血中に放出している。肝臓は生体の化学工場ともいわれ、糖、蛋白質、脂質、ビタミン、ホルモンなどの代謝が活発に行われており、生体内恒常性の維持、解毒、血液凝固に関与する分子の合成など多岐に渡る。
胆道系(胆管系)は、肝臓と十二指腸との間にあり、肝臓で生成・分泌された胆汁の排泄路となっている。
膵臓は、肝臓に次ぐ大きな腺で、長さ14〜16 cm、幅3 cm、重さ約70 gの臓器である。機能的には、炭水化物、脂質、蛋白質の消化に必須となる約800〜1,000mL/日の膵液を外分泌腺として生成・分泌し、内分泌腺からは炭水化物代謝に必要なホルモンを血中に放出している。

1 肝臓

1-1） 構造と機能

肝臓は腹腔右上部の横隔膜下に位置し、その重量は**1,000～1,500 g**で、体重の2～2.5％に相当する。
解剖学的には、**肝鎌状靭帯**（肝鎌状間膜）で右葉と左葉に分類される。
機能的には、**カントリー線**（胆嚢底と下大静脈を結ぶ線）が境となる（**図2-1**）。

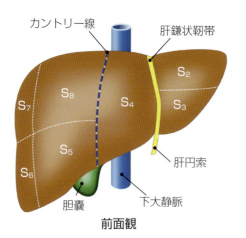

前面観

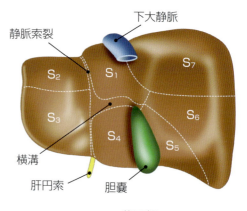

後面観

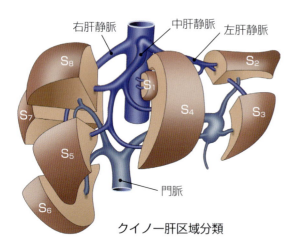

クイノー肝区域分類

肝区域：グリソン鞘（門脈、肝動脈、胆管）の支配域で決定。
肝構造の基本：グリソン鞘と肝静脈が混在する形態。
区域の境界：太い肝静脈が境界部を走行。

図2-1 肝臓の構造

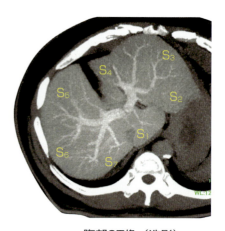

腹部CT像（造影）

クイノー分類	亜区域名
S_1	尾状葉
S_2	左葉外側後亜区
S_3	左葉外側前亜区
S_4	左葉内側区（方形葉）
S_5	右葉前下亜区
S_6	右葉後下亜区
S_7	右葉後上亜区
S_8	右葉前上亜区

第2章 肝臓・胆道・膵臓の構造と機能

肝臓の血行循環系は、下面の肝門より流入する門脈（機能血管）と、固有肝動脈（栄養血管）および肝静脈からなる。
胆道の左右肝管は合流して総肝管となり、さらに胆嚢からの胆嚢管と合わせ総胆管となって胆汁を十二指腸に排泄する（図2-2）。

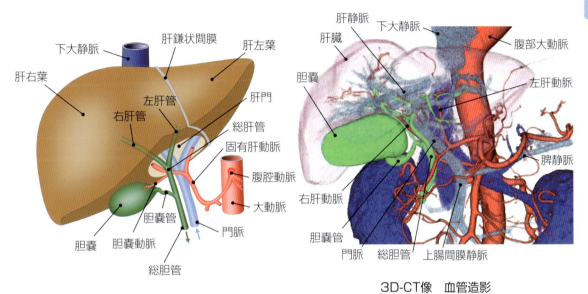

図2-2　肝臓の血行循環系と胆道

第2章　肝臓・胆道・膵臓の構造と機能

肝小葉の組織は、直径1〜2mmの六角柱が基本単位で、中心静脈から肝細胞が連続した列構造をなす肝細胞索と、その間隙を埋める類洞よりなり、グリソン鞘（門脈管）で囲まれている。
グリソン鞘は、小葉間動脈、小葉間静脈、小葉間胆管、さらにリンパ管を包み込む結合組織で、肝小葉六角形状の隅角にある。
血液は、グリソン鞘より類洞を通過し、中心静脈に向かって流れる。
胆汁は、肝細胞より毛細胆管に分泌されグリソン鞘に向かって遠心性に流れる（図2-3）。
肝血流量は、立位・座位で心拍出量の約25％あり、臥位ではその約1.5倍となる。またスポーツなどで運動筋が活躍すると減少する。

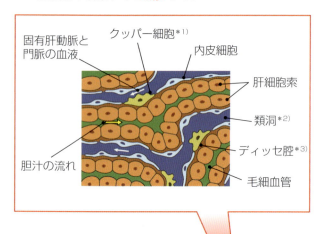

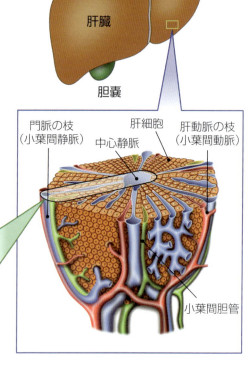

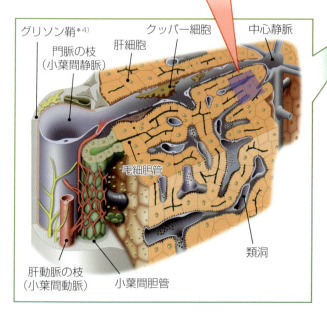

図2-3　肝小葉の組織構造

*1) クッパー細胞（Kupffer cell, 星状大食細胞）：
肝類洞内に存在し、旺盛な貪食能を有する細胞で、全身のマクロファージ系に属する。内皮細胞の上を動き回っている。

*2) 類洞（洞様毛細血管）：
毛細血管が拡張して内腔が広くなる。壁は疎化して、その細胞は類洞内皮様を呈する。

*3) ディッセ腔（Disse space）：
肝小葉内で、類洞内皮細胞と肝臓星細胞（ビタミンA貯蔵細胞）が形成する複合体と実質細胞との空隙。

*4) グリソン鞘（Glisson's sheath）：
緻密な結合組織の薄い層で、門脈・肝動脈・胆管・リンパ管・神経を包み込んでいる。

1-2) 門脈と肝動脈・肝静脈

肝臓の血管系には、流入血管の門脈と肝動脈、流出血管の肝静脈がある。

① 門脈　：　機能血管の静脈路。胃・腸からの栄養素に富む静脈血を供給し、肝血流量の約70％を占める。

② 肝動脈：　栄養血管の動脈路。肺・心臓からの酸素（O_2）に富む動脈血を供給し、肝血流量の約30％を占める。

③ 肝静脈：　代謝過程の静脈路。生体内で最も高い二酸化炭素（CO_2）濃度、最も低い酸素（O_2）濃度を呈する。

門脈の血流路は、脾静脈と上腸間膜静脈の合流部を起点として肝臓内に至る経路である（図2-4）。

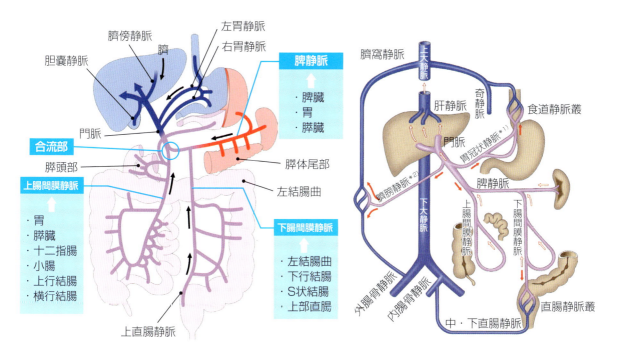

門脈系と消化器系臓器　　　　　門脈系と体循環系の吻合

図2-4　門脈系と上腸間膜静脈・下腸間膜静脈・脾静脈

＊1）胃冠状静脈：
　　　右胃静脈と左胃静脈で作る輪状（ループ）静脈。

＊2）臍膀静脈：
　　　門脈圧亢進症における副静脈。

第2章　肝臓・胆道・膵臓の構造と機能

1-3）　機能

肝臓の機能は、**糖質代謝・脂質代謝・蛋白質代謝・ビリルビン代謝**と**解毒**などの役割を担う。

① 糖代謝
　　a. **グルコース**の合成・分解。
　　b. **グリコーゲン**の合成・貯蔵。
　　c. **アミノ酸**、**脂肪酸**より糖新生。

② 脂質代謝
　　a. **中性脂肪**、**リン脂質**、**コレステロール**の合成。
　　b. **胆汁酸**(コール酸、ケノデオキシコール酸)の合成。

③ 蛋白代謝
　　a. **アルブミン**、**血液凝固因子**の合成。
　　b. **ホルモン**、**ビタミン**などの輸送蛋白を合成。
　　c. **尿素サイクル**によるアンモニア処理。

④ ビリルビン代謝
　　ビリルビンの**摂取**、**抱合**、**排泄**。

⑤ 解毒機能
　　a. 薬物などの**解毒**。
　　b. 異物**貪食**。
　　c. **抗体**産生。

参考・引用文献：菅谷　仁　編集, 肝・胆道・膵疾患, シンプル内科学(第6刷), 317頁, 2015.

2 胆道

2-1）構造と機能

胆道(管)は、肝内の毛細胆管から始まり、総胆管となって膵頭部を貫通し、十二指腸乳頭部に至るまでの胆汁排泄経路をいい、**毛細胆管**、**小葉間胆管**、**総肝管**、**胆嚢管**、**胆嚢**、**総胆管**などで構成される(図2-5)。

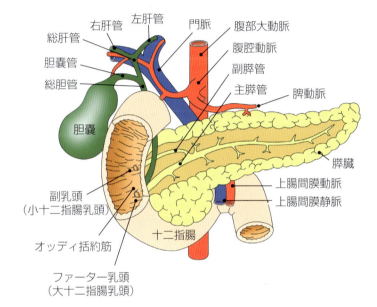
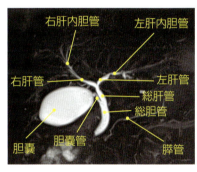

MR（MRCP）像

図2-5　胆道(管)系と膵臓

胆嚢壁の構造に、**粘膜筋板**、**粘膜下層**は**無い**(図2-6)。

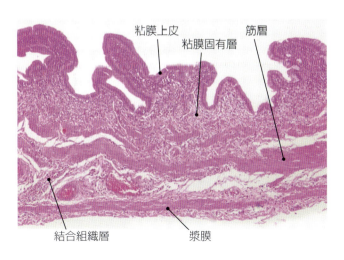

図2-6　胆嚢壁の構造

第2章 肝臓・胆道・膵臓の構造と機能

胆嚢の機能には、肝臓で化学合成された**胆汁**を**貯留・濃縮**する役割がある。次いで、小腸における消化作用に連携して収縮し、胆汁を**胆嚢管**より**総胆管**に**排泄**する。

総胆管は膵頭部で主膵管と合流し、胆汁を**十二指腸ファーター乳頭**（大十二指腸乳頭）より十二指腸に排泄する。

胆汁排泄の調節は、ファーター乳頭にある**オッディ括約筋**によって行われる（**図2-7**）。

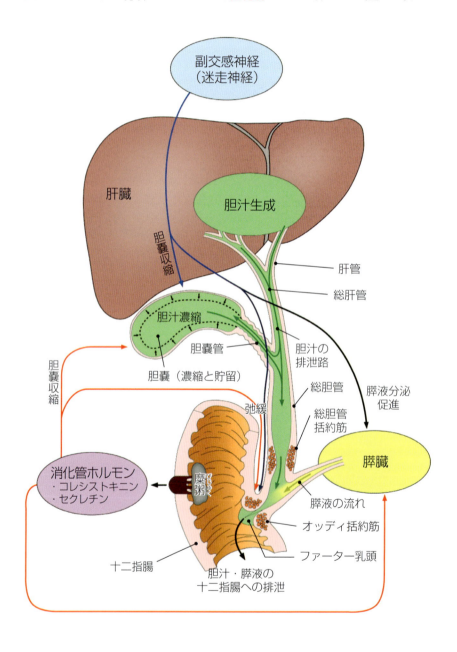

図2-7 胆道(管)系の機能 － 胆汁・膵液の十二指腸への排泄 －

第2章　肝臓・胆道・膵臓の構造と機能

2-2）　胆汁

胆汁[1]は肝臓で生成される苦味のある黄褐色の液体で、水分(約97％)が主体となる**胆汁酸**[2]と**ビリルビン**[3]（**胆汁色素**[4]）よりなる。感染症などで胆汁がうっ滞すると、時間経過により酸化し、**ウロビリン**[5]・**ステルコビリン**[6]（黄褐色〜黒褐色）となって変色する。

胆汁酸の食物摂取原材料は**コレステロール**[7]で、小腸内の**脂質を乳化**[8]して消化を容易にし、さらに消化産物の**脂肪酸**[9]、**モノグリセリド**[10]の吸収を助けている。体内で循環している胆汁酸の総量は約3〜4gである。

2-3）　胆汁の排泄経路と腸肝循環

胆汁の**排泄経路**は、肝細胞から細胞間隙の毛細胆管、さらに小葉間胆管より**肝管**へと集められ、胆嚢管を経て**胆嚢**に入り、水や電解質が吸収・濃縮され一時的に貯留される。次いで、食物が十二指腸下行部に至ると**コレシストキニン**[11]が分泌され、その結果**胆嚢**が**収縮**し**オッディ括約筋**の**弛緩**により**十二指腸**に排泄される（**図2-7**）。

胆汁排泄量は、約**600〜800**mL/日に及ぶ。

胆汁酸の**腸肝循環**は、十二指腸へ排泄された胆汁酸の大部分が**小腸粘膜**より**再吸収**され、**肝臓**で**胆汁合成**して再利用する循環系をいう。僅かであるが再利用されなかった**胆汁**は、腎より**尿中**に排泄される。

---

*1）胆汁（bile）：
　　肝臓より分泌される液体。
　　有機質は胆汁酸(約50％)で、リン脂質、コレステロール、胆汁色素（2％）など。
　　無機質は陽イオンNa^+と陰イオンCl^-、HCO_3^-など。

*2）胆汁酸（bile acid）：
　　胆汁中に存在するC^{24}ステロイド。
　　肝細胞でコレステロールより生成され、総胆管より十二指腸に排泄される。
　　脂肪をミセル化(乳化)させ吸収を助ける。腸管循環で回腸より再吸収して効率よく活用される。

*3）ビリルビン（bilirubin）：
　　ヘム（鉄キレート化合物；鉄の複素環化合物）の重要な代謝産物。血清・胆汁の黄色は主にビリルビンに由来する。残りは骨髄の無効造血と肝臓を主とする種々臓器のヘム蛋白（分子中にヘムを持つ蛋白質の総称）に由来する。抗酸化作用が有り生体防御因子として重要である。

*4）胆汁色素（bile pigment）：
　　胆汁の暗褐色は、黄褐色のビリルビンと緑褐色のビルベルジン（緑色胆汁色素）などの代謝産物に由来する。いずれもヘム［鉄キレート化合物の酸素配達蛋白（ヘモグロビン）と酸素貯蔵蛋白（ミオグロビン）など］の分解産物。

*5）ウロビリン（urobilin）：
　　糞便中に存在する胆汁色素。

*6）ステルコビリン（stercobilin）：
　　糞便を褐色調にする色素の主成分。ビリルビンが腸内細菌で還元されたウロビリンの一種。

*7）コレステロール（cholesterol／コレステリン）：
　　水、アルカリ、酸に不溶。

*8）乳化（emulsification）：
　　相互に溶け合わない2つの液体を混合して、1つの液体の小滴（分散層）を他の液体（連続層）の中に均一に分散させて乳濁液（エマルジョン）を作る過程をいう。

*9）脂肪酸（fatty acid）：
　　鎖式のモノカルボン酸(-COOH:カルボキシル基を持つ有機化合物の総称)で、広く動植物界に分布する。

*10）モノグリセリド（monoglyceride）：
　　グリセロール（グリセリン）と1分子の脂肪酸がエステル結合（アルコール化）したものと、酸が脱水縮合して生成する化合物の総称。
　　脂肪を摂取すると、最終的にモノグリセリドと脂肪酸にまで分解され小腸粘膜より吸収される。

*11）コレシストキニン（cholecystokinin:CCK）：
　　神経系と消化管で産生される典型的な脳・消化管ホルモン。食物中の脂肪酸やアミノ酸の刺激によって分泌される。中枢における神経伝達物質としての作用により、胆嚢収縮とオッディ括約筋の弛緩を促し胆汁排泄を促進する。

第2章　肝臓・胆道・膵臓の構造と機能

2-4）ビリルビン代謝

胆汁色素の主成分は**ビリルビン**で、**老化**した**赤血球**が**脾臓**などで**破壊**された後に生じる**ヘモグロビン**＊1）より作られ、**間接ビリルビン**＊2）と**直接ビリルビン**＊3）に分類される。
間接ビリルビン［非抱合型（脂溶性）］は、肝細胞で**グルクロン酸抱合**＊4）を受けて直接ビリルビンとなる（**図2-8**）。

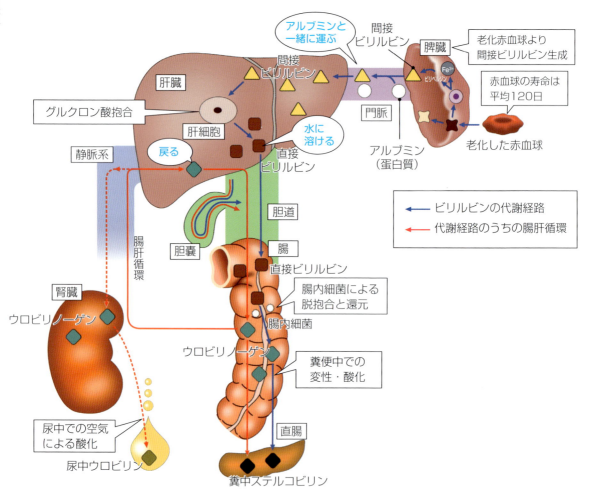

図2-8　ビリルビン代謝

＊1）ヘモグロビン（hemoglobin、血色素、Hb）：
赤血球中に含まれる四量体（4つのサブユニット）の蛋白質。酸素分子と可逆的に結合し、肺より組織へ酸素運搬している。

＊2）間接ビリルビン（非抱合型ビリルビン、indirect bilirubin）：
脂溶性で、血液中ではアルブミン（可溶性蛋白質の総称）と結合して存在する。

＊3）直接ビリルビン（抱合型ビリルビン、direct bilirubin）：
血清ビリルビンの主成分。高い水溶性を示し、肝細胞から胆汁内（毛細胆管）に分泌され、十二指腸より排泄される。

＊4）グルクロン酸抱合（glucuronic acid conjugation）：
生体の解毒反応の1つで、グルクロン酸抱合されると極性が高まり、尿中、胆汁中に排泄されやすくなる。

MEMO

3 膵臓

3-1）構造

膵臓の構造は前面のみが腹膜に覆われる**後腹膜臓器**で、第12胸椎～第2腰椎のレベルにあり、下大静脈の腹側に位置する。長さ約15cm、重さは約70～80gである。十二指腸に接する**膵頭部**と、**膵体部・膵尾部**に分類される。

膵臓の血管は、腹腔動脈より分岐する**脾動脈**と、総肝動脈より分岐する**胃十二指腸動脈**、また**上腸間膜動脈**（分岐する前後下膵十二指腸）からも流入している（**図2-9**）。

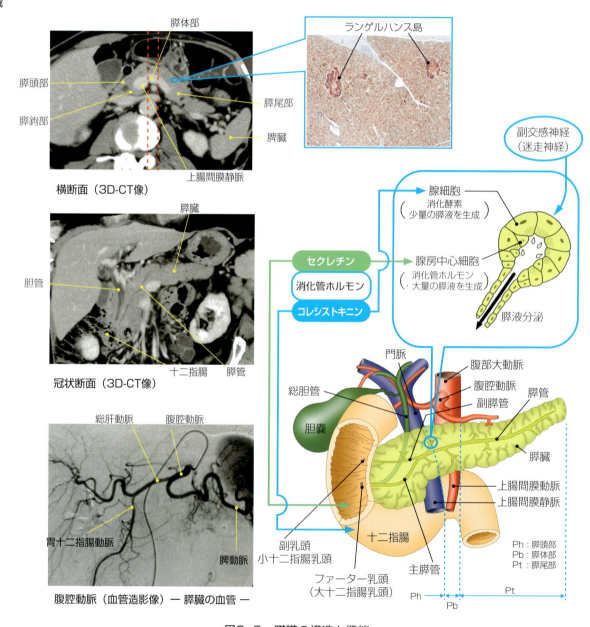

図2-9　膵臓の構造と機能

第2章　肝臓・胆道・膵臓の構造と機能

3-2)　外分泌腺と内分泌腺

外分泌腺は膵液を**十二指腸**に分泌する。
内分泌腺は**ランゲルハンス島**の**α（A）細胞**より**グルカゴン**[1]、**β（B）細胞**より**インスリン**[2]、**δ（D）細胞**より**ソマトスタチン**[3]の各ホルモンを血中に分泌している。

2章
膵臓

3-3)　機能

膵液・胆汁分泌による**消化機序**は、**副交感神経**の**刺激**により始まる。
　① **副交感神経（迷走神経）**：食物**想覚・視覚・嗅覚・味覚**などで刺激。
　② **胃**からの**酸性糜粥**による**腸壁刺激**：**消化管ホルモン・胆汁・膵液**の分泌。

3-3-1)　消化酵素
膵液には、アミラーゼ、リパーゼ、トリプシンなどの消化酵素が含まれる。
　① **アミラーゼ**：　**糖質分解酵素**
　② **リパーゼ**　：　**脂質分解酵素**
　③ **トリプシン**：　**蛋白質分解酵素**

3-3-2)　膵液
膵液には、十二指腸において胃から流入する酸性の糜粥を、成分中の**炭酸水素ナトリウム（重炭酸ナトリウム：NaHCO₃）**[4]で中和し、至適pH7〜8に調整する作用がある。
セクレチン[5]分泌は**胃酸分泌機能を抑制**し、**膵液（重炭酸イオン：HCO₃⁻）の分泌**を亢進させる働きがある。
コレシストキニン[6]は**膵酵素分泌**の強力な刺激因子で、同時に胆嚢収縮・オッディ括約筋弛緩を誘起して胆汁排泄を促し、消化吸収を促進させる。

---

*1）グルカゴン（glucagon）：
膵α（A）細胞より分泌。血糖上昇を促す。低血糖時に分泌。

*2）インスリン（insulin）：
膵β（B）細胞より分泌。血糖を低下させる唯一のホルモン。グルコース（単糖）・栄養素の貯蔵と利用、恒常性の維持を担っている。肥満者では上昇する。

*3）ソマトスタチン（somatostatin）：
膵δ（D）細胞より分泌。インスリンやグルカゴンの分泌を抑制。中枢神経の視床室傍核にあるニューロンで合成され、下垂体門脈に分泌する成長ホルモンを抑制。消化管内神経細胞や胃D細胞でも合成され、胃のヒスタミン、ガストリン、胃酸分泌など種々の消化管ホルモン分泌を抑制する。

*4）炭酸水素ナトリウム（sodium bicarbonate,
　　　　　　　　重炭酸ナトリウム、重曹）：
膵液中に多く含まれる。制酸作用があり胃液の酸性消化液を中和する。吸収後は、HCO₃⁻として体液をアルカリ化する。

*5）セクレチン（secretin）：
十二指腸粘膜のS細胞より分泌する消化管ポリペプチドホルモン。膵臓より炭酸水素イオン（重炭酸イオン・HCO₃⁻）を分泌させる。一方で胃蠕動運動の低下、胃酸分泌とガストリン分泌を減少させる。

*6）コレシストキニン（cholecystokinin；CCK）：
神経系と消化管（十二指腸、上部小腸の粘膜細胞）で産生される典型的な脳・腸管ホルモン。食物中のアミノ酸、脂肪酸により分泌される。

41

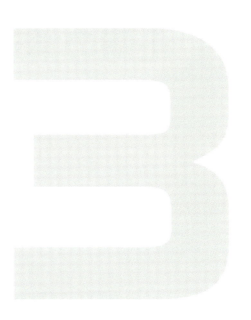

第3章　循環器の構造と機能

循環器系は、血液やリンパ液などの体液を循環させる器官系の総称で、心臓、動脈、毛細血管、静脈、リンパ管から構成される。循環器系には、全身に血液を送る「体循環（大循環）の左心系」、肺に血液を送る「肺循環（小循環）の右心系」、「胎児・新生児の血液循環系」がある。

1 心臓の構造と機能

1-1) 心臓の構造

　心臓は第2～第6肋間の高さにあって、左右の肺と横隔膜に囲まれ、握り拳ほどの大きさをした約250g～300gの臓器で、左右の心房と心室により構成される。心房の一部が前方に向け突出し、肺動脈部が覆われている部分を心耳といい、心室は円錐形をした嚢状を呈する。
　左右の心房は心房中隔で、心室は心室中隔で区画される。心房と心室との間、心室と動脈の間には、それぞれ血液の逆流を防止する弁があり、僧帽弁は二尖弁、他は3枚の弁尖を有する構造となっている。左右の心室の出口には動脈弁（大動脈弁・肺動脈弁）、左右の心房と心室の間には房室弁（僧帽弁・三尖弁）がある。動脈弁は大動脈の起始部にあり、3枚の半月型をしたポケット状（陥凹）を呈する。ポケットに入り込む血液の圧力が弁を膨らませることによって閉鎖し、逆流を防止している。僧帽弁と三尖弁は、乳頭筋に連続する線維性の腱索で強固に支えられ、心室から心房への逆流を防止している。
　心臓壁の心筋は横紋筋であるが、意思によって動かせない不随意筋である。左心室筋は、全身への血流を担うため、右心室筋の約3倍ほど分厚く強力に収縮する（図3-1）。

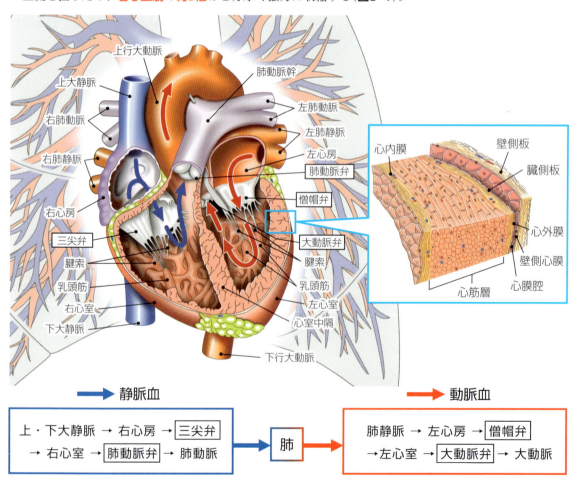

図3-1　心臓と動・静脈の血流

第3章　循環器の構造と機能

ヴァルサルヴァ洞は、大動脈起始部の膨大部で、心筋に栄養と酸素を送る左右の冠状動脈が分岐している。

冠状動脈は、心拍出血流量の約4～5%を心筋部に送り出している。心筋への灌流領域は、右冠状動脈と左冠状動脈（左前下行枝・左回旋枝）によって各部位に灌流している（図3-2）。

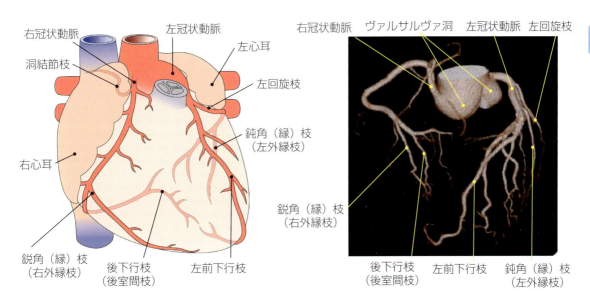

図3-2　ヴァルサルヴァ洞・冠状動脈と灌流域

1-2) 心臓の機能

1-2-1) 心臓の刺激伝達系

心臓の刺激伝達系（収縮と弛緩）は、心筋収縮の興奮を適切に、かつタイミング良く伝達する役割を担う。その興奮信号の発信は、右心房上部にある心筋の洞結節（洞房結節）から行われ、ペースメーカー（pace-maker：歩調創作）の働きにより、規則正しい活動電位（インパルス信号）を発生させ、心臓の拍動を正確に維持している。

房室結節は、自発能（自発的興奮能力）で洞調律（心拍動の全体調整）をしている。

房室結節からの伝導速度を遅らせることで、心房と心室の同時収縮が防止されている（図3-3）。

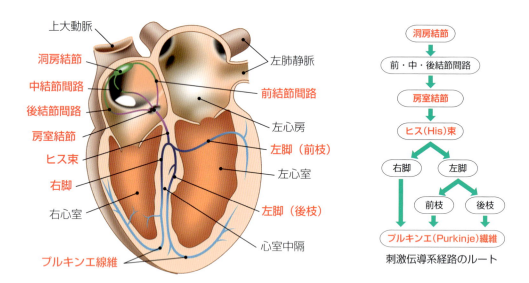

図3-3 心臓の刺激伝導系

1-2-2) 心臓の血液拍出（ポンプ）作用

心臓におけるポンプ作用の調整支配は、自律神経（交感神経・副交感神経）によって行われ、交感神経は促進的（心拍数増加↑、血圧上昇↑）、副交感神経は抑制的（心拍数減少↓、血圧下降↓）に働く。一方で、心臓の拡張期充満度が生理学範囲を超過するとスターリングの心臓の法則[*1)]に従って心拍出量は減少する。

左室収縮時の内圧は100〜130mmHg、心拍数（1分間の心室収縮回数）は60〜100回/分である。

心（左心室）拍出量（1分間の送出血液量）は、1回拍出量×心拍数で4.0〜5.0L/分、1回の拍出基準値は40〜100ml程度である。

心係数（体格差補正拍出量：客観的指標）は、体表面あたりに換算した心機能を表す指標であり、心係数＝心拍出量/体表面積(m^2)で3.0±0.5L/分(m^2)で表される。

[*1)] スターリングの心臓の法則：
　心臓は心臓拡張期充満度の増加に伴って、ある程度までは心拍出量が増加するものの、それ以上になると逆に心拍出量が減少していく現象。

MEMO

2 血管系の構造と機能

2-1) 血管系の構造

血管系（動脈と静脈）の壁構造は基本的に同じで、**内膜**、**中膜**、**外膜**の3層よりなる（**図3-4**）。

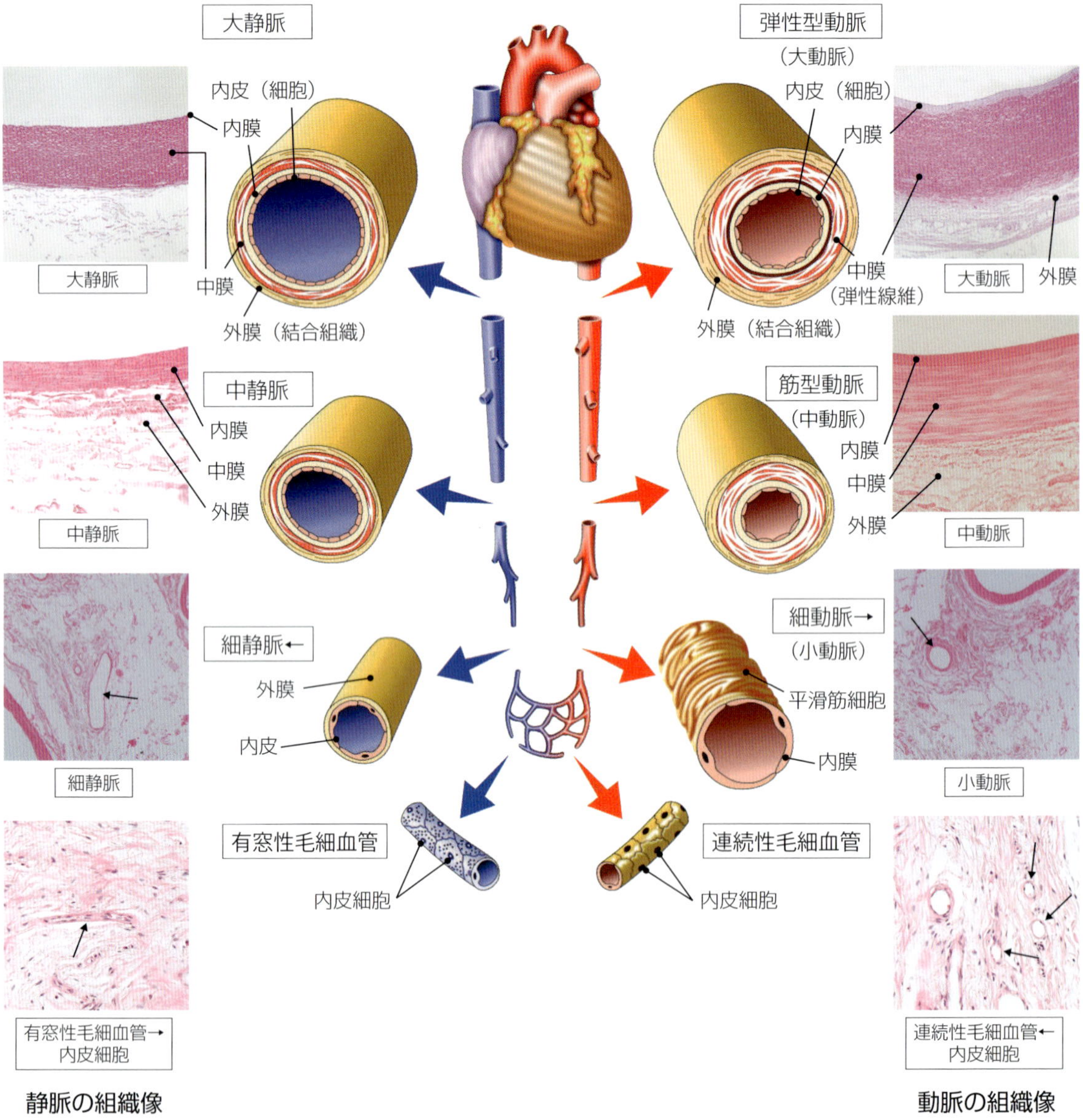

図3-4　血管系の構造

2-1-1) 動脈

動脈壁は**内膜**、**中膜**、**外膜**よりなる。
内膜は1層の内皮細胞と、直ぐ下の極めて薄い結合組織により**毛細血管**の壁を形成している。
中膜は最も厚く、**弾性線維**と**平滑筋細胞**よりなる。
弾性動脈は、大動脈など血流の高圧に耐えられるよう、弾性組織の集合体である弾性核により**太い血管**を形成している。
筋性動脈は**細動脈**などで、主として平滑筋細胞で組成されている。

2-1-2) 毛細血管

毛細血管は薄く、単層の内皮細胞のみで形成される。

2-1-3) 静脈と静脈弁

静脈壁は、動脈に比べ中膜が薄い。四肢にある直径約1mm以上の静脈にある**静脈弁**は、血液の逆流防止を担っている(**図3-5**)。

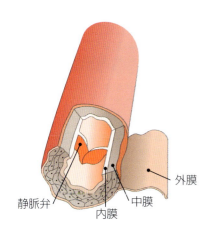
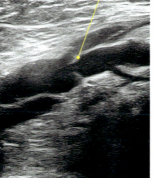
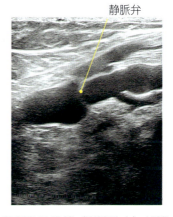

静脈弁は開放状態　　　静脈弁は閉鎖（逆流防止）状態

US画像

静脈弁の閉鎖・開放状態が明瞭に確認できる。

図3-5　静脈弁の機能

2-1-4) 吻合（血管吻合）と終動脈

吻合は、異なった管腔（血管、組織、臓器など）が、生理的、病態的、人為的に**連結**した**状態**をいう。

① **終動脈**　　　　：吻合が無い動脈をいう。**脳、肺、肝臓、脾臓、腎臓**で観察される。
② **機能的終動脈**　：吻合はあるが、重労働などで生理的に血液供給が不十分となる機能的終動脈をいう。冠状動脈で観察される（**図3-6**）。
③ **動静脈短絡[A-Vシャント（動静脈吻合）]**
　　　　　　　　　：動脈と静脈が**毛細血管を経由せず交通**（血流）する状態をいう。
④ **動静脈吻合**　　：**皮膚**などで見られる。**毛細血管**の**血流量**を**調整**する機能がある。

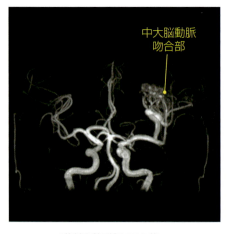

動静脈短絡MRA像
中大脳動脈の血流域にモヤモヤ様の吻合部を認める。

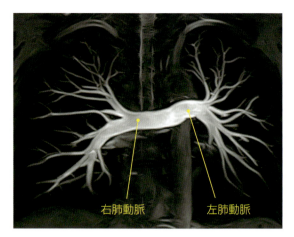

終動脈　肺動脈MRA像
吻合は全く観察できない。機能的動脈が明瞭である。

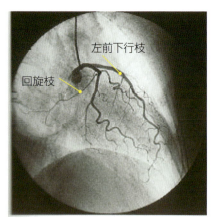

左冠状動脈造影像（右前斜位30°）
機能的動脈の分枝まで細かく認める。

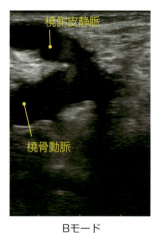

Bモード
動・静脈を明瞭に描出している。

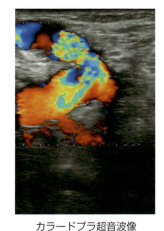

カラードプラ超音波像
吻合部の血流状態を青・黄・赤（一部）でモザイク状に描出している。

動静脈吻合

図3-6　吻合（血管吻合）

2-2) 血管系の機能

成人の循環血液量は体重の約1/12(約8%)とされる。

脈拍(拍動)は① 橈骨動脈:手首の拇指側、② 上腕動脈:肘部、③ 大腿動脈:鼠径部などで観察できる。

毛細血管における物質交換は、膠質浸透圧と血圧(静水圧)の平衡状態(バランス)によって、毛細血管血流と組織液との相互間で行われる。

2-2-1) 血圧

血圧は、血液が血管壁に作用する圧力で、収縮期血圧と拡張期血圧の間を変動する。

> 血圧＝心拍出量×末梢血管抵抗　で示される。

血圧に影響を与える因子には、心拍出量と末梢血管抵抗がある。

- 心拍出量　　　：① 循環血液量 ② 心拍数 ③ 心収縮力 などに影響を受ける。
- 末梢血管抵抗：① 血管床の面積 ② 血管壁の弾性 ③ 血液の粘性 などに影響を受ける。

平均血圧は、1回の心拍動全体の平均で次式により示される。

> 平均血圧 ＝ 最低血圧 ＋ (最高血圧 － 最低血圧)／3
> 　　　　　（拡張期血圧）　（収縮期血圧）（拡張期血圧）

なお大動脈は100mmHg、毛細血管は10〜30mmHgであり、部位によって差異がある。

2-2-2) 循環器系の調節システム

循環器系の機能調整は、外因性調節(神経性と内分泌)と 内因性調節(局所性調節)の役割に大別される。

主な役割(機能)には、① 組織への血流調節と維持 (運動・低酸素での血流配分)、② 血圧正常範囲の保持がある。

血管運動神経は、交感神経が主となり、筋性動脈である平滑筋細胞の緊張を支配して、血管抵抗を調整している。

血管運動の中枢神経は延髄にある。血圧の上昇は、頸動脈や大動脈の圧受容器で感知され、血圧上昇により血管は拡張し、血圧低下によって収縮する。さらに、血中における二酸化炭素(CO_2)の増加や酸素(O_2)の低下は、延髄の化学受容器や総頸動脈・大動脈の末梢化学受容器で感知し、反射的に血管収縮して調整している。

内分泌調節は、副腎髄質ホルモンであるカテコールアミン(カテコラミン)のアドレナリン、ドパミン、ノルアドレナリンが、交感神経—副腎系で放出され、血管平滑筋(呼吸器、消化器、泌尿器、生殖器の血管)などのα受容体(αアドレナリン作動性受容体)を刺激して血管壁を収縮させる。また、骨格筋に分布する動脈や冠状動脈などでは、β受容体を刺激して血管を拡張させている。

第3章 循環器の構造と機能

RAA系(レニン―アンジオテンシン―アルドステロン系)は、循環血漿量の減少・交感神経刺激・緻密斑(遠位直尿細管の終末部分)における塩化物イオン(**Cl⁻**)、電解質(**pH**)**減少**(**↓**)の感知による**レニン分泌**の**亢進**で**血圧**を**上昇**させる。

ADH(**バソプレシン：抗利尿ホルモン**)は、視床下部の**視床上核**(室傍核)で合成され、下垂体後葉に貯留された後に血中へ分泌される。腎集合管では、水再吸収(抗利尿)に作用する水代謝調整ホルモンにより、**血管収縮作用・血圧上昇作用**を持つ(**図3-7**)。

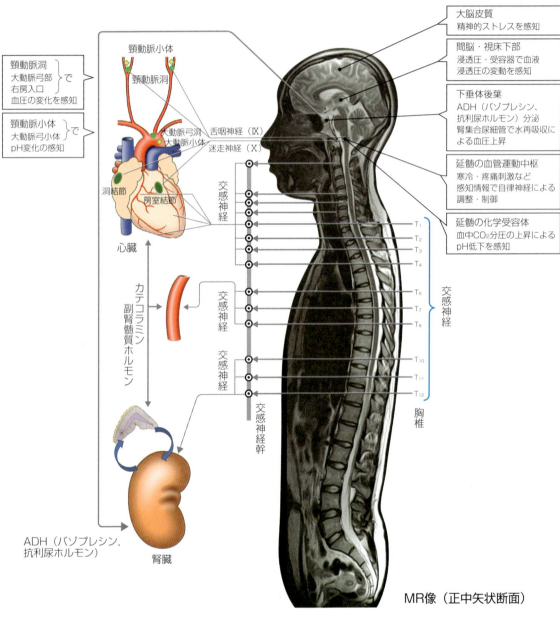

血圧は主に神経系と内分泌系（ホルモン）の協調で調節される。

図3-7 血圧の調節機能システム

3 肺循環（小循環）

肺循環（小循環）は、**右心室**から**肺動脈**、**肺毛細血管肺静脈**を経て**左心房**に至る循環経路をいう（**図3-8**）。
肺循環の**主**な**機能**は、肺ガス交換（$O_2 \rightleftarrows CO_2$）のための循環経路であり、全身灌流後で二酸化炭素（CO_2）を多く含む肺静脈内の**脈血**を肺に灌流し、肺で酸素化され、酸素を多く含む肺静脈内の**動脈血**を左心房へ送ることである。
肺静脈には、左右の肺より**2本**ずつ（**計4本**）の**循環路**がある。
肺動脈血は、**全身環流**した戻りの**血流**であり、血栓、脂肪塊、腫瘍の脱落細胞、異物などによる閉塞が生じやすい。

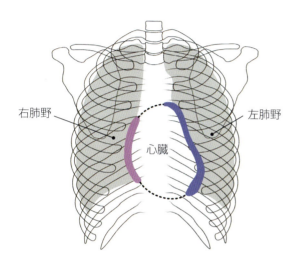

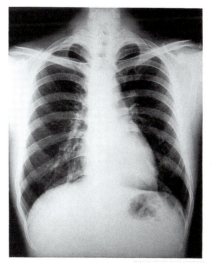

胸部単純X線画像（立位、後→前 撮影）

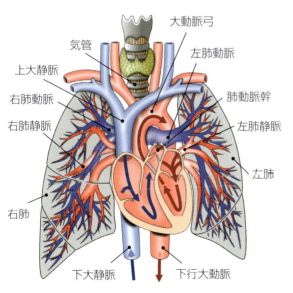

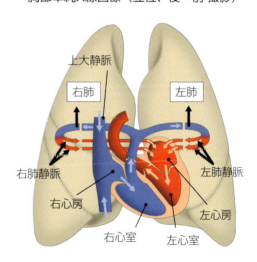

肺循環の順路　右心室→肺動脈→肺→肺静脈→左心房

図3-8　肺循環

4 体循環（大循環）

4-1）動脈系

動脈系は、全ての細胞・組織に必要となる**酸素**と**栄養素**および**ホルモン**を含んだ血液を全身に灌流する血管で、左心室より全身に血液を送り出す大動脈が根幹となる（**図3-9**）。

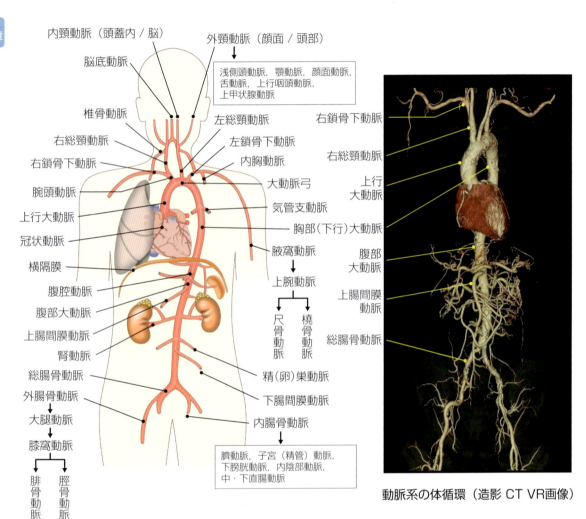

図3-9 体循環 － 動脈系 －

4-2) 静脈系

静脈系のうち、大静脈には上半身からの血液を集める上大静脈と、下半身からの血液を集める下大静脈があり、別々に右心房へ流入している(図3-10)。
四肢の静脈環流は、骨格筋の収縮運動により増加する。

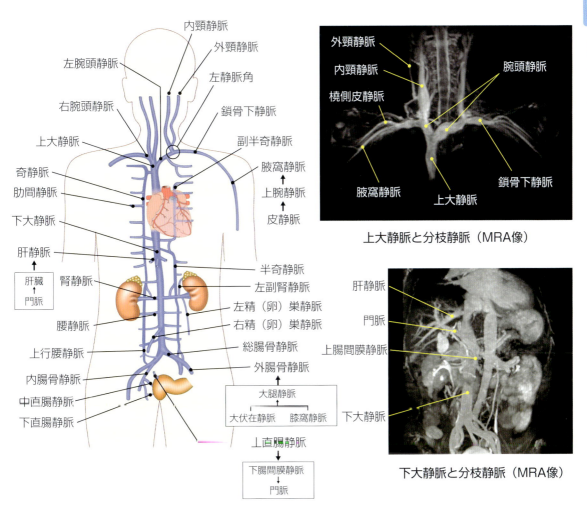

図3-10　体循環　－　静脈系　－

5 胎児・新生児の血液循環

胎児の血液循環は、**胎盤**で**ガス交換**されることにより、肺の血流が極めて少なく、胎児期と出生後（新生児・成人）では循環動態が大きく異なる（図3-11）。

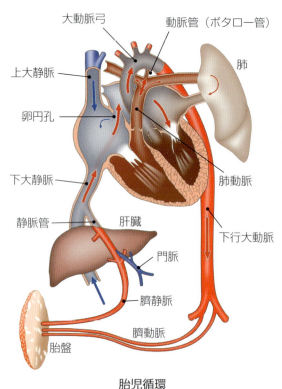

胎児循環

新生児期肺循環

胎盤～臍帯の血流循環（US画像：カラードプラ）

胎児循環構造	新生児遺残構造
卵円孔	卵円窩
動脈管（ボタロー管）	動脈管索
静脈管	静脈管索
臍動脈（アランチウス管）	臍動脈索
臍静脈	肝円索

胎児循環構造と新生児の遺残構造

図3-11 胎児・新生児の血液循環

第3章　循環器の構造と機能

胎児循環の特徴は、① 動脈血と静脈血が混合している。

②　ガス交換は胎盤で行う。

③　臍動脈は2本、臍静脈は1本である。

血液循環経路の特徴

① 臍静脈は胎盤からの動脈血酸素飽和度（S_aO_2）が高い動脈血流で、その大部分は肝を経由せず、静脈管より下大静脈を経て右心房に流入する。

② 右心房血流の多くは肺を経由せず、卵円孔を通過し左心室を経由して体循環経路の上行大動脈に流入する。

③ 肺の迂回経路は2つあり、心房中隔に開口して卵円孔を通過する左心房の経路と、肺動脈から動脈管（ボタロー管）を通り大動脈に至る血流路がある。

頭部・上半身の循環経路には、S_aO_2の高い血液が送られていることにより、胎児は下半身に比較して、頭部・上半身の発達が良いといえる。

3章

胎児・新生児の血液循環

57

6 リンパ系の構造と機能

6-1) リンパ系の構造

全身のリンパ系において、**下半身**や**胸腹部内臓**からの**リンパ管**は、大動脈に隣接する**胸管**に集合し、**左側上半身**の**左リンパ管本幹**(胸管)と合流して**左静脈角**に注ぐ。
右側上半身の**右リンパ管本幹**は、**右鎖骨**の**下辺部**で**静脈**に注ぐ。**胸管の起始部**にある袋状部分を**乳ビ槽**という。下半身や左上半身のリンパ管は左リンパ本幹(胸管)に流入する(**図3-12**)。

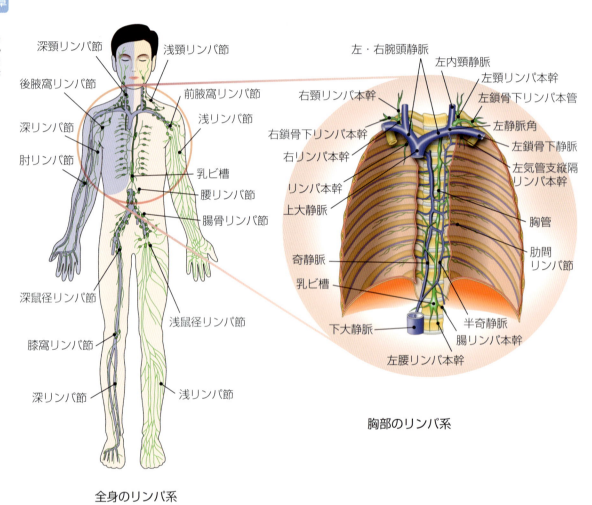

全身のリンパ系

胸部のリンパ系

図3-12　全身リンパ系と胸部リンパ系（左静脈角）

リンパ管の構造は、基本的に血管と類似しており、静脈と同じく弁を有する。
リンパ系の走行は、動脈や静脈に沿った走行が多く、中央部に向かって流れている。
リンパ節は、リンパ管の走行途中に米粒大から大豆大の大きさで存在し、輸入と輸出のリンパ管が細動脈・細静脈へ流入出している（図3-13）。

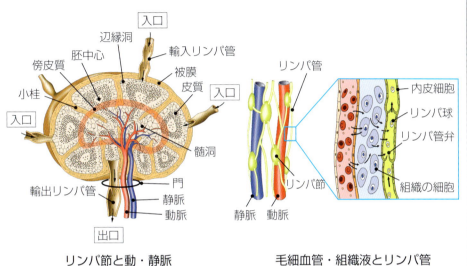

図3-13　リンパ節とリンパ管

6-2) リンパ系の機能

健常成人におけるリンパ液の流液量は、約2〜4L/日である。
腸管で吸収された脂質は、透明な淡黄色を呈しリンパ管に流入する。さらに胸管を経て体循環の静脈に入り、肝で消化処理される。
リンパ液は毛細血管より漏出する血漿（組織液）で、その約90％は可逆的平衡により毛細血管に再吸収されるが、残りの約10％は毛細リンパ管に流入してリンパ液となる。
リンパ管の随所にあるリンパ節の機能は、食細胞により細菌や異物を貪食することと、リンパ球の免疫反応によって、血液中への異物侵入を防御する役割を持つ。その機序は、細菌・異物などを大食細胞が貪食し、抗原物質として標識・提示すると、リンパ球がその目的抗原を認識して、免疫反応を誘発し、血液中への異物侵入を防御している。

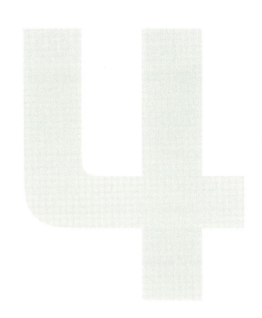

第4章　内分泌器官の構造と機能

内分泌器官(臓器)とは、免疫系、神経系と共に、生体全体のバランス維持(ホメオスタシス)に関与する情報伝達システムである。代表的な器官には脳下垂体、性腺、甲状腺、副甲状腺、副腎、膵ランゲルハンス島などがある。

内分泌細胞より血中に放出されるホルモン(ステロイド、ペプチド、アミンなどの物質)が、離れた部位にあるホルモン受容体を有する標的細胞に到達し、各細胞に特有な機能を発揮させて調節している。さらに、エリスロポエチン、ビタミンD、プロスタグランジンなどのホルモンは、血流を介することなく局所に直接作用する。また副腎髄質から分泌される神経伝達物質のカテコールアミンもホルモンとして働く。

1 内分泌の概念

1-1) 内分泌

内分泌とは、分泌細胞が合成した生理活性を持つホルモン（生理活性物質、化学情報伝達物質）が血液中に直接放出され、血液、体液、組織液によって標的細胞に運ばれ、生理作用（促進と抑制）を発現する現象をいう。種々のホルモンによる、生体の発育、成長、恒常性の維持や生殖を制御する器官・システムは内分泌系と呼ばれる。但し、消化管腔は外界とみなされ外分泌系に区分される。

内分泌腺には、視床下部、下垂体（前葉・後葉）、甲状腺、副甲状腺（上皮小体）、膵ランゲルハンス島、副腎皮質、副腎髄質、性腺（卵巣・精巣）がある。

1-2) ホルモンの種類と受容体の存在部位

ホルモンの種類は、その化学構造より①ペプチドホルモン[*1]、②ステロイドホルモン[*2]、③アミン・アミノ酸誘導体ホルモン[*3]の3種類に分類される。

古典的にホルモンは、遠位にある臓器・器官に作用する情報伝達物質とされていたが、近年に至り、分泌した細胞自体や近傍の細胞にも作用するホルモンの存在が確認されている。

各ホルモン受容体は、①細胞膜、②細胞質内、③細胞核内の3部位に存在する（図4-1）。

種類と構造	性質	ホルモンの例	受容体の存在場所
①ペプチドホルモン[*1] 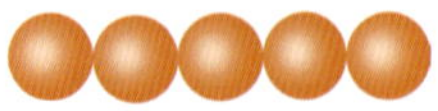	水溶性	視床下部ホルモン 下垂体ホルモン	細胞膜
②ステロイドホルモン[*2] 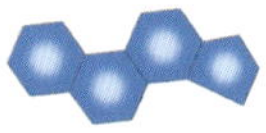	脂溶性	副腎皮質ホルモン 性腺ホルモン	細胞質内
③アミン・アミノ酸誘導体ホルモン[*3] 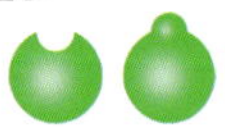	脂溶性	カテコールアミン 甲状腺ホルモン	細胞膜 細胞核内

図4-1　ホルモンの種類と受容体の存在部位

第4章　内分泌器官の構造と機能

1-3）ホルモン分泌の機序

ホルモン分泌の機序は、上位のホルモン調節臓器（**視床下部**）となる**神経細胞**が**刺激ホルモン放出ホルモン**を**下垂体門脈に分泌**し、その刺激により各ホルモン分泌臓器（内分泌腺）が種々の刺激ホルモンを体循環に分泌する。次いで種々の刺激ホルモンを、標的器官細胞のホルモン受容体が選択受容し、各々のホルモン機能を特異的に発揮する（**図4-2**）。

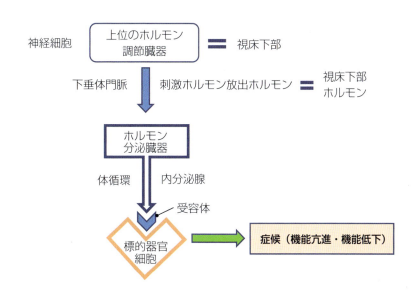

図4-2　ホルモン分泌の機序

---

*1）ペプチドホルモン（peptide hormone）：
　ペプチドは2個以上のα-アミノ酸において、1つのアミノ酸のカルボキシル基と別のアミノ酸のアミノ基から脱水縮合して生じる酸アミド結合（ペプチド結合）によって連結したものの総称。ペプチドホルモンには視床下部ホルモン、下垂体ホルモン、カルシトニン、インスリン、グルカゴン、消化管ホルモンなどがある。

*2）ステロイドホルモン（steroid hormone）：
　ステロイドはペルシドラヒクロペンタフェナントレン環を持つ化合物の総称。ステロイドホルモンには脊椎動物性のコレステロール（C_{27}化合物）、胆汁酸（C_{24}化合物）などがある。ステロイドホルモンには副腎皮質ホルモン、性ホルモンがある。

*3）アミン・アミノ酸誘導体ホルモン：
　アミン（amine）はアンモニア（NH_3）のHを1，2，または3個置換した塩基性有機性化合物である。生体アミンとその誘導体にはカテコールアミン（ドパミン、ノルアドレナリン、アドレナリン）、インドールアミン（セロトニン、メラトニン）、イミダゾールアミン（ヒスタミン）、アセチルコリン、ポリアミン（ブトレシン、スペルミジン、スペルミン）、ヨウ素を含有したアミノ酸の一種である甲状腺ホルモンのサイロキシン（T_4）とトリヨードサイロン（T_3）がある。

1-4) ホルモン分泌調節機構(フィードバック調節)

フィードバック調節には**ネガティブ**フィードバックと**ポジティブ**フィードバックがある。

1-4-1) ネガティブフィードバック

ネガティブフィードバック(NF)は、分泌されるホルモンが極微量であっても強力な作用を発揮し、各ホルモンの血中正常域保持に必須となる。その機序は、標的臓器への下位ホルモンが一定濃度以上に達すると、その分泌刺激をしている上位ホルモンの分泌が抑制され、**血中濃度**を**一定**に**維持**している(**図4-3**)。

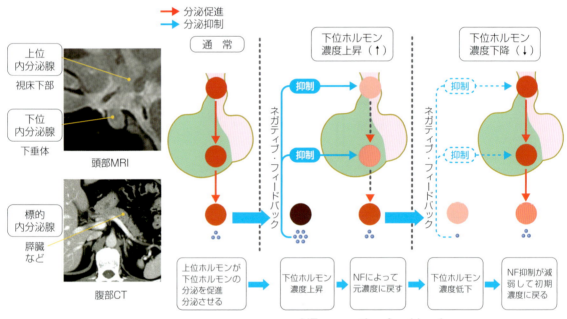

図4-3　ホルモン分泌調節機構　－ホルモンフィードバック調節－

1-4-2) ポジティブフィードバック

ポジティブフィードバックとは、平常に調整された状態が、体調の変化(例:**排卵**・**分娩**における**子宮収縮**)などにより増幅される機構をいう。

1-5) ホルモンとホメオスタシスの維持

ホメオスタシス(恒常性)の維持に関与する**ホルモン**は、下垂体、甲状腺、副腎などの内分泌腺(古典的)以外にも、**心筋**、**血管内皮**、**平滑筋**、**消化管**、**肝臓**、**脂肪細胞**、**骨**からも分泌されて、全身および局所に作用している。

1-6) ホルモンの作用

内分泌腺の産生ホルモンと主な作用を示す（図4-4）。

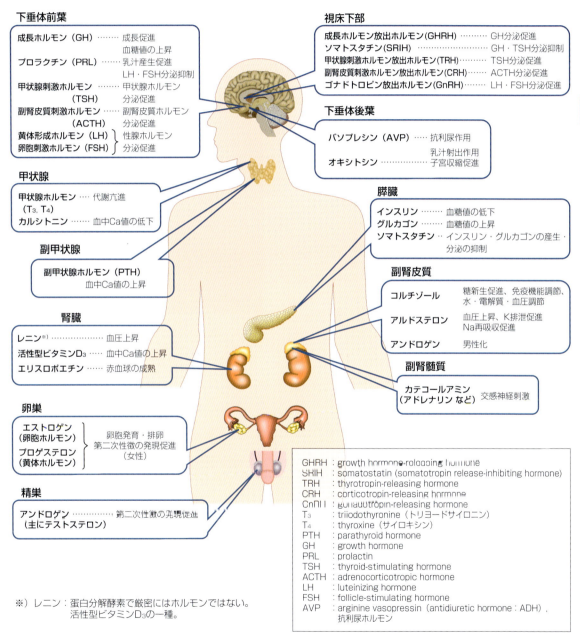

図4-4　内分泌腺（古典的）産生ホルモンと主な作用

2 内分泌器官の構造と機能

2-1）視床下部・下垂体

2-1-1）視床下部

視床下部の構造は、間脳の最も底部に位置し、飲水、摂食、性行動、攻撃、**自律神経機能**に深く関わる。内分泌機能を中心とする**下垂体ホルモン**などを産生し、そのホルモンが下垂体門脈や後葉に運ばれ、血中に放出される（**図4-5**）。

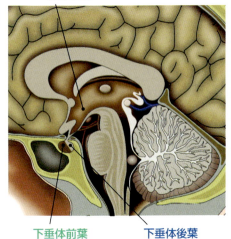 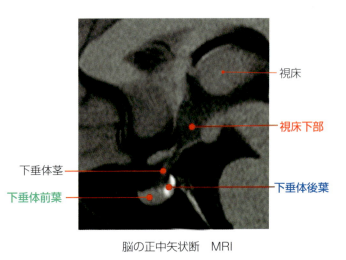

脳の正中矢状断　MRI

図4-5　視床下部と下垂体の構造（位置）

視床下部は、身体の内的状態や精神的状態を制御する中枢機関で、**自律神経機能**と**下垂体内分泌機能**の連携を担っている。

さらに視床下部は、特殊化した受容器などを介して、身体に関する様々な内的状態の調整や制御も行っている。

① 温度受容器　　　　　：体温調節。
② 浸透圧受容器　　　　：体液の浸透圧、体液量の調節。
③ 空腹・満腹・渇きの中枢：摂取・飲水の調節。
④ ホルモン受容体　　　：循環器・消化器・膀胱の機能調節。

2-1-2) 下垂体

下垂体の構造は、頭蓋底のトルコ鞍部に位置する約0.5～0.6ｇの小さな器官で、前葉（腺下垂体）と後葉（神経下垂体）よりなる。

下垂体前葉の機能は、**下垂体前葉ホルモン**を生成・分泌し、**下垂体門脈**に放出する。

下垂体後葉の機能は、視床下部から産生される**下垂体後葉ホルモン**を**顆粒内**に**貯蔵**し、血中に**適正量**を**分泌**する（図4-6）。

一方で**下垂体門脈系**と呼ばれる腺性下垂体の構造的特徴での動脈系は、洞様毛細血管網（**一次毛細血管網**）を形成し、次いで数本の静脈に集合して前葉に達し、再度、洞様毛細血管（**二次毛細血管網**）を形成している。

機能は**視床下部**の視索上核、室傍核、多状核、隆起核での**神経線維**が一次毛細血管網周囲で終末形成し、各種の放出された視床下部ホルモンが、**下垂体門脈**に集められ、前葉の二次毛細血管網から**下垂体実質**に入り、各々の前葉細胞に機能して**ホルモン分泌**を司っている。

下垂体門脈系は視床下部ホルモンを高濃度で直接的に下垂体前葉に輸送できる効率性に優れた**ホルモン輸送路**である。

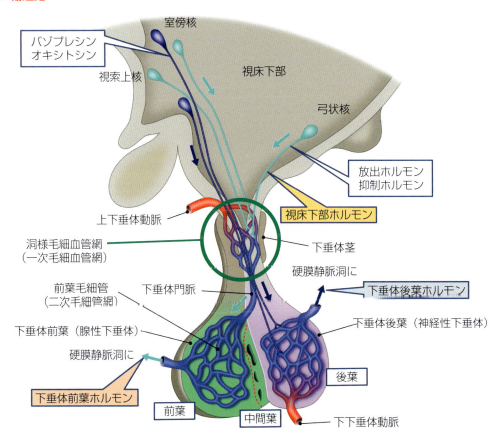

下垂体・視床下部ホルモンの分泌系（視床下部－下垂体系）

図4-6 下垂体と視床下部の構造と機能

第4章　内分泌器官の構造と機能

視床下部と下垂体の分泌ホルモンを下記に示す（**図4-7**）。

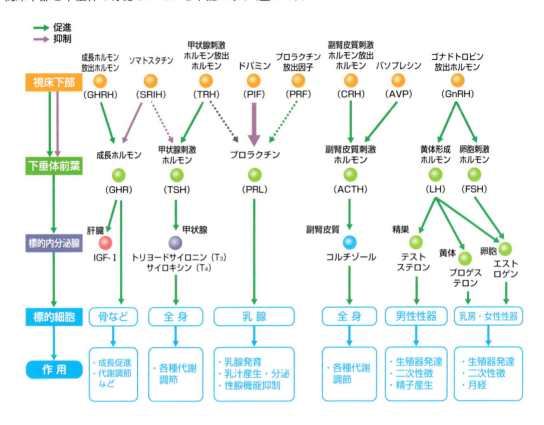

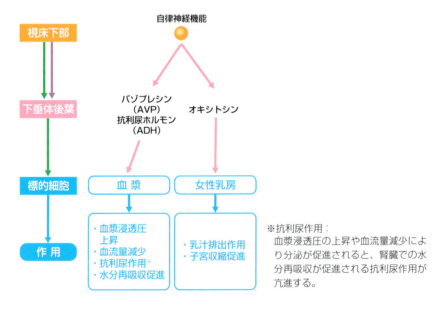

図4-7　視床下部と下垂体の分泌ホルモン

第4章　内分泌器官の構造と機能

2-2) 甲状腺

甲状腺は、頸部前面に位置し、その重量は約30ｇあり、内分泌腺としては最も大きい器官となる。**濾胞上皮細胞**からは**甲状腺ホルモン**を、**傍濾胞細胞**からは**カルシトニン**を分泌している（**図4-8**）。

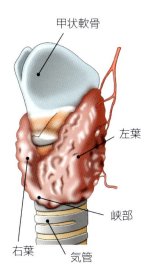

第二（左前）斜位で観察

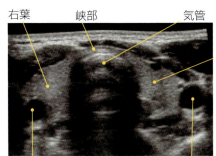

甲状腺の超音波検査画像

左右の甲状腺が明瞭に描出されている。

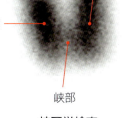

**核医学検査
甲状腺シンチグラフィ**

甲状腺全体が明瞭に描出されている。

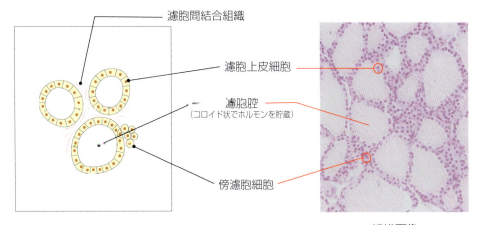

組織画像

濾胞上皮細胞、傍濾胞細胞、濾胞腔の構造・位置関係が明瞭に描出されている。

図4-8　甲状腺の構造

第4章　内分泌器官の構造と機能

甲状腺ホルモンは、**視床下部**より分泌される甲状腺刺激ホルモン分泌ホルモン（**TRH**）と、続いて**下垂体前葉**より分泌される甲状腺刺激ホルモン（**TSH**）により産生分泌される。

甲状腺ホルモンには、トリヨードサイロニン（T_3、1分子に3つのヨウ素）とサイロキシン（テトラヨードサイロニン：T_4、1分子に4つのヨウ素）がある。

甲状腺ホルモンの**機能**は、脳・精巣・子宮などを除く全ての組織でエネルギー消費を増加させ、**代謝率**を上げて**体温**を上昇させる。

カルシトニンには、**骨吸収**（破骨細胞による骨融解）を**抑えて**、**血中**の**カルシウム**（Ca）値を**低下**させる機能がある（**図4-9**）。

甲状腺ホルモンの機能

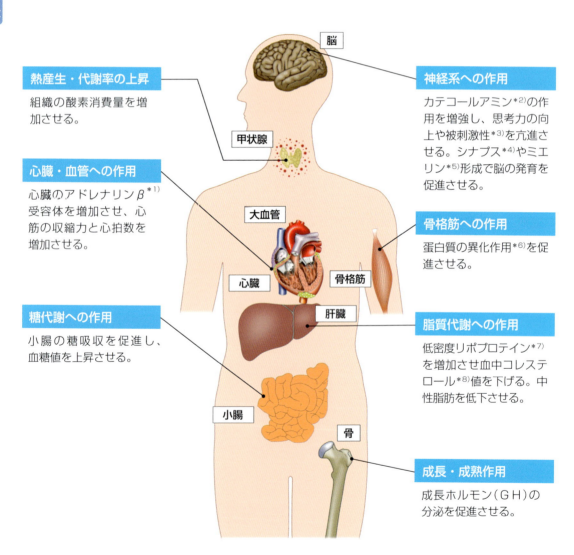

図4-9　甲状腺ホルモンの機能

2-3) 副甲状腺（上皮小体）

副甲状腺（上皮小体）の構造は、甲状腺両葉の後面にある内分泌腺で、通常は上下二対の4個があり、総重量は約0.05〜0.3g、主細胞と好酸性細胞からなる（図4-10）。

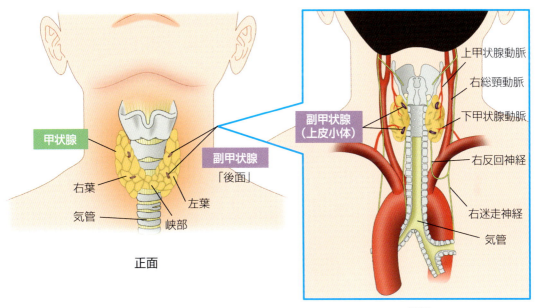

図4-10　副甲状腺（上皮小体）の構造

---

*1）アドレナリンβ（adrenalineβ：エピネフィリン）：
アドレナリンは、ノルアドレナリン、ドパミンと合わせてカテコールアミンと総称されるホルモンの1つ。α、β受容体に結合して作用を発揮する。α作用は血管収縮・腸管抑制、β作用は心刺激、β2作用は気管支拡張・血管拡張・筋グリコーゲン分解、β3作用は脂肪分解にそれぞれ作用する。

*2）カテコールアミン（catecholamine）：
カテコール核を持つ生体アミンのドパミン。神経伝達物質で、細胞間情報伝達に働く。中枢では運動、感情、記憶、学習などの脳機能調節、末梢の交感神経と副腎髄質では全身の細胞代謝調節に働く。

● 生体アミン（biogenic amine）：
ホルモン作用、神経伝達作用など生体情報伝達として働く。アミン（amine）はアンモニア（NH₃）のH（水素）を1、2、または3個置換した塩基性有機化合物。

● ドパミン（dopamine）：
視床下部〜下垂体系で、視床下部弓状核や脳室周囲領域にある隆起漏斗系ドパミンニューロンで産生するカテコールアミン類の1つ。下垂体ホルモンの分泌調節に働く。

*3）刺激性（irritability、興奮性：excitability）：
物理的・化学的刺激による活動電位などの興奮現象を発現する細胞能力。

*4）シナプス（synapse）：
神経細胞間で情報伝達する特殊化した接合部。

*5）ミエリン（myelin）：
有髄神経線維の髄鞘（ミエリン鞘）における主な構成物質。有髄神経線維の興奮跳躍伝導で伝達速度が非常に速くなる特性を持つ。

*6）異化作用（catabolism；異化）：
生体内の物質代謝において、複雑な化合物をより単純な物質に分解する反応。

*7）低密度リポプロテイン
　　（low-density lipoprotein：LDL、低比重脂肪蛋白質）
LDLはアポB100（アポリポ蛋白質）を担体として、肝臓からトリグリセリド（脂肪酸回路）を脂肪組織や筋へ、コレステロールを末梢組織へ運搬する。

*8）コレステロール（cholesterol）：
最も代表的な動物性脂肪。水、酸、アルカリに難溶。有機溶媒には一般的に易溶。

第4章　内分泌器官の構造と機能

主細胞よりパラトルモン(副甲状腺ホルモン、PTH)を分泌する。
パラトルモンの生理機能(腎臓と骨)を下記に示す。

腎臓　①　カルシウム(Ca)再吸収促進。
　　　②　リン・重炭酸イオンの排泄促進。
　　　③　活性型ビタミンD_3の産生促進。
骨　　骨吸収(骨よりCa遊離)促進で血清カルシウム値上昇。

Ca代謝とホルモン調節は、小腸におけるCa吸収、骨からのCa遊離、腎臓でのCa再吸収によるサイクル(ネガティブ・フィードバック)で行われている(図4-11)。

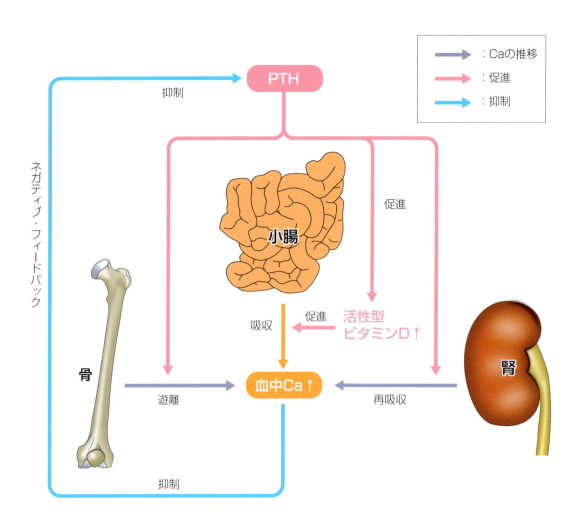

図4-11　カルシウム (Ca) 代謝とホルモン調節

第4章　内分泌器官の構造と機能

2-4）副腎

2-4-1）副腎の構造と分泌ホルモン

副腎は、左右腎臓の上部にあり、脂肪に取り囲まれた約4gの扁平状になった臓器で、右側は肝臓に押されて三角形(逆V字形)を、左側は半月形(逆Y字形)を呈する。副腎の実質は、外側部の**皮質**と内側部の**髄質**に区分される。その中でもさらに副腎皮質は、**外側層**の**球状層**(帯)、**中間層**の**束状層**(帯)、そして**内側層**の**網状層**(帯)の3層よりなり、各々に異なったホルモンを分泌している(**図4-12**)。

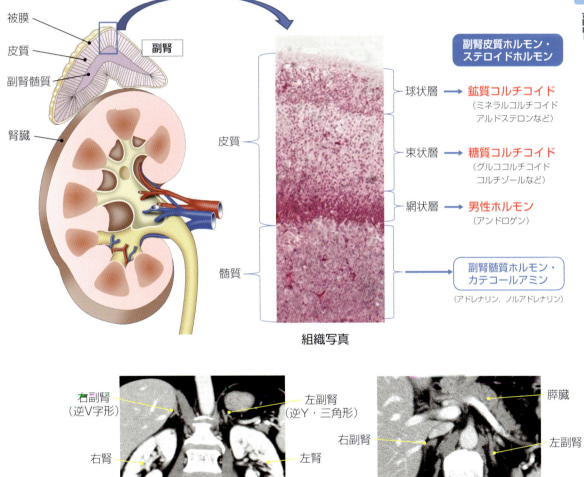

図4-12　副腎の構造と分泌ホルモン

2-4-2) 副腎皮質ホルモンの分泌と生理・機能

副腎皮質ホルモンは、コレステロールより合成された**ステロイドホルモン**で、球状層が鉱質コルチコイド(**アルドステロン**など)を、束状層が糖質コルチコイド(**コルチゾール**)、網状層は性ホルモンの**アンドロゲン**を分泌している。

副腎皮質ホルモンの産生と分泌は、まず視床下部より**副腎皮質刺激ホルモン放出ホルモン**(CRH)が分泌され、これにより下垂体前葉から、副腎皮質を標的とした**副腎皮質ホルモン**(ACTH)を分泌、さらに下位の各ホルモンが産生分泌される。

副腎皮質ホルモンの分泌調整において、コルチゾールとアンドロゲンの分泌は、**レニン-アンジオテンシン-アルドステロン系(RAA系)**により調整を受けている。

コルチゾールの分泌は、**生命維持**に重要な役割を担い、加齢による顕著な基礎分泌量の低下は少ない。

アンドロゲンの分泌は、男性は主に**精巣**、女性は**副腎**に由来する。

副腎皮質ホルモン分泌の調整は、フィードバック機構で整理されている(**図4-13**)。

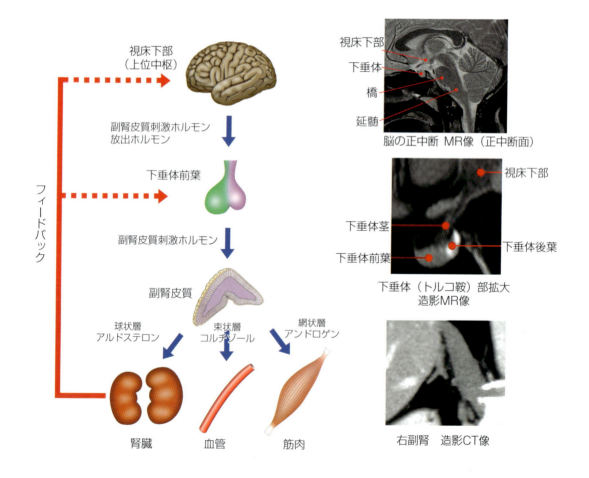

図4-13　副腎皮質ホルモンのフィードバック機構

アルドステロン・コルチゾールの作用を下記に示す。

・アルドステロン[ミネラルコルチコイド（鉱質コルチコイド）]：球状層で分泌

　腎臓の尿細管作用
　① ナトリウムイオン（Na⁺）の再吸収（Na・水の貯留）。
　② カリウムイオン（Ka⁺）の尿中排泄促進。
　③ 水素イオン（H⁺）の尿中排泄促進。

・コルチゾール[グルココルチコイド（糖質コルチコイド）：束状層で分泌
　① 肝臓での代謝作用（糖新生促進、脂質代謝促進、蛋白質代謝促進）。
　② 抗炎症作用。
　③ 免疫抑制作用。
　④ 抗アレルギー作用など。

2-4-3) 副腎髄質の腺組織と分泌ホルモン

副腎髄質の腺組織は、発生学的に交感神経節の節後ニューロン（軸索）である。したがって髄質には交感神経のニューロンがあり、交感神経の刺激によりカテコールアミンのアドレナリン（エピネフリン）とノルアドレナリン（ノルエピネフリン）を分泌している。

副腎髄質ホルモンの作用には、血圧上昇、気管支拡張、血糖値の上昇作用があり、その促進因子には、交感神経刺激、激しい運動などのストレス負荷がある（図4-14）。

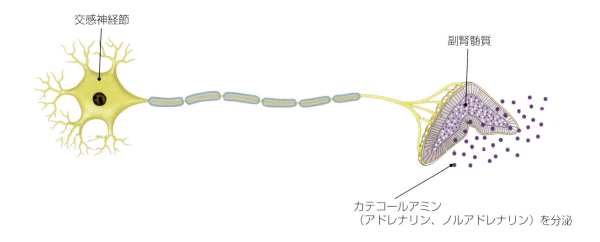

図4-14　副腎髄質

第4章　内分泌器官の構造と機能

2-5）性腺

性腺は卵子・精子を産生し、女性ホルモン・男性ホルモンを分泌する器官である。女性の**卵巣**、男性の**精巣**が該当する。

性ホルモンは、**副腎皮質**、**卵巣**、**精巣**ともに**共通の経路で合成**される。

2-5-1）性腺の構造

① 卵巣

卵巣は子宮上端の左右に位置し、長さ2.5〜4cm、幅1〜2cm、厚さ0.7〜1cmの大きさで、重さ6〜8g、扁平卵形の臓器で、**卵子**を**貯蔵・排卵**し**性ホルモン**を**分泌**する器官でもある。その大きさは、月経周期に伴って顕著に変化する（**図4-15**）。

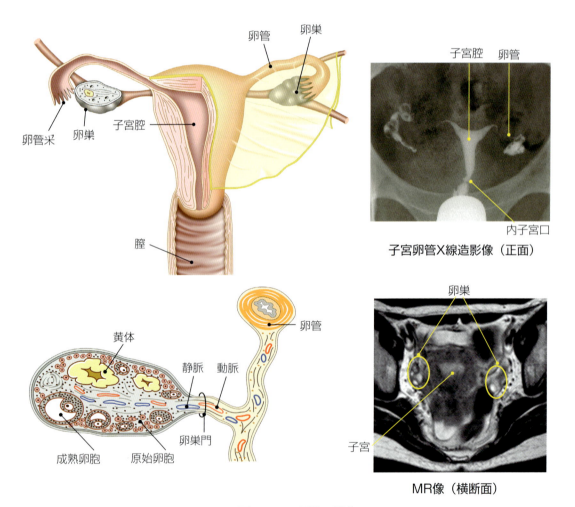

図4-15　卵巣の構造

第4章　内分泌器官の構造と機能

② 精巣

精巣は、陰嚢内に左右1対あり、約4×3×2.8cmの楕円形球体臓器で、**精子**を**形成**し**性ホルモン**を**分泌**する器官である（**図4-16**）。

ライディッヒ細胞（間質細胞、間質腺）は、精巣の内分泌（ホルモン）機能において主体をなす精巣間質の疎性結合組織内に、数個〜十数個の小集団で分布する。

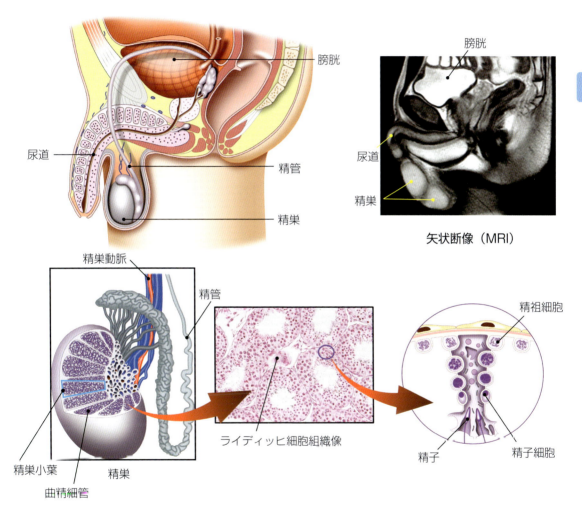

図4-16　精巣の構造

第4章　内分泌器官の構造と機能

2-5-2）　性腺の生理・機能
2-5-2-1）　女性ホルモン

女性ホルモンには、**卵巣**より分泌される**エストロゲン**（**卵胞ホルモン**）と、**プロゲステロン**（**黄体ホルモン**）がある。

女性ホルモンの**分泌調整**は、**視床下部 − 下垂体 − 卵巣**の3段階で行われる。最初に視床下部より放出される**ゴナドトロピン放出ホルモン**（**GnRH**）が下垂体を刺激し、そのゴナドトロピン（性腺刺激ホルモン）が**卵胞刺激ホルモン**（**FSH**）と**黄体形成ホルモン**（**LH**）の産生・分泌を促進させ、さらに卵巣に作用して**エストロゲン**と**プロゲステロン**を産生分泌する（**図4-17**）。

エストロゲンは、**二次性徴発現**への役割を担う。8～9歳頃より始まる皮下脂肪形成、生殖器・乳房の発達、プロゲステロンと共に一定の性周期（**卵巣周期**）を成立させる（**図4-18**）。

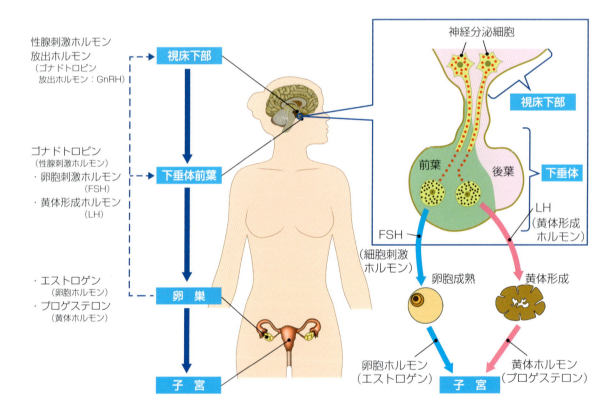

図4-17　女性ホルモンの分泌の産生

第4章　内分泌器官の構造と機能

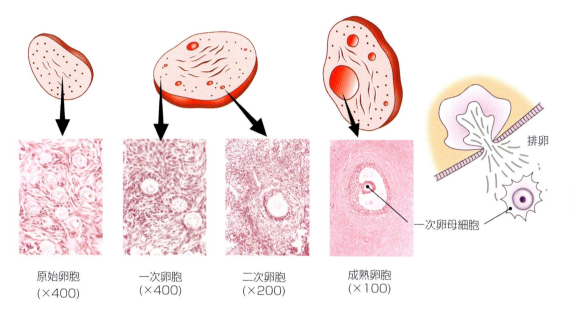

図4-18　卵巣の周期

プロゲステロンは、卵巣の黄体より分泌される黄体ホルモンで、妊娠の準備、成立、維持に重要な役割を果たす。受精卵の着床により妊娠が成立すると、黄体・胎盤からの分泌が継続される。

2-5-2-2）男性ホルモン

男性ホルモンはアンドロゲンに総称される。女性ホルモンと同様に、まず視床下部よりゴナドトロピン放出ホルモン(GnRH)を分泌し、下垂体を刺激して黄体形成ホルモン(LH)を分泌、この刺激により精巣のライデイッヒ細胞[*1]でアンドロゲンが合成され放出される。

男性ホルモン(アンドロゲン)の作用は、男性の第二次性徴の発現、蛋白質同化(アミノ酸より体蛋白質の合成)による骨格筋の発達などがある。

アンドロゲンの主ホルモンとしてテストステロン[*2]がある。その作用は男性ホルモンの中で最も強く、精巣と副腎皮質より分泌される。

---

*1) ライディッヒ細胞（Leydig cell、間質細胞、間質）：
　　精巣における内分泌機能の主体をなす細胞。

*2) テストステロン（testosterone）：
　　精巣の間質細胞(ライディッヒ細胞)にてコレステロールより合成される内因子性男性ホルモン。男性ホルモンの中で最も強いアンドロゲンの生理作用を発揮する。
　　女性は、卵巣から約25%、副腎から25%、残りは末梢より産生されている。

引用文献
　土井　研　監修：
　　内分泌の概念と作用機構、病気がみえる　糖尿病・代謝・内分泌
　　　　vol.3，196～201、メデックメディア、2019.

　西原　永潤　監修：
　　副甲状腺総論、病気がみえる、糖尿病・代謝・内分泌
　　　　vol.3，264～267、メデックメディア、2019.

第4章　内分泌器官の構造と機能

2-6) ランゲルハンス島

ランゲルハンス島（膵島）は、膵臓の内分泌腺である。
膵臓は、十二指腸に消化液を外分泌する器官でもある（図4-19）。

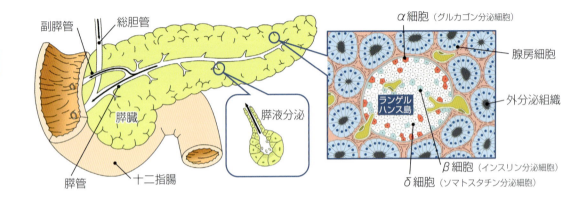

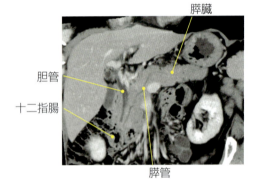

造影CT像（冠状断面）

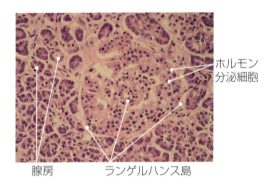

組織像

図4-19　ランゲルハンス島

第4章　内分泌器官の構造と機能

ランゲルハンス島には、内分泌細胞の**α細胞**（**グルカゴン分泌**）、**β細胞**（**インスリン分泌**）、**δ細胞**(**ソマトスタチン分泌**)が存在する。

ランゲルハンス島分泌ホルモンの生理・機能を下記に示す（**表-1**）。

表-1　ランゲルハンス島の分泌ホルモン

細胞の種類	分泌物質	生理・機能
α細胞	グルカゴン	① 「異化作用」、「血糖値上昇」。 ② グリコーゲン（糖原）分解、糖新生、脂肪分解促進。
β細胞	インスリン	① 「副交感神経緊張」、「血糖値下降」。 ② ブドウ糖の筋肉・肝臓・脂肪組織への取り込み促進。 ③ 筋肉・肝臓でのグリコーゲン・脂質を合成・貯蔵。 ④ 蛋白質の合成を促進。
δ細胞	ソマトスタチン	① インスリン・グルカゴンなどの分泌抑制。

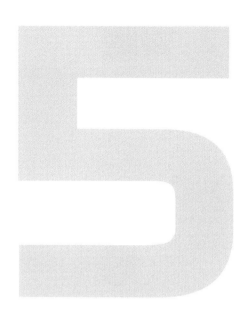

第5章 泌尿器の構造と機能

泌尿器は尿を産生し、体液量と組成の恒常性を保持して、物質代謝で生じた分解産物を体外に排泄する器官系である。尿を産生する腎臓と、尿を体外に排泄する尿路で構成される。
腎臓では、糸球体が血液を濾過して大量の尿を生成するが、尿細管がその大部分を再吸収して血液中に回収し、迅速で柔軟に尿量と成分を調整している。したがって、腎臓には大量の血液が安定した血圧で供給される必要があり、循環器系とは機能的に密接な関係にある。

1 腎臓

泌尿器は、尿を産生することで、体液量と体組織の恒常性（ホメオスタシス）を保持し、物質の代謝で生じた分解産物を体外に排泄する一連の器官系をいい、腎臓・尿管・膀胱・尿道から構成される（図5-1）。

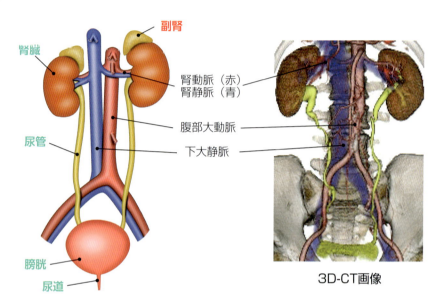

図5-1　泌尿器の構造

腎臓は、ほぼ第1腰椎から第3腰椎の高さにあり、右腎は左腎に比し2～3cm程低い位置にある。脊柱両側にある後腹膜臓器（器官）であり、約10cm（長径）×5cm（短径）×3cm（厚み）のソラマメ様をなし、重さは約120～150gである。

腎臓内側縁の中央部（陥凹部）を腎門といい、前方より腎静脈、腎動脈、尿管が位置している。腎動脈は腹部大動脈より分岐し、腎静脈は下大静脈に合流している。右腎動脈は、腹部大動脈と下大静脈の位置によって左腎動脈より長い（図5-2）。

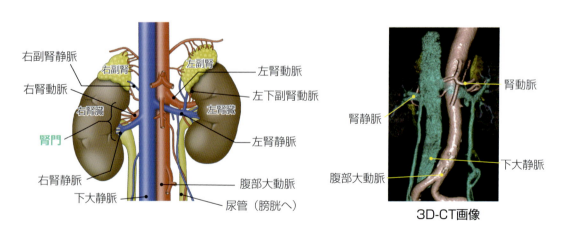

図5-2　腎臓

1-1) 腎臓の組織構造

腎臓の実質組織は、外表面に近い腎小体を形成する皮質と、内部の腎錐体と呼ばれる髄質に分類される。腎錐体は尿細管と集合管の集合体で、片側の腎臓に約十数個ある。

腎盂は、生成された尿が、腎錐体より腎杯に排出され集められる空間（腎杯空間）で、尿管の移行部に連なる（図5-3）。

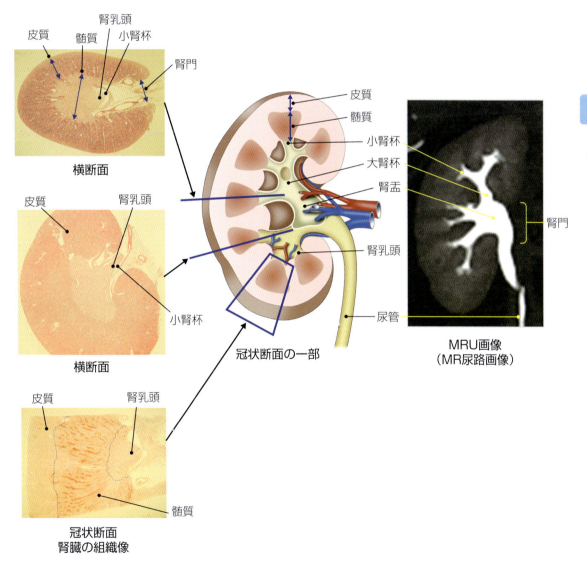

図5-3 腎臓の組織構造 ー右腎の各断面ー

第5章 泌尿器の構造と機能

ネフロンは、腎臓における尿生成の**機能単位**であり、原尿を生成する**腎小体**（**糸球体、ボウマン嚢**）と原尿成分を調整する**尿細管**で構成される。片方の腎臓には、約100〜150万個のネフロンが存在する。

腎小体は、細動脈（毛細血管）が球状になった**糸球体**と、これらを包合する**ボウマン嚢**からなる。

糸球体の手細血管で濾過された**原尿**は、**ボウマン嚢**から**近位尿細管**へ、さらに**ヘンレループ**、**遠位尿細管**へと、**集合管**を経て**腎盂**に至る。

原尿は、**約150 L/日**生成され尿細管に流入する（**図5-4**）。

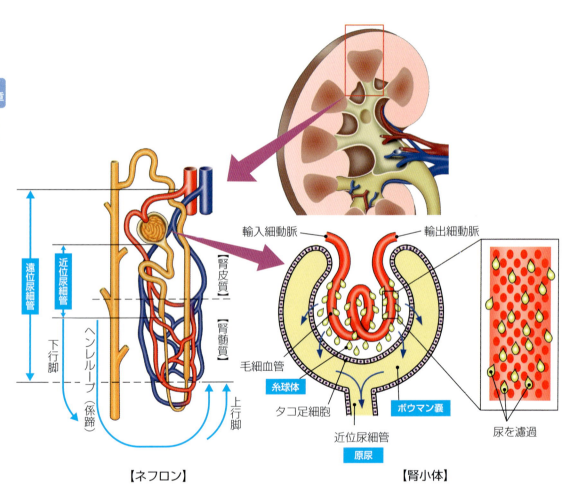

図5-4　ネフロンと腎小体の構造

1-2) 腎臓の機能

腎臓の機能（役割）には、①**老廃物**の**排泄**、②**水**と**電解質**の**調節**、③**酸塩基平衡**（pH）の**維持**、④**ホルモン産生**がある。

1-2-1) 老廃物の排泄

老廃物の排泄は、尿細管で選択され行われる。原尿中に含まれる栄養素物質は、**近位尿細管**の機能により血中に**再吸収**される。原尿中の主な栄養素には、グルコース（ブドウ糖）、アミノ酸、蛋白質（低分子量≦2万〜3万）などがある。

1-2-2) 水・電解質の調節

原尿の水・電解質は、尿細管で**99%**が**再吸収**され、尿中に排泄されるのは約1%である。

尿量は、**1.0〜1.5 L/日**程あり、その**調節**は**分泌**（毛細血管から尿細管へ移動）と、**再吸収**（尿細管から毛細管へ移動）によって行われる。

近位尿細管は主要な再吸収部位であり、**Na$^+$（ナトリウムイオン）**、**K$^+$（カリウムイオン）**、**Ca^{2+}（カルシウムイオン）**、**Cl$^-$（塩素イオン）**、**HCO$_3^-$（重炭酸イオン：炭酸水素イオン）** などは、濾過量の約65〜80%が**再吸収**される。

ヘンレループ（ヘンレ係蹄） は、下行脚で**水**、上行脚で**Na$^+$**と**Cl$^-$**の**再吸収**が、腎髄質の浸透圧変化によって調整されている。

体液量の維持は、視床下部で合成され下垂体後葉より分泌される**バソプレシン**（抗利尿作用を示す代謝調整ホルモンは、アルギンバソプレシン：（AVP）とも呼ばれる）が集合管に作用し、その分泌量は**血漿浸透圧**によって調整されている（**図5-5**）。

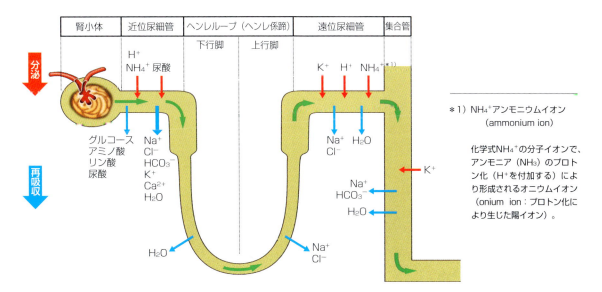

図5-5　水と電解質の調節

*1) NH$_4^+$アンモニウムイオン（ammonium ion）

化学式NH$_4^+$の分子イオンで、アンモニア（NH$_3$）のプロトン化（H$^+$を付加する）により形成されるオニウムイオン（onium ion：プロトン化により生じた陽イオン）。

1-2-3) 酸塩基平衡の維持

酸塩基平衡の維持において、血中(体液)のpH(水素イオン指数)は**7.40±0.05**に維持されている。血中のpHが変動すると、代償作用(正常閾値に戻す作用)が働く。

代償作用は、**腎臓**では**H⁺**(水素イオン)と**HCO₃⁻**(重炭酸イオン:炭酸水素イオン)が、**肺**では**CO₂**(二酸化炭素)排出量により血中のpHが調節されている(**図5-6**)。

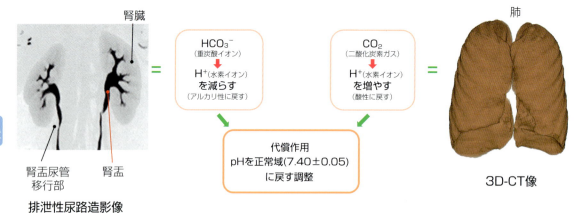

図5-6　水と電解質の調節 －酸塩基平衡－

Na⁺の**再吸収**と**K⁺**の**分泌**は、**アルドステロン**(副腎皮質ホルモン)が遠位尿細管・集合管に作用して分泌促進し、血液の**浸透圧**を**調整・維持**している(**図5-7**)。

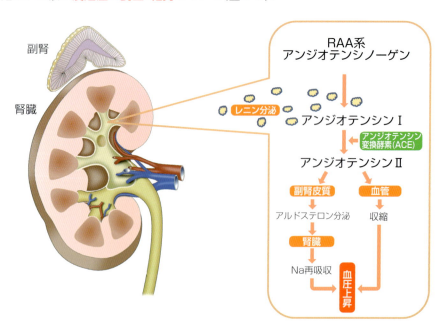

図5-7　レニン分泌とレニン・アンジオテンシン・アルドステロン系 (RAA系)
－ RAA系による血圧上昇 －

MEMO

第5章　泌尿器の構造と機能

1-2-4)　ホルモン産生とビタミン

腎臓より産生される**ホルモン**には、**エリスロポエチン**、**レニン**（アンジオテンシン変換酵素）、**活性化ビタミンD₃**などがある。

1-2-4-1)　エリスロポエチン

エリスロポエチンは、赤血球増殖の中心的役割を果たす**赤血球生成促進因子**で、低酸素血症に反応して産生される。

1-2-4-2)　レニンとレニン-アンジオテンシン-アルドステロン系（RAA系）

レニンは、**輸入動脈壁**にある**傍糸球体細胞**で生成される。

レニンとRAA系の転機動態

　　　　　① **圧受容器**（傍糸球体細胞）で、**血流量低下**時に血圧下降（低下）を感受。

　　　　　② **化学受容器**（遠位尿細管の緻密斑）で、塩素イオン（Cl⁻）減少を**尿流量低下**により感受。

　　　　　③ **交感神経**の分泌刺激によって**血中**に**放出**。

レニンの活性化は生化学反応の流れであるRAA系で、肝臓から分泌されたアンジオテンシノーゲンを活性化して、**アンジオテンシンⅠ**に変化させ、さらにアンジオテンシン変換酵素（ACE）によって**アンジオテンシンⅡ**へと変換させる。

アンジオテンシンⅡの機能は、**血管収縮**させる効果に加え、副腎皮質をも刺激し、アルドステロン（電解質コルチコイド）分泌を促進して、**血圧**を**上昇**させる（**図5-7**）。

1-2-4-3)　ビタミンD₃

ビタミンD₃（Vit.D₃）は腎臓で活性化され、**カルシウム**（Ca）、**リン**（P）の**腸管吸収**を促進する。

腎臓の機能は、**血清カルシウム**（Ca^{2+}）濃度が**低下**すると、副甲状腺にあるカルシウム感知受容体が感知し、副甲状腺ホルモン（**PTH**）を分泌して**腎臓機能**が発揮される（**図5-8**）。

主な腎臓機能を示す。

　　　　　① **Vit.D₃**を**活性化**（活性化Vit.D₃）する。

　　　　　② **P**の**再吸収**を**抑制**する。

　　　　　③ **Ca**の**再吸収**を**促進**する。

第5章　泌尿器の構造と機能

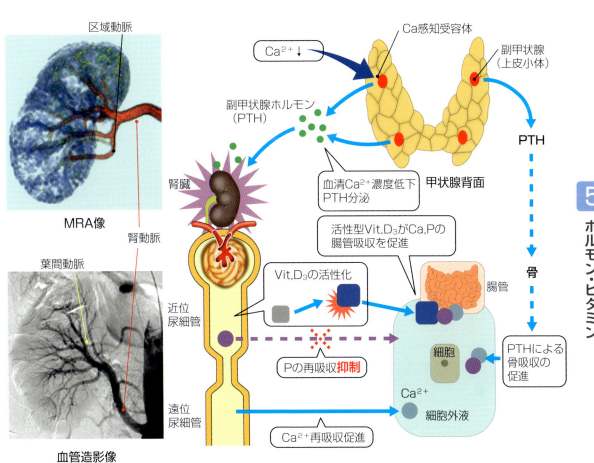

図5-8　腎臓のホルモン作用

2 尿路

尿路は上部尿路の**腎臓**、**腎杯**、**腎盂**、**尿管**と、下部尿路の**膀胱**、**尿道**に分類される。
組織構造は腎盂、尿管、膀胱、後部尿路の**粘膜**が**移行上皮**となっている。
尿管の生理的狭窄部位は①**腎盂尿管移行部**、②**総腸骨動脈との交叉部**、③**尿管膀胱移行部**にある（**図5-9**）。

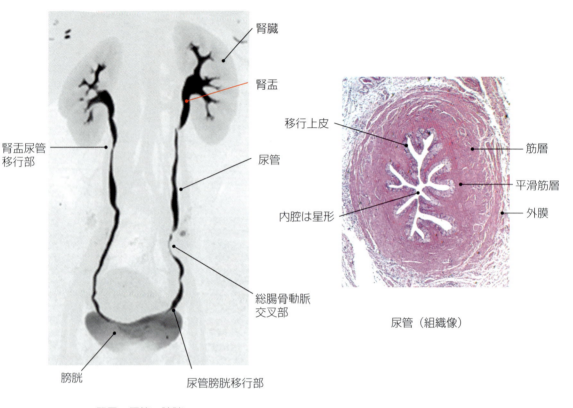

図5-9 尿路

3 膀胱・尿道

膀胱は骨盤内の恥骨後方に位置し、尿を一時的に溜める袋状の器官である。
膀胱容量は300〜500ml程あり、膀胱出口(内尿道口)の内尿道括約筋(平滑筋)と外尿道括約筋(骨格筋)によって排尿を制御している。
尿道は女性が約3〜4cm、男性が約16〜20cm程ある(図5-10)。

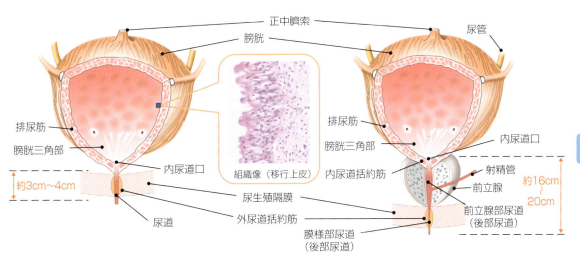

膀胱の構造

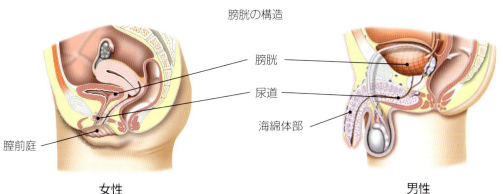

骨盤部 尿道 矢状断

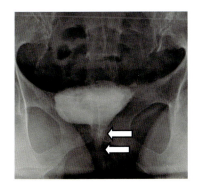

女性(排尿性造影)

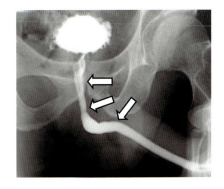

尿道造影画像(⇦ 尿道)　男性(逆行性造影)

図5-10　膀胱と尿道

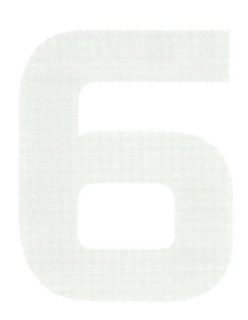

第6章 血液

　血液は、体内の閉鎖された脈管系を循環する液体である。血液細胞(血球)となる赤血球、白血球、血小板の3系統が、水、血漿蛋白、糖、脂質、電解質、老廃物などで構成される血漿と呼ばれる液体成分中に浮遊している。

　健康成人の血液量は体重の約1/13で、男性75mL/kg、女性65mL/kgであり、血液細胞の赤血球数は男性400〜500×10^4/μL、女性350〜500×10^4/μL、白血球数は3,500〜9,000/μL、血小板数は15〜35×10^4/μLである。

　成人における血液細胞の産生は骨髄の造血幹細胞で行われる。

　血液の機能は、① 赤血球内にあるヘモグロビンによる全身組織へのO_2運搬とCO_2の運搬・排出、② 栄養素の輸送、③ 代謝老廃物の運搬・排出、④ 酸塩基平衡の維持、⑤ 水分代謝調節、⑥ 体外障害作用からの生体防御・止血作用、⑦ 体温調節、⑧ ホルモンを主とした生理活性物質の運搬や代謝調節などがホメオスタシス維持に重要な役割を持つ。

1　血液の概要

血液は、全身の血管という閉鎖状態の中を循環する液体で、3種類の赤血球・白血球・血小板の血球と、血漿蛋白・糖・脂質・電解質・老廃物・水などの血漿(液体成分)からなる。
最大の役割は、運搬(O_2、CO_2、ホルモン、栄養、熱量など)・緩衝(pH、ホルモン、体液の恒常などど)・防御(病原体、異物などからの保全)であり、生命の維持には極めて重要な役割を持つ。
血液量は、体重の約8%(1/13)、約4.8L(体重60kg)である。

1-1)　血液の成分

血液成分は、約45%を占める血球(細胞成分)と約55%の血漿(液体成分)よりなる。

1-1-1)　血球と血漿

血球は、その大半を占める赤血球と白血球および血小板からなり、全ての血球は造血幹細胞より生じ、段階的分化を経て末梢血液中に入る。
血漿は、淡黄色透明な血液の液体成分で、そのほとんどは水であり、その中に血漿蛋白(アルブミン、凝固因子など)や電解質、糖質、脂質など多くのものが含まれている(図6-1)。

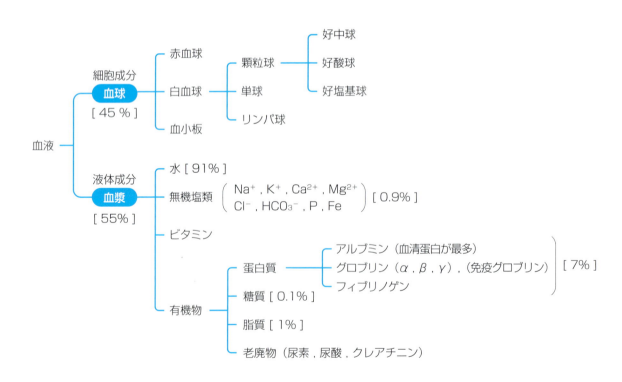

図6-1　血液の成分

1-1-2) 血液の分離

採血液を放置すると、血液凝固が進行して**血餅**(**固形成分**)と**血清**(**液体成分**)に分かれる。採血液に**抗凝固薬**(**ヘパリン**)を加えて**遠心分離**すると、**血漿成分**と**血球成分**、その境界部の**buffy coat***1)の3層に分離される(**図6-2**)。

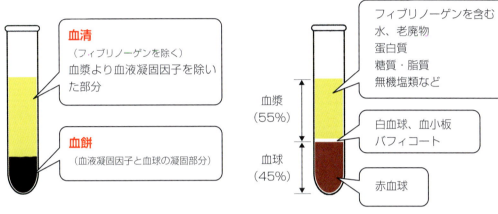

静置した血液
採血後の安置血液
血清と血餅に2分される

遠心分離の血漿
抗凝固剤(ヘパリン)を添加して遠心分離した血液。血漿、白血球・血小板(バフィコート)・赤血球が分離されている

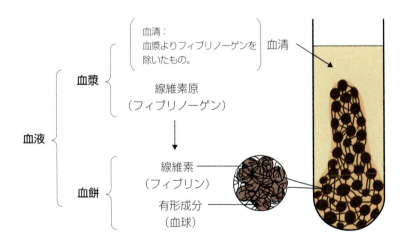

図6-2 血液の分離(血漿と血清の相違)

---

*1)バフィコート(buffy coat):
抗凝固剤(ヘパリンなど)を加えた血液の遠心分離で観察される。赤血球層と血清層の境界部にできる白色〜黄白色の薄層部分をいう。主として白血球などの有核細胞が多く含まれる。

第6章　血液

1-2）　血球

1-2-1）　血球の特徴と機能

血球の形状、基準値、機能と特徴を下記に示す。

赤血球は酸素運搬を、白血球は体内防御機能を、血小板は止血機能の役割をそれぞれ担っている（**図6-3**）。

		形状	基準値	機能	特徴
赤血球		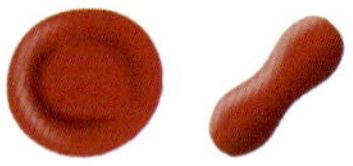 核はなく、中央はくぼんでいる	♂400万〜550万/μL ♀350万〜500万/μL	ヘモグロビンを有し、酸素を運搬	寿命約120日 欠乏時貧血
白血球	基準値：		3,500〜9,000/μL		
	顆粒球	好中球	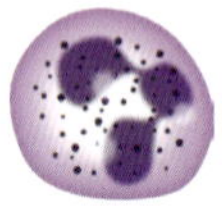	桿状核球 0〜5% 分葉核球 40〜70%	貪食能を有し、殺菌作用がある	寿命1〜数日 欠乏時易感染症
		好酸球	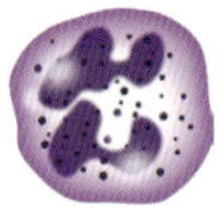	1〜5%	寄生虫を殺す、アレルギー反応に関与	
		好塩基球	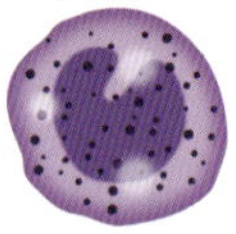	0〜1%	Ⅰ型アレルギーに関与	
	単球		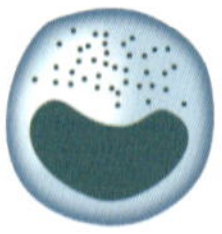	0〜10%	貪食能を有する、T細胞に抗原提示をする	血管外に遊出するとマクロファージに分化する。欠乏時には易感染症免疫不全となる。白血球で最も大きい。
	リンパ球		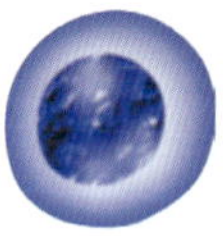	20〜50%	B細胞（液性免疫）T細胞（細胞性免疫）	B細胞は骨髄で成熟し、T細胞は胸腺で成熟する。欠乏時免疫不全
血小板			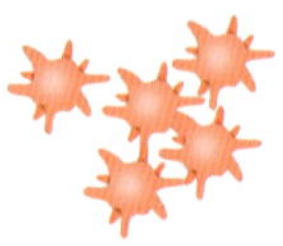 15万〜35万/μL	血液凝固・止血に関与	巨核球の一部が切断され血中に出たもので無核の細胞片である。寿命7〜10日 欠乏時出血傾向

図6-3　血球の特徴と機能

1-2-2) 造血因子

造血因子は、血球の分化と増殖を促す**生理活性物質**をいう。
主な造血因子と作用（機能）を下記に示す。

① **エリスロポエチン**（erythropoietin:EPO）： 赤血球造血の中心的役割を果たすサイトカイン（非抗体性蛋白質細胞制御因子）。**腎尿細管周囲間質細胞皮質**で作られ、動脈血中の**酸素分圧低下**により産生が促進される。

② **コロニー刺激因子**（colony- stimulating factor:CSF）： 血液幹細胞の増殖、分化を刺激する**造血調節因子**。

③ **トロンボポエチン**（thrombopoietin:TPO）： 巨核球系細胞の増殖、分化を刺激して血小板産生を促進する系統特異的な**サイトカイン（細胞間伝達物質）**。

④ **インターロイキン**（interleukin:IL）： **多機能サイトカイン**の一般名称。種々の白血球、線維芽細胞などから産生され、その効果はリンパ球造血系内で発現しさまざまな生活活性を示す。

1-2-3) 血球の分化

血球の分化は、骨髄中の**多能性幹細胞**（全ての細胞に分化できる能力を持つ）から血球になる幹細胞が作られることから始まる。幹細胞から血球への成熟（細胞の分化）には、造血因子のコロニー刺激因子（CSF：colony stimulating factor）、エリスロポエチン（EPO：erythropoetin）トロンボポエチン（TPO：thrombopoietin）インターロイキン（IL：interleukin）などが関与している（**図6-4**）。

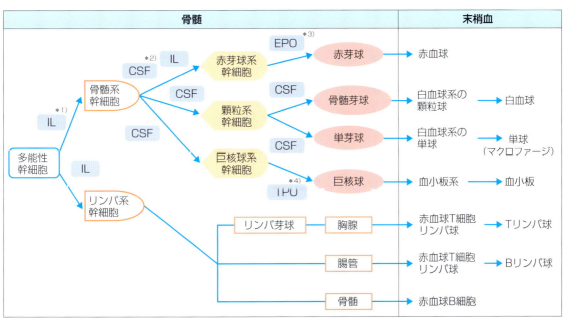

図6-4 血球の産生・分化

---

*1) IL：インターロイキン（interleukin）
*2) CSF：コロニー刺激因子（colony-stimulating factor）
*3) EPO：エリスロポエチン（erythropoietin）
*4) TPO：トロンボポエチン（thrombopoietin）

1-2-4) 造血

造血は赤血球、白血球、血小板の3血球成分の産生を意味し、これらは単一の造血幹細胞から分化して形成される。

1-2-4-1) 造血部位

造血部位の発生は、受精2～3週後の卵黄嚢で始まり、その後肝臓と脾臓に移行して、胎生4ヶ月頃には骨髄での造血が始まる。8ヶ月頃になると全ての長管骨、扁平骨の骨髄腔は赤色骨髄の造血組織で満たされる。

出生後4歳頃より、末梢骨髄は黄色骨髄へと変化し、15～18歳頃の赤色骨髄は、頭蓋骨、椎骨、肋骨、骨盤部など人体中心部の骨髄に限定される。

造血部位の推移を骨シンチグラフィとMRIの対比で示す(図6-5)。

1-2-4-2) 脾臓の機能

脾臓の機能は、胎生期で造血に関わり、出生後は次の4項目が主となる。
① 老化した赤血球の選別と破壊。
② 血小板の予備蓄積。
③ 血液凝固産物(血小板)を捕らえ分解する。
④ 胎生期での造血器官。

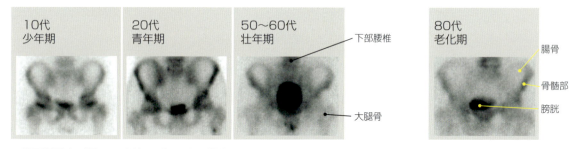

核医学検査(骨シンチグラム)による推移
^{99m}Tcリン酸化合物(^{99m}Tc-HMDP)シンチグラフィー正面象-
年齢推移に従って下部腰椎・骨盤腸骨部における赤色骨髄の存在部位を明瞭に描写している。

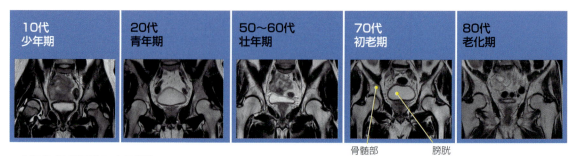

MR像(T2強調)による推移

図6-5 造血部位の推移

第6章　血液

1-3)　血漿

血漿は黄色の液体成分で、その約90%が水分からなり、蛋白質(アルブミン、グロブリン、フィブリンなど)、糖質、脂質、電解質(カルシウム、カリウム、リンなど)、ホルモンなどが溶け込んで結合し、血液運搬の役割を担っている。

アルブミンは、血清蛋白の約2/3を占め、血液中の浸透圧の保持、水分量の調整に働いている。

グロブリンは、α・β・γの3分画に分類され、γ-グロブリンには形質細胞の抗体(免疫グロブリン)が含まれる。

フィブリノーゲンは、フィブリンの前駆体で、血餅より血栓を形成し血液凝固(止血)に関与している。

1-4)　血液型

血液型は、血球が持っている抗原中の識別可能な遺伝形式を分類したもので、一般的には赤血球膜上の抗原特異性によって分類される。

1-4-1)　赤血球の血液型

赤血球膜上には、約400種類以上の抗原が存在するとされ、各々対応する抗体が反応すると血液凝集や溶血を惹起する。

ヒトの血液型で、最も基本的とされるのは、ABO式血液型である。

ABO式血液型で、各々の赤血球抗原と血清中の抗体(凝集素:凝集活性物質)を次に示す(表6-1)。

表6-1　血液型

表現型	赤血球表面の抗原	血清中の抗体	頻度（本邦%）
A	A,H	抗B	40
B	B,H	抗A	20
O	H	抗A・抗B	30
AB	A,B,H	なし	10

・赤血球膜上の抗原
　　A抗原:A型
　　B抗原:B型
　　A・B抗原:AB型
　A・B抗原なし:O型

・血清中の抗体
　　A型:抗B抗体
　　B型:抗A抗体
　A・B型:抗A・抗B抗体　無し
　　O型:抗A・抗B抗体　含有

・抗A・抗B抗体はIgMに属する。
・H抗原（A・B抗原の前段階抗原)
　:全ての型を持つ。
　　O型はH抗原のみを持つ。

1-4-2) ABO式血液型検査

ABO式血液型検査には、「**オモテ試験**」と「**ウラ試験**」がある（**図6-6**）。

　オモテ試験：被験者赤血球による**抗原検査**。
　ウラ検査　：**被検者血清**による血清検査。

1-4-3) Rh式血液型

血液の凝集反応は、ABO式血液型だけでなく**Rh式血液型**も関与している。

Rh式血液型には多くの抗原（45種）があり、基本の抗原としてD、C、c、E、eの**5種類**がある。

その中でも**D抗原**の抗原性が最も強く、D抗原の有無により、**Rh(＋)** あるいは **Rh(－)** として判定される。日本人の場合、**Rh(－)** の頻度は**約0.5％**で、白人は約15％ほど存在するといわれている。

① **不規則抗体**：　赤血球抗原(D抗原)への抗体を不規則抗体といい、**妊娠**や**輸血**によって、抗A・抗B抗体以外に産生される抗体をいう。

② **交差適合試験**（クロスマッチ）：　赤血球輸血には必須で、**レシピエント（受血者）とドナー（提供者）** の血液混合による**凝集反応検査**が必要である。試験反応には、**主試験**のレシピエント血清とドナー血球、**副試験**のレシピエント血球とドナー血清の2試験がある。

第6章　血液

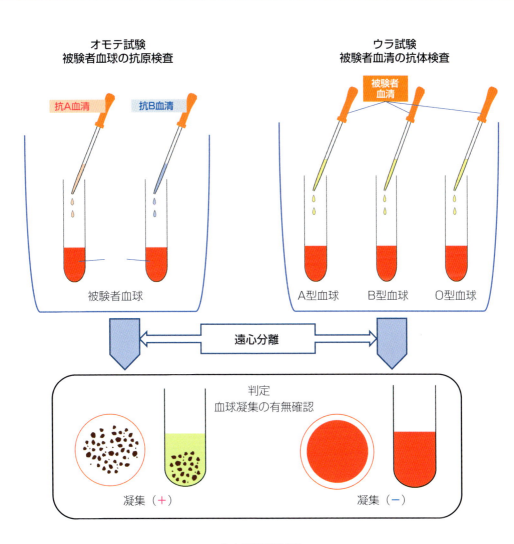

図6-6　ABO式血液型検査 ― オモテ・ウラ試験 ―

2 血液の機能

2-1) 血液の物質輸送

血液の物質輸送は、血液容量の約1/2を占める赤血球と血漿が主となる。
赤血球には、ヘモグロビン(血色素：Hb)が多く含まれ、肺で酸素(O_2)と結合し、全身組織に輸送する役割を持つ(図6-7)。
血漿は、栄養素や老廃物質を輸送している。

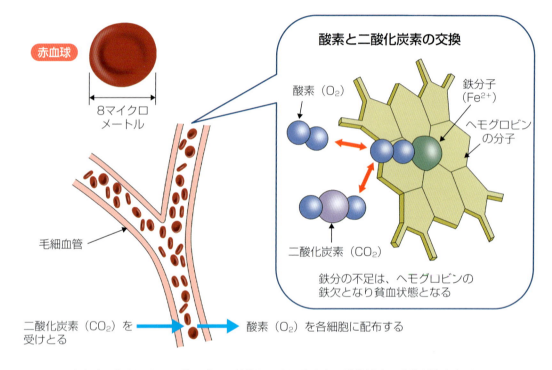

赤血球に含まれるヘモグロビンの鉄分子により酸素と二酸化炭素の交換が行われる。

図6-7　赤血球の働き

2-2) 鉄の代謝

体内の鉄量は約3～4gで、ヘム鉄(70%；鉄キレート化合物)と貯蔵鉄(30%；フェリチンやヘモジデリンとの結合鉄)として存在している。
鉄の必要量は、男性が約10mg/日、女性が約12mg/日で、その約10%が消化管より吸収される。
鉄の吸収は、植物由来のFe^{3+}をFe^{2+}に還元して吸収し、動物由来のFe^{2+}は、そのままの状態で取込まれている。
鉄の体内動態の概要を(図6-8)に示す。

第6章 血液

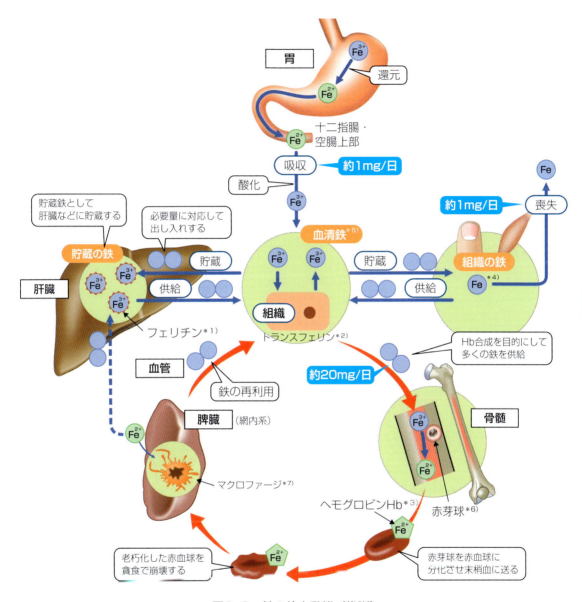

図6-8 鉄の体内動態（代謝）

*1) フェリチン（ferritin）：
多様な組織を持つ細胞内鉄貯蔵蛋白。2価の鉄に結合。

*2) トランスフェリン（transferrin; Tf）：
糖蛋白質（鉄結合蛋白質）で，体内の各組織へ鉄を運ぶ働きをする。

*3) ヘモグロビン（hemoglobin; Hb）：
血色素。赤血球中に含まれる蛋白質。

*4) （人体の）鉄（iron, Fe）：
成人男性50mg/kg，成人女性35mg/kg存在。2/3はヘモグロビン中，1/3は鉄貯蔵として，骨髄，脾臓，肝臓中にフェリチンやヘモジデリンの形で含まれる。

*5) 血清鉄（serum iron）：
トランスフェリンに結合して存在。成人男性60～200μg/dL，成人女性50～160μg/dL。

*6) 赤芽球（erythroblast）：
核を有する赤血球の総称。成熟過程で正常な赤芽球（正赤血球）が脱核して網赤血球となり，さらに分化して赤血球となる。

*7) マクロファージ（macrophage、大食細胞）：
大型の単核細胞で強い貪食能を有する。組織中にも存在するが，炎症時には血液中に単球が組織に移行してマクロファージとなる。

2-3）止血機構と線溶系

止血機構は、血管の損傷による出血を、**凝固**と**血栓**によって止める機構である。
止血には、**一次止血**（血小板の関与で凝固形成）と**二次止血**（凝固因子の関与で血栓形成）がある。
線溶系は、血管修復後に不要となった血栓を溶解して血管損傷を治癒させる作用系をいう（**図6-9**）。

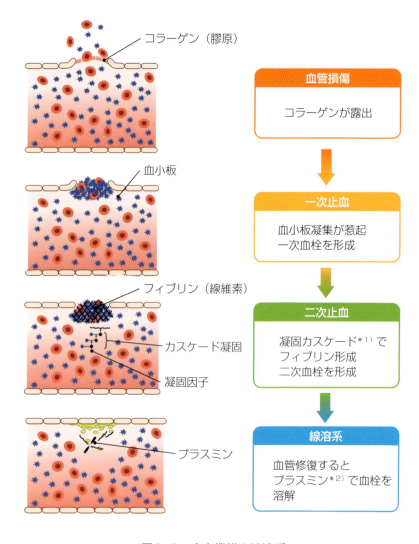

図6-9　止血機構と線溶系

---

*1）カスケード（cascade）：
　　段々状になった線維の活性化反応。

*2）プラスミン（plasmin）：
　　線維素溶解酵素。フィブリン溶解酵素。ペプチド結合が切断され二本鎖分子となり蛋白質分解酵素活性化を発生する分子。

2-3-1) 一次止血

一次止血は、血管内皮細胞に損傷（出血・コラーゲン露出）の起きた傷口が、まず血管収縮し、続いて**血小板**が**集合**して**粘着・凝集**する血小板血栓を形成し、損傷血管壁を閉鎖する。

2-3-2) 二次止血

二次止血は、損傷した血管内皮細胞、粘着・凝集した**血小板**が**血液凝固因子を惹起**し、続いて**凝固カスケード**により**フィブリン（線維素）の形成**が行われる。

① **血液凝固因子**は、**第Ⅰ～第Ⅻ因子**（第Ⅵ因子は欠番）があり、カルシウムイオン（Ca^{2+}）以外の凝固因子は糖蛋白からなり、組織因子と第Ⅷ因子以外は**肝臓**で生成される。

特に、第Ⅱ（プロトロンビン：ビタミンK依存性血液凝固因子）と第Ⅶ・第Ⅸ・第Ⅹ因子は、肝臓での合成に**ビタミンK**が必須となる。

一般的な凝固因子の呼称は、第Ⅰがフィブリノーゲン、第Ⅱがプロトロンビン、第Ⅲが組織因子、第Ⅳがカルシウムイオン、第Ⅴが不安定凝固因子（Acグロブリン）の慣用名で呼ばれている（**表6-2**）。

表6-2 凝固因子の種類

因子番号	慣用名	活性体
Ⅰ	フィブリノーゲン	フィブリン
Ⅱ	プロトロンビン	トロンビン
Ⅲ	組織因子	―
Ⅳ	カルシウムイオン	―
Ⅴ	不安定凝固因子（Acグロブリン）	Ⅴa
Ⅵ	欠番	
Ⅶ	安定因子（プロコンバーチン）	Ⅶa
Ⅷ	抗血友病因子（AHF）	Ⅷa
Ⅸ	Christmas（クリスマス）因子	Ⅸa
Ⅹ	Stuart-Prower（スチュアート・プロワー）因子	Ⅹa
Ⅺ	PTA（血漿トロンボプラスチン前駆物質）	Ⅺa
Ⅻ	Hageman（ハーゲマン）因子	Ⅻa
	フィブリン安定化因子	
なし	プレカリクレイン	カリクレイン
なし	高分子キニノゲン	ブラジキニン

第6章　血液

② **凝固カスケード**（cascade：階段状になった滝のイメージ）は、血液凝固反応において、血液凝固因子が連続（階段状）的に**増幅・活性化反応**を呈する過程をいう。
凝固カスケードには、リン脂質とカルシウムイオン（Ca^{2+}）が必須となる段階がある。

③ **凝固反応**は、発現要因により内因性と外因性があり、凝固カスケードを経て共通系となり、凝固反応の最終段階として**フィブリン形成**になる。

2-3-3)　線溶系

線溶系は、血栓による血管壁の修復に伴い、血漿中の**プラスミノーゲン**（plasminogen：酵素前駆体）が**プラスミノーゲンアクチベータ**（plasminogen activator：プラスミノーゲン活性化因子）の作用により活性化され、**プラスミン**（plasmin：線維素溶解酵素、フィブリン溶解酵素）となり、フィブリン（fibrin：線維素）を溶解する過程をいう。

参照・引用図書

土屋　連行、松田昇、伊豆津宏二　他　監修；　病気がみえるvol.5 血液、第1版　第11刷、メデックメディア、2014。

伊藤　進、森　博愛　編著；　コメディカルのための内科学（第3版4刷）、医学出版社、2010。

MEMO

第7章　免疫

免疫は「疫（病気・疾患）」を「免れる」の意味に由来し、「自己」でないもの（異物・抗原）を「非自己」と判定（認識）して、応答反応による排除を目的とする機構（システム）であり、その時々の状況によって様々なニュアンスで用いられる用語となっている。

総論的に免疫は、① 同一感染症には二度と感染しない、② 宿主の抗原反応に対して抵抗性を増強（反応性強化）する、③ リンパ球稼働による生体防御反応、④ 白血球による生体防御反応、⑤ 皮膚や粘膜のバリア（障壁）機能などが列挙できる。

このように免疫応答（免疫反応）は、外来の物質（異物、病原体、他の個体細胞など）や自己由来の物質（異常細胞や老廃組織など）を排除して生体の恒常性を維持することに貢献している。逆に免疫機能が不正常であると、易感染性、アレルギー、自己免疫疾患、悪性腫瘍など、生体に不利益な反応を生じさせやすくなる。

免疫系の構成因子には中心となる臓器はなく、「免疫細胞（白血球）」や「リンパ器官」などの様々な組織が、それぞれに関与し連携している。さらに、これらの免疫細胞が適正な免疫反応活動をするためには、多くの「免疫に関与する物質・分子」の作用も必要となり、それらもまた免疫系の重要な構成因子となっている。

1 免疫の概念

免疫とは、「**疫病より免れる**」から発生した用語で、生体が外部より侵入した病原体に反応し、異物と認識・処理して無害化する能力のことである。

一方、**生物学的意義**では、「**自己**」および「**非自己**」の**識別機構**であり、免疫反応の結果によっては、生体に不利益な障害を自らに発生させることもある（**図7-1**）。

免疫系には、生体防御機構の**自然免疫**と**獲得免疫**があり、この2つの免疫細胞が協調して免疫機構を成立させている。

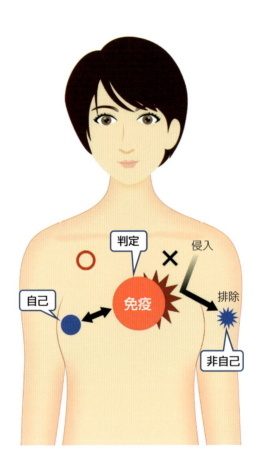

図7-1　免疫　－自己と非自己－

2 免疫反応

免疫反応には、**正常反応**と**異常反応**がある（**図7-2**）。

2-1) 正常反応

① **外来由来物質**への**対応免疫**
   * 病原体・異物の排除
   * ワクチン接種で免疫獲得
   * 拒絶反応

② **自己由来物質**への**対応免疫**
   * 異常細胞（腫瘍・老廃細胞など）の排除

	外来由来物質への対応免疫	自己由来物質への対応免疫
正常な反応	・病原体・異物の排除 ・ワクチン接種で免疫獲得 ・侵入拒絶対応	・腫瘍・老廃細胞（異常細胞など）の排除 ・老廃組織の除去

2-2) 異常反応

① **易感染性**　＊　感染防御能低下、免疫低下・不全。
② **アレルギー**　＊　異物への免疫過剰反応による生体障害。
③ **自己免疫疾患**　＊　自己の正常細胞を異物（抗原）と認識して排除。自己組織への障害が発生する。
④ **悪性腫瘍**　＊　抗腫瘍免疫の低下・破綻により、悪性腫瘍が発生・進展する。

異常な反応

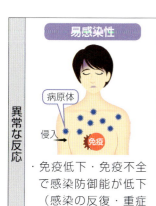

易感染性
・免疫低下・免疫不全で感染防御能が低下（感染の反復・重症化・難治化など）。

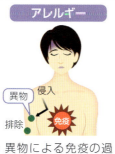

アレルギー
・異物による免疫の過剰反応。生体障害が残る。

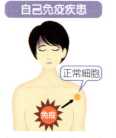

自己免疫疾患
・自己の細胞を異物（抗原）と認識し、自己組織の傷害が発生。

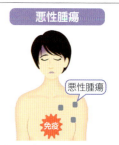

悪性腫瘍
・抗腫瘍免疫の低下・破綻で悪性腫瘍の発生が容易になる。

図7-2　免疫反応　－正常と異常反応－

3 免疫系の構成

免疫系の構成因子は、**免疫細胞**（白血球）や**リンパ器官**、および様々な免疫関与の物質や分子による器官（胸腺・骨髄・リンパ節・脾臓など）と、食細胞の認識性を容易にする補助的役割を担う**補体**など、組織の多彩で複雑な連携によって構成されている。

3-1） 免疫細胞系

3-1-1） 免疫細胞

免疫細胞には**白血球**、リンパ器官には**胸腺・骨髄・リンパ節・脾臓**など、免疫に関与する物質・分子には **抗体・補体・サイトカイン**などがある（**図7-3**）。

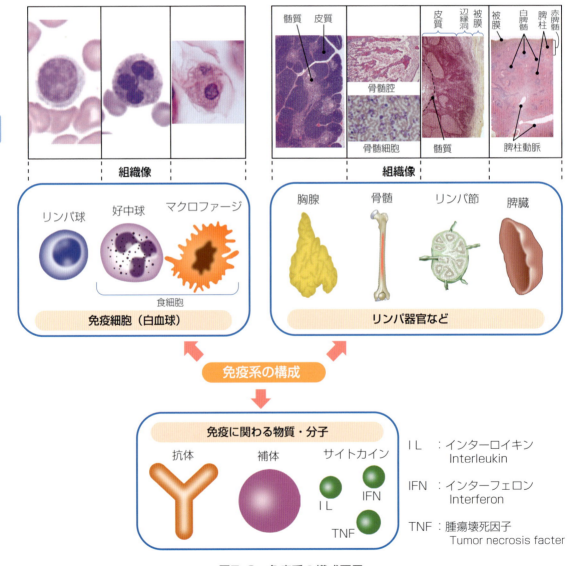

図7-3　免疫系の構成因子

MEMO

第7章　免疫

3-1-2)　免疫細胞系の主な機能

免疫細胞の白血球系は、形態や機能により分類される(図7-4)。

好中球は、2〜5日の短命細胞で、細菌感染による炎症発生時には血管内より炎症巣に遊走して、細菌を貪食し、細胞内顆にある消化酵素で消化・消去する。したがって、炎症部位には好中球の集簇、血中には好中球優位の白血球増加が観察される。

好酸球は、薬剤アレルギー・気管支喘息・寄生虫(蠕虫)感染症で増加する。

好塩基球は、抗原侵入によるヒスタミン放出で、Ⅰ型アレルギー(即時型アレルギー)を誘発する。

マスト細胞(肥満細胞)も、好酸球と同様な機能を有する。

T細胞[1]は、特異的な抗原の免疫応答(免疫反応)に関与して、ヘルパー細胞、制御性T細胞、細胞傷害性T細胞(キラー細胞)に分類される。

　　① ヘルパー細胞：　マクロファージ、B細胞を活性化、抗体産生を促進する。

　　② 制御性T細胞：　免疫細胞を制御・調整する。

　　③ 細胞傷害性T細胞(キラーT細胞)：　ウイルス感染細胞や癌細胞など、宿主にとり異物として標的となる細胞を破壊する。

B細胞[2]は、抗原やT細胞の刺激により分化・増殖して形質細胞となり抗体を産生する。

ナチュラルキラー(NK)細胞は、感染の初期においてウイルス感染細胞を非特異的に攻撃・破壊する役割を担っている。

ウイルス感染初期の、NK細胞・細胞傷害性T細胞による感染細胞の破壊は、インターフェロン(IFN)の特異的抗ウイルス活性作用によって、ウイルスの増殖を抑制している。

単球は、細胞内に消化酵素を豊富に含有している。

マクロファージは、単球が分化して血管より組織内に移行したもので、大食細胞とも呼ばれ、貪食、消化、殺菌などの役割を担っている。

樹状細胞(樹枝状白血球)やマクロファージは、抗原の貪食・消化機能に加え、抗原の一部を提示することでT細胞を活性化させる抗原提示機能の役割を担っている(図7-4)。

---

[1] T細胞（T cell、Tリンパ球、胸腺由来細胞）：
B細胞と共に免疫機能の中核を担う細胞。骨髄中の造血幹細胞に由来するT前駆細胞が胸腺へ移行して、胸腺中にて分化増殖し成熟T細胞となって末梢リンパ組織に移行していく。一部のT細胞は腸管上皮近傍など胸腺以外の組織でも作られている。

[2] B細胞（B cell、Bリンパ球、骨髄由来細胞）：
抗体をつくるリンパ球。免疫原による刺激に反応して抗体を産生分泌する抗体産生細胞に分化する。骨髄微小環境内にて、造血幹細胞から種々のサイトカイン（免疫応答の細胞間伝達物質として働く非抗体性蛋白質細胞制御因子の総称）の作用を受けて分化・成熟する。細胞分化に伴って抗体遺伝子が再構成される。

第7章　免疫

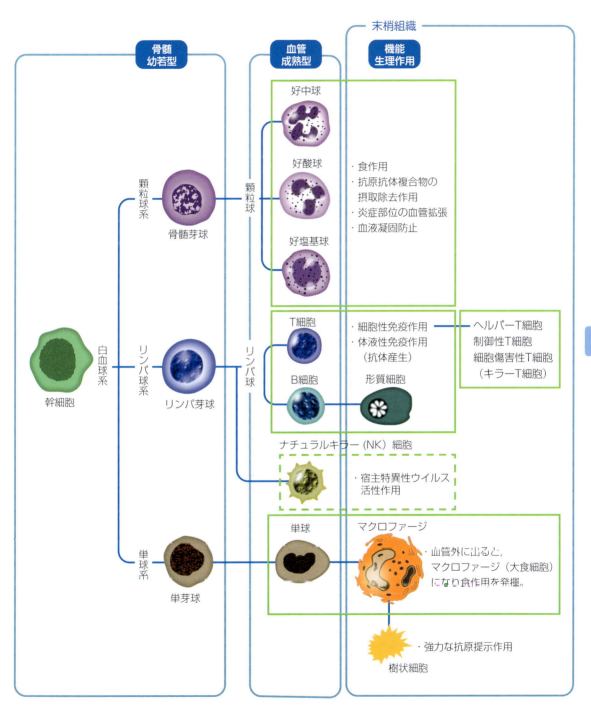

図7-4　免疫細胞系の主な機能

第7章　免疫

3-2）補体

補体（complement：C）は、主に肝臓で産生される血清成分である約20種類の**蛋白質**で、異物（抗原）の侵入により**活性化**され、炎症の促進や**病原体**の**排除**などの免疫反応を引き起こし、生体防御に重要な機能を担っている。

細菌感染は、**好中球・マクロファージ**による貪食に加え**抗体・補体**が食細胞の認識に関与している。
したがって、**補体の機能**は**侵入異物**や**ウイルス感染**した**細胞**および**癌腫**などに**異常標識**（補体）を付着して**食細胞**の**認識性**を容易にすることにある（**図7-5**）。

補体の活性化には、3つの**補体活性化経路**があり、C1～C9の蛋白主成分（補体活性化産物[*1)]）が、古典経路[*2)]・レクチン経路[*3)]・副経路[*4)]で次々と活性化される（**図7-5**）。

補体の**機能**は、次の4項目である。
① 細菌などを**オプソニン化**[*5)]して、食細胞の貪食を補助する。
② 食細胞を炎症層に動員する走行因子（**走行動員因子**）。
③ 血管を拡張させ、**血管透過性**を**亢進**して、**好中球**の**血管外**への**遊走**を助成する。
④ 補体が複数に集合し、**膜傷害複合体**（MAC）を形成して細胞膜を破壊（**免疫溶菌**）する（**図7-6**）。

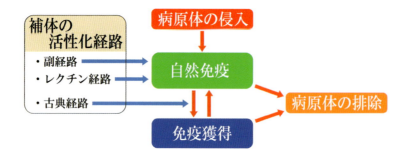

図7-5　補体の活性化経路

---

*1) 補体活性化産物（activated product of complement）：
補体が活性化される過程で生じるフラグメント（免疫レセプター；受容体との接合部）の集合体。糖蛋白（C1～C9）の活性前駆体。古典経路（補体古典経路：古典的経路）を介して連鎖反応的に活性化する。

*2) 古典経路
（classical pathway：補体古典経路：第一経路）の活性化：
古典経路の活性化は連鎖的カスケード反応（逐次的反応）で進行し、後期反応である膜侵襲複合体（活性化された補体成分の複合体）を形成して移行する。

*3) レクチン経路（lectin pathway）：
新たな第三の補体活性化経路でマンノース（糖蛋白質の構成成分）結合レクチン（BML：抗体でない蛋白質）を認識分子として、抗体関与無しで生体防御の第一線で働くとされる。自然免疫で重要な働きをすると考えられている。

*4) 副経路（alternative pathway）：
細菌の膜成分などに直接結合して補体活性化産物（C3）を活性化させる。

*5) オプソニン化（opsonization）：
オプソニン化は生体に浸入したウイルスや細菌などに、オプソニン（opsonin）が結合して貪食作用を促進することをいう。オプソニンとは細胞や微生物に結合して、多形核白血球（好中性顆粒球：好中球）やマクロファージの貪食作用の感受性を向上させる血症や体液中にある蛋白質の総称。補体や抗体が代表とされる。

第7章 免疫

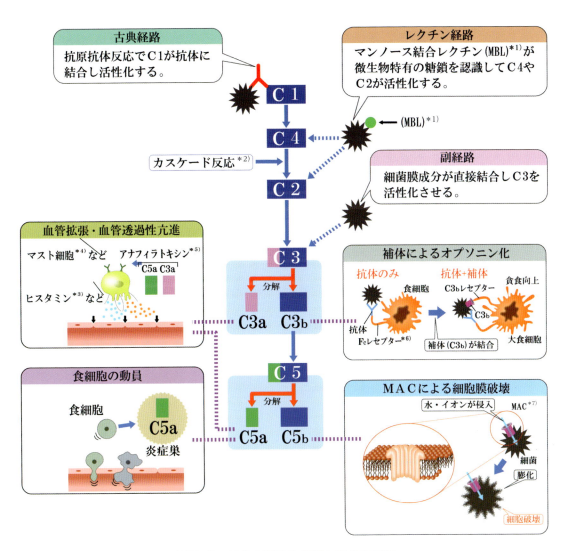

図7-6 補体の活性化経路と活性化反応

*1) MBL（mannose binding lectin：マンノースレクチン）：
マンノースとN-アセチルグルコサミン（複合糖質の構成成分）よりなる。カスケード反応を活性化（物質機能の活発化）する役割を担う。

*2) カスケード反応（逐次的反応：cascade reaction）：
ある糖蛋白酵素（A）が基質となる酵素前駆体を活性化した酵素（B）を生成し、生じた酵素（B）が別の酵素前駆体を活性化して酵素（C）を生成する。この繰り返し反応をいう。血液凝固系、線溶系、補体系が典型例である。

*3) ヒスタミン（histamine）：
活性アミンの一種で生体内に広く分布している。ショック、アレルギー、炎症などの起因物質や胃酸分泌や心拍数の刺激物質として重要である。

*4) マスト細胞（mast cell：肥満細胞）：
即時型アレルギー反応を誘起する細胞。血管周囲の多い結合組織内肥満細胞とT細胞依存性の粘膜内肥満細胞がある。

*5) アナフィラトキシン（anaphylatoxin）：
C3、C4、C5の生理活性フラグメントの総称。血管透過性の亢進、平滑筋の収縮作用や肥満細胞（マスト細胞）、好塩基球よりヒスタミンを遊離する作用がある。

*6) Fcレセプター（Fc受容体：免疫グロブリン受容体：immunoglobulin receptor）：
免疫グロブリン（IgG）の定常部位（Fc部位）が結合する細胞表面上の受容体。免疫応答やアレルギー反応に関与している。

*7) MAC（membrane attack complex：膜障害複合体：膜侵襲複合体）：
活性化された補体成分の複合体で、細胞障害性を有するもの。溶菌反応や溶血反応などを起こす。膜障害複合体は補体成分のC5b、C6〜C9の順番結合（重合）で作られる。円筒状構造体で、細菌（抗原）の細胞膜に結合して穴をあけ、イオン・水などを外界より浸入させ死滅（免疫溶菌）させる。

4 生体防御機構

4-1) 自然免疫

自然免疫は、**生まれ持っている**免疫機構であり、**抗原非特異的**な**生体防御反応**である。病原体（毒物・細菌など）の侵入を即時かつ直接的に排除する免疫機構で、最も初期の防御反応である。**排除機構**は、**体表面**における第一次侵入防御機構（**バリア機能**）と、**体組織内**の第二次異物排除機構（**炎症反応機能**）の2段構成で防御されている。

4-1-1) 体表面の自然免疫（バリア機能）
第一次の**体表面自然免疫**（バリア機能）は、外界に接する体表面（皮膚と粘膜）への侵入を未然に防御する機構である（図7-7）。

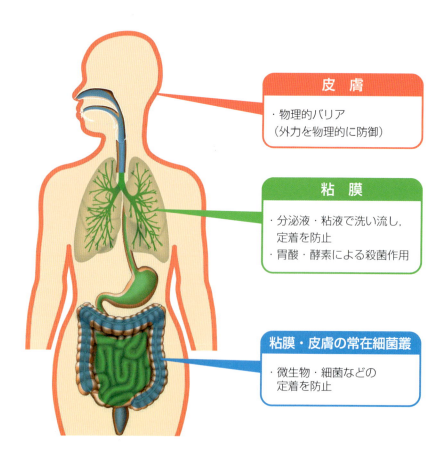

図7-7　体表面の自然免疫（バリア機能）

4-1-2) 体組織内の自然免疫

第二次の**体組織内自然免疫**は、体表面バリアを破って侵入した病原体(抗原)に対しての、**食細胞**(**好中球、マクロファージ**など)やナチュラルキラー細胞(**NK細胞**[*2])、**補体**による原始的な免疫反応である。
細菌への自然免疫は、主となる食細胞(好中球・マクロファージ)による**貪食殺菌**と、補体の活性を促進し食細胞の**貪食**を**助ける役割**を担っている。
ウイルスへの自然免疫では、主にNK細胞による**感染細胞**の**破壊**や、感染細胞が放出する**インターフェロン**(IFN[*3])による**抗ウイルス**作用がその役割を担っている(**図7-8**)。

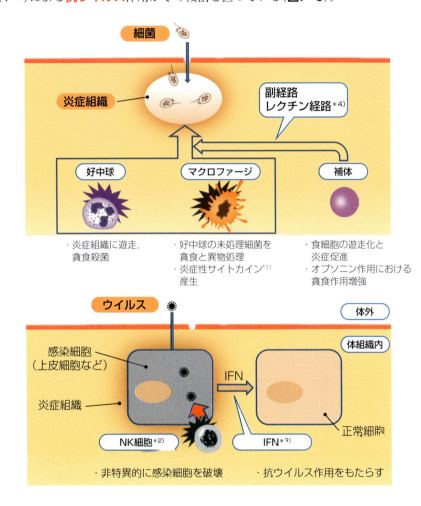

図7-8 体組織内の自然免疫

---

*1) サイトカイン (cytokine):
抗原に曝されると、ある組織群より放出される免疫応答の細胞内伝達物質の役割をする、非抗体性蛋白質細胞制御因子の総称。

*2) NK細胞 (natural killer cell:ナチュラルキラー細胞):
癌細胞・ウイルス感染した細胞に対応して傷害活性を発揮するリンパ系細胞。水、アルカリ、酸に不溶。

*3) IFN (interferon):
ウイルスを非特異的にして、宿主特異性ウイルス活性を示す分子。

*4) レクチン経路 (lectin pathway):
新たな第三の補体活性化経路。マンノース結合レクチン(MBL)を認識分子として、抗体の関与なしに生体防御に働くとされる。

4-2) 獲得免疫

獲得免疫は、リンパ球による特異的な免疫反応で、自然免疫により処理できなかった抗原(異物など)に対し、第二次防御として精密で強力な獲得免疫が働き、異物の排除を行う反応である。

獲得免疫の起点は、T細胞が主体となる細胞性免疫と、B細胞が抗体産生に関与する液性免疫(体液性免疫)に由来する(図7-9)。

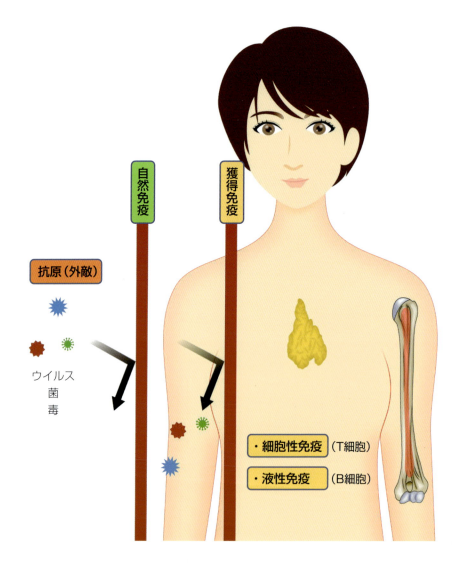

図7-9　獲得免疫

4-2-1) 獲得免疫の特徴

抗原は、T細胞とB細胞が特異的に反応して獲得免疫を誘導する物質で、病原体の**細菌**と**ウイルス**、**花粉**と**化学物質**、**自己**を構成する**蛋白質**など多種多様である。

抗原レセプター[*1)]は、T細胞・B細胞の**細胞表面**に存在し、抗原(分子の一部)として**認識**する役割を担っている。

獲得免疫の特徴には、**免疫の多様性**、**特異性**、**免疫記憶**がある。

① **免疫の多様性**は、リンパ球の抗原レセプター(**抗原受容体**)が**数万個**存在し、自然免疫が対処できなかった異物(抗原)にも免疫性対処を可能にしている。
② **免疫の特異性**は、**異物**として厳密に**認識**した**リンパ球**のみを**増殖**している。
③ **免疫の記憶性**は、**リンパ球**の一部が**メモリー細胞**となり、再度の侵入に備える機能を担っている(**図7-10**)。

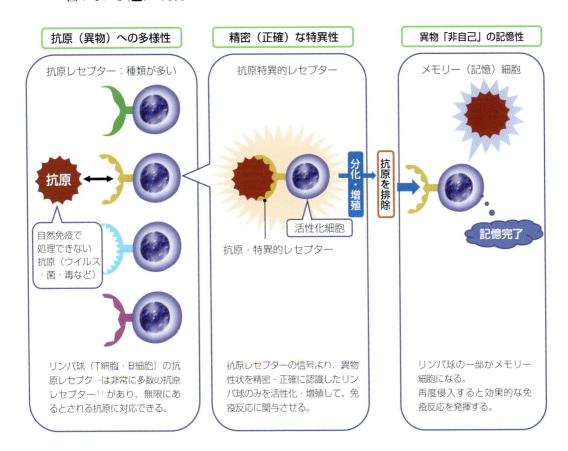

図7-10 獲得免疫の特徴

---

*1) 抗原レセプター(抗原受容体、antigenreceptor):
抗原に結合するリンパ球表面受容体分子。
B細胞・T細胞は同一の特異性を有する抗原受容体が細胞あたり数万個存在する。

4-2-2) 免疫記憶と抗体産生量

免疫記憶と**抗体産生量**は、初感染や**ワクチン接種**(一次免疫反応)に比べ、2回目以後の接触・感染(二次免疫反応)では、迅速でより強力な**免疫反応**を**発揮**している(**図7-11**)。

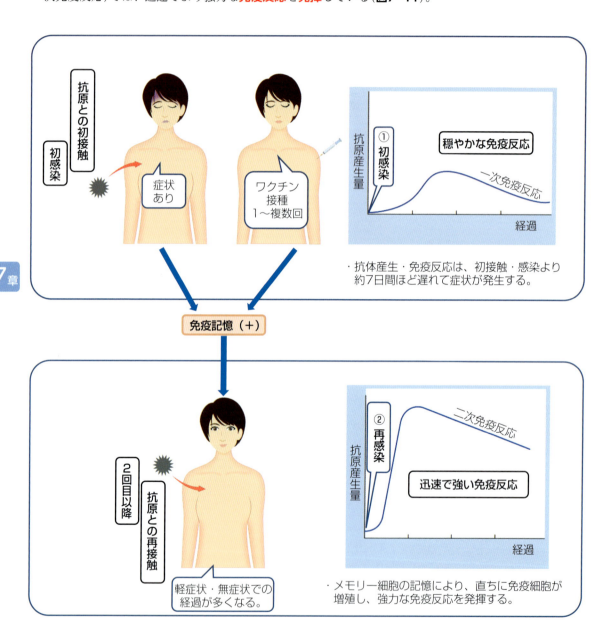

図7-11　免疫記憶と抗体産生量

4-2-3) 細胞性免疫

細胞性免疫は、抗体が関与しない「**抗原特異的な免疫反応**」で、抗原情報を受領した**ヘルパーT細胞**[*1)]や細胞性免疫の1型ヘルパーT細胞（Th1）を中心に、**活性化マクロファージ**や**細胞傷害性T細胞（キラーT細胞）**などの細胞成分によって行われる。

細胞性免疫の作用・機能を次に示す。

① **殺菌作用**： 細胞内寄生菌（結核菌など）、真菌（カンジダなど）、原虫（トキソプラズマなど）を殺菌する。

② **傷害作用**： ウイルス感染細胞・腫瘍細胞を特異的に傷害する。

活性化マクロファージは、**貪食殺菌能**や**サイトカイン**（非抗体性蛋白質細胞制御因子）の産生機能を増強し**ウイルス**の**不活化**・**貪食**の殺菌能を高める（**図7-12**）。

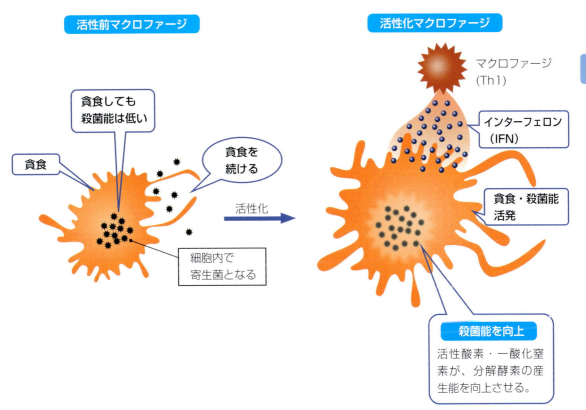

図7-12　活性前マクロファージと活性化マクロファージ

---

*1) ヘルパーT細胞（helper T cell:Th）：
抗原認識時に、免疫細胞を調製し攻撃指令を出す。

第7章　免疫

細胞傷害性T細胞（**CTL**[*1]，**キラーT細胞**）は、**ウイルス感染細胞・腫瘍細胞**などを傷害して**アポトーシス**へと誘導する。
ウイルス感染細胞の**破壊状況**を次に示す。

① **感染初期**：　抗原侵入部位を、**NK細胞**[*2)]が中心となって防御。
② **感染後**より**数日**：　**感染部位・リンパ節**などで、**CTL活性化・増殖**。
③ **数日後**：　抗原侵入部位は**CTL**による**細胞傷害**。
　　　　　　CTLの一部が**メモリーT細胞**となり体内に残存。

細胞死は、**アポトーシス**（**計画的細胞死**）と**ネクローシス**（**病的細胞死**で**炎症性**の**細胞溶解**）があり、最終的には**マクロファージ**などに**貪食**される（**図7-13**）。

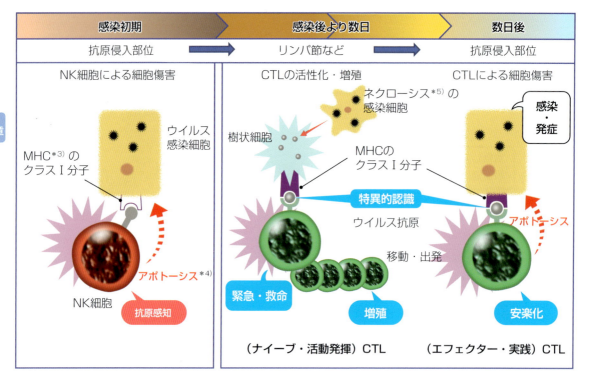

図7-13　感染細胞（ウイルス）の破壊　―アポトーシスとネクローシス―

---

*1) CTL（cytotoxic T lymphocyte；細胞傷害性T細胞）：
　　ウイルス抗原や腫瘍関連抗原を特異的に認識して反応するT細胞。

*2) NK細胞（natural killer cell）：
　　細胞傷害を発揮するリンパ系細胞。

*3) MHC（major histocompatibility complex；
　　　　　　主要組織適合遺伝子複合体）：
　　遺伝子群よりつくられる糖蛋白質。ヒトではヒト白血球型抗原（HLA）と呼んでいる。

*4) アポトーシス（apotosis；細胞死）：
　　役割終了の細胞・有害細胞の除去などでの計画的な細胞死。

*5) ネクローシス（necrosis；壊死）：
　　病的な細胞壊死で、炎症を伴う細胞融解を発症している。

4-2-4) 液性免疫

液性免疫は、**B細胞**が**産生**する**抗体**が中心となる**免疫反応**（**抗原抗体反応**）をいう。

4-2-4-1) 液性免疫の作用機序

液性免疫抗体・メモリーB細胞[1]の**産生**は、次に示す順序で各役割が各細胞で行われている。

① **抗原提示細胞（APC**[2]**）のB細胞、樹状細胞、マクロファージ**： 抗原侵入の情報を**ヘルパーT細胞**（Th2:液性免疫性）に**抗原提示**し伝達することより始まる。

② **ヘルパーT細胞**： 分化して**サイトカイン**[3]（**非抗体性蛋白細胞制御因子**）の産生や**補助刺激**を行う。

③ **B細胞**： リンパ節内で活性化して**分裂・増殖**し、**形質細胞**[4]**に分化**する。

④ **形質細胞**： Bリンパ球（B細胞）の最終分化段階の細胞から、**液性免疫抗体**を産生する。

⑤ **メモリーB細胞**： 分裂・増殖した**B細胞**の**一部**がメモリーB細胞となり、同一抗原の再感染により大量の抗体を産生する（**図7-14**）。

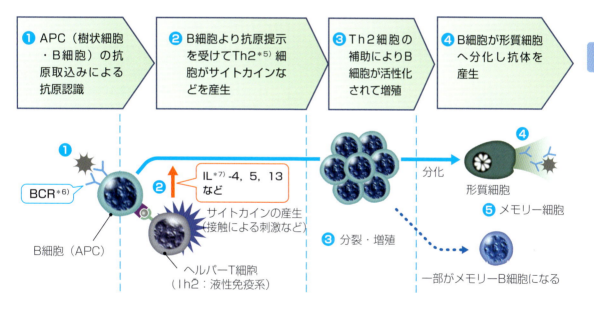

図7-14 液性免疫の作用

---

*1) メモリーB細胞：
　免疫記憶B細胞ともいう。2回目以降同一の抗原に対し免疫を発揮する細胞。

*2) 抗原提示細胞（APC：antigen-presenting cell）：
　細菌、ウイルスなど身体にとって異物の断片を自分の表面に付けT細胞を活性化させる細胞。

*3) サイトカイン（cytokine）：
　非抗体性蛋白質細胞制御因子の総称。

*4) 形質細胞（plasma cell）：
　Bリンパ球（B細胞）の最終分化段階の細胞。抗体（免疫グロブリン）産生細胞。

*5) Th2（helper〈ヘルパー、補助〉T細胞）：
　インターロイキン（多機能サイトカイン群）などを産生してB細胞の分化や抗体産生を補助し、液性免疫を司る。

*6) BCR（B cell receptor）：
　B細胞レセプター（B細胞受容体）。

*7) IL（interluekin；インターロイキン）：
　サイトカインの一種で、IL-1～IL-27まで同定されている。

4-2-4-2) 抗体の機能（図7-15）

抗体の**機能**（働き）は、抗体が血液・リンパ液・組織外液などにより体内各部に分布され、抗原と結合することによって、その機能が発揮される。主な**3種類**の機能を次に示す。

① **オプソニン作用**：ウイルスや細菌などに結合して、好中球やマクロファージの貪食作用を補助し、抗体の機能を促進させる物質をオプソニンといい、その貪食作用をオプソニン作用という。血漿や体液中に存在する液体と補体がその代表的なものである。

② **中和**：毒物やウイルスなどの生物活性を持つ物質や微生物が、対抗する抗体と結合することにより活性（毒性、感染性など）を失う現象をいい、その生物活性を抑制する特異抗体（中和抗体）との反応を中和反応という。

③ **補体**の**活性化**（**免疫溶菌**など）：特異抗血清の反応により起きる溶菌現象。菌の表層抗体に対する抗体（IgG, IgM）および補体が関与している。

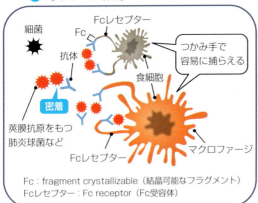

- ウイルス・細菌などの抗原表面を捕らえて、効果的に異物貪食する。
- 貪食抵抗性を示す細菌（莢膜(きょうまく)がある肺炎球菌など）も容易に貪食可能にする。
- Fcレセプターが、細菌・異物の表面結合抗体を捕獲することにより、効率よく貪食できる。

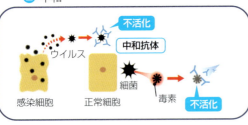

- 抗体には、ウイルス・毒素と結合することにより、感染力・毒性を失うものがあり、この抗体を中和抗体という。

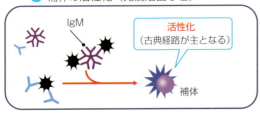

- 特異的抗原と結合した抗体が補体の活性化を誘導する。

図7-15　抗体の機能

4-2-4-3) 抗体の基本構造

抗体の基本構造は、2本の長い**H**(heavy)**鎖**[*1)]と、2本の短い**L**(light)**鎖**[*2)]により構成され、**Y字型**の構造を呈する。さらに全体としては、**抗体結合部位**(Fab[*3)])と免疫細胞に**レセプター結合**する部位(Fc[*4)])に分類される。

Fabの先端側は**可変領域**(V領域)、それ以外は**定常領域**(C領域)といわれる。

可変領域は抗原に対する**特異性**に、**定常領域**は**抗体機能**に関与している(**図7-16**)。

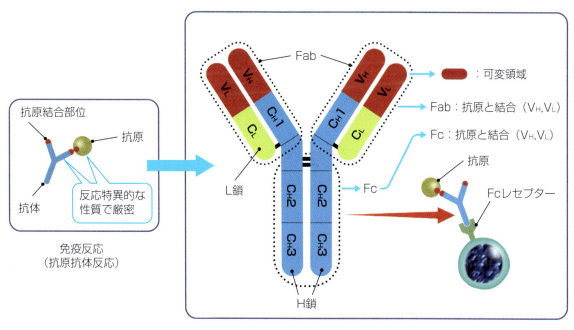

抗体(免疫グロブリン)の基本構造 － H鎖とL鎖 －

図7-16 抗体の基本構造

---

*1) H(heavy)鎖:2本で長い
　・C_H1〜C_H3に分類
*2) L(light)鎖:2本で短い
　・可変領域(V_L)
　・定常領域(C_L)
　　　　　　　　　　　　Y字型構造

*3) Fab(fragment antigen - binding:抗原結合性断片):
　・可変領域(V領域;variable region)
　・定常領域(C領域;constant region)
*4) Fc(fragment crystallizable:Fcフラグメント):
　・免疫細胞レセプター(受容体)との結合部

第7章　免疫

4-2-4-4)　抗体の種類と特徴・機能

抗体（免疫グロブリン）の種類は、構造によって5種類に大別される。

各種類（クラス）の機能は、H鎖構造の違いにより発揮される。

各種類別における血清中の含有量は、多い順にIgGが約70～75%、IgAが15～20%、IgMが約10%、IgDとIgEは微量である。

体内全体での分泌量は、IgAが60%と最も多く、その大部分は粘膜上に分泌されている（図7-17）。

	クラス	IgM	IgD	IgG	IgE	IgA
構造	形　状	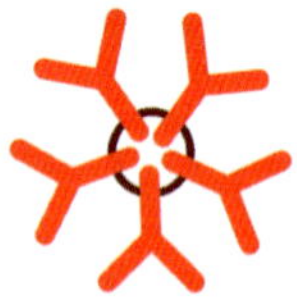 5量体	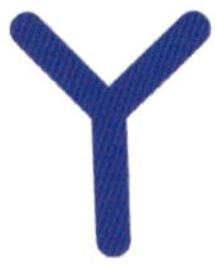 単量体	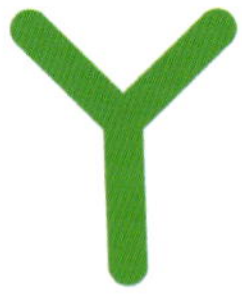 単量体	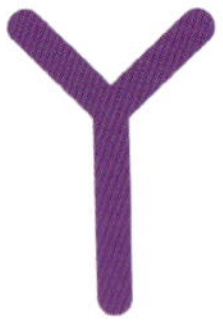 単量体	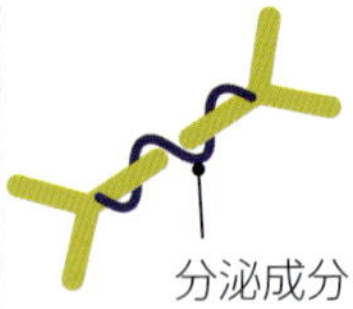 2量体（分泌型IgA）／分泌成分
血清中濃度(mg/dL)		50～200	0～40	1,000～1,600	0.01～0.4	100～400
半減期（日）		5	3	21	3	6
主な作用	①オプソニン化 ②中和 ③補体活性化	× △ ◎	× × ×	◎ ○ ○	× × △	△ ◎ △
アレルギーへの関与		Ⅱ型, Ⅲ型	—	Ⅱ型, Ⅲ型	Ⅰ型	—
特　徴		・分子量が最も大きい。 ・初期の免疫反応で産生。 ・細菌相互の結合による疑集。 ・補体活性作用が強い。	・抗体産生細胞(B細胞)の分化に関与するが、詳細は未解明。	・血液中で最も多量。 ・感染後1～2週間で産生。 ・オプソニン化・中和作用が最も強力で、毒物・微生物に結合して無毒化する。 ・唯一の胎盤通過性抗体。	・Ⅰ型アレルギーに関与。 ・微量な免疫グロブリン。 ・マスト細胞・好塩基球の表面に結合して、ヒスタミンなどを遊離。	・粘膜(気管支・消化管など)から多く分泌され、局所免疫で機能する。 ・母乳に多く含まれる。

図7-17　抗体（免疫グロブリン）の種類と特徴

MEMO

第7章　免疫

4-3)　生体防御機構の概要

生体防御の働きと概要を下記に示す。

4-3-1)　自然免疫
生体防御機構の第一段階は、皮膚・粘膜からの分泌粘液が防御壁となる。
① 細菌（化膿菌など）
　　☆ 食細胞の好中球・マクロファージなど：直接的な貪食・食作用で防御する。
　　☆ オプソニン化・補体（免疫溶菌・食細胞の遊走行）：直接・間接的作用で細菌を排除する。
② ウイルス・細胞内寄生菌
　　☆ナチュラルキラー細胞（NK細胞）：非特異的認識で感染細胞を破壊しウイルスを排除する。

4-3-2)　自然免疫・獲得免疫における抗原提示
① 自然免疫で対処未熟(不良)であった病原体：T細胞による抗原提示細胞（樹状細胞、マクロファージ、B細胞）での抗原提示によって、連続的に得られた獲得免疫で防御する。
② ナイーブT細胞（抗原に未接触のT細胞）：Th1細胞（細胞性免疫）、Th2細胞（液性免疫）、細胞傷害性T細胞（CTL）などのエフェクター（活性）細胞を分化へと誘起する。

4-3-3)　獲得免疫
① 細菌（主に化膿菌）
　　☆Th2細胞：B細胞を効果的に活性化・増殖し、抗体産生する形質細胞に分化させる。
　　☆オプソニン化・免疫溶菌など：抗体が補体・食細胞と協調して細菌排除する。
② ウイルス・細胞内寄生菌
　　☆細胞傷害性T細胞（CTL）の活性化・増殖：樹状細胞より抗原提示を受けて働く。Th1細胞の産生するインターロイキン2(IL2)が関与している。
　　☆CTLによる感染細胞の破壊：ウイルス感染細胞に提示された抗原を特異的に破壊する。
　　☆マクロファージによる殺菌分解：Th1細胞によって活性化され、細胞内寄生菌などを殺菌して分解する。

4-3-4) 免疫記憶

免疫記憶は、活性化した**B細胞**の**一部**の細胞が、長期間体内に残留して、次の病原菌侵入に備え、体内侵入時には直ちに免疫反応を開始する機構である(**図7-18**)。

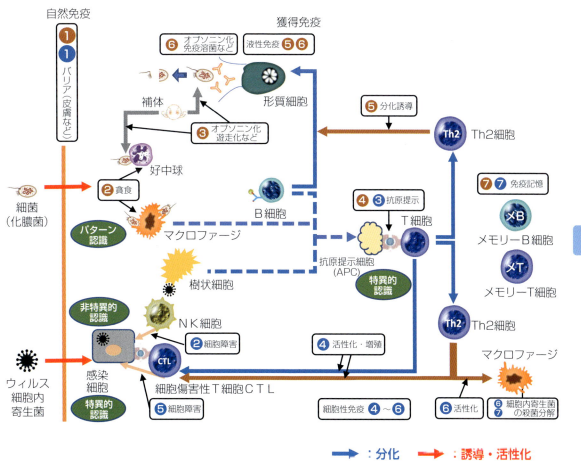

図7-18　免疫記憶

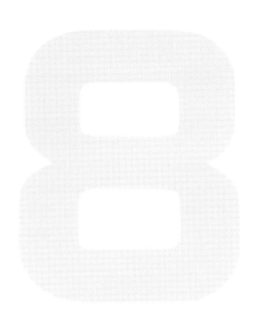

第8章 感染症（総論）

感染症は、微生物（病原体）の感染によって引き起こされる疾患（疾病）の総称で病原体が体内に侵入し、臓器・組織・細胞の中で増殖することにより、種々の臨床症状を誘発する。

感染は、原因となる病原体が宿主の体表面に定着し、深部組織に侵入し、増殖して発現するが、微生物側の病原性（毒素産生性など）と宿主側の対抗力（免疫能など）という重要な2つの要因がその成立に関与している。この要因は相互に拮抗し、相対的にバランスの良い力関係を保持しているが、ひとたび病原性が勝ると感染症を発症し、病態経過が左右される。

感染症の種類は、その感染部位によって呼吸器感染症、尿路感染症、消化器感染症などに分類される。感染の原因となる病原体による分類では、細菌感染症、ウイルス感染症、真菌感染症などがある。古典的な感染症においては、強毒病原体による流行性の病原体が主流であったが、近年では衛生環境の改善、医療技術の進歩に伴い、免疫不全症に弱毒病原体が感染する日和見感染症が増加している傾向にある。

感染症対策は感染症の発生予防から、早期診断・治療・感染拡大の防止を包括した実践が必要とされ、世界保健機関（WHO）が中心となり進められている。本邦では1998年度に感染症予防法が成立・施行され、感染症対策の体系が確立されている。

1 感染症の概要

1-1) 感染症と感染

感染症は、病原性の**微生物**などが**感染**(体内に侵入)することにより引き起こされる疾患の総称である。**感染**は、**病原体**となる微生物や構造物(菌やプリオン[*1]など)が、宿主となる生物(人や家畜など)に**侵入・定着・増殖**した状態をいい、病原体の感染力(打撃力)が**宿主**の**抵抗力**(**免疫・防御能**)を**超え**た状態になると感染が**成立**(発症)する(**図8-1**)。

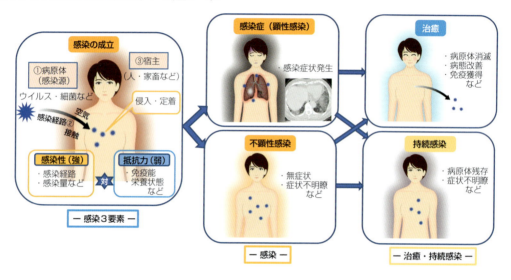

図8-1　感染の成立

感染成立には**感染源**、**宿主**、**感染経路**の3つの要素が大きな要因となる「感染3要素」(**図8-2**)。

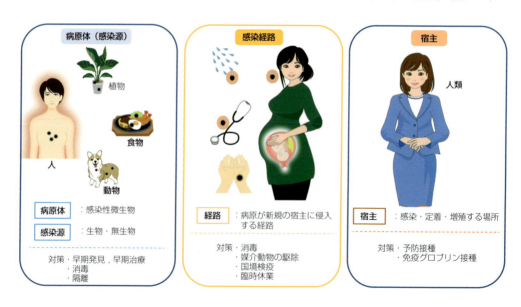

図8-2　感染成立の3要素

感染症の経過は感染成立から始まり、**潜伏期**、**発症期**、**回復治癒期**(**持続感染期**)へと推移する。
潜伏期は、感染より発症までの**無症状**(**無自覚**)の一定期間をいう。
発症期には、顕性感染と不顕性感染がある。
　① **顕性感染**：感染の**自覚症状**が**有る**感染症。
　② **不顕性感染**：感染は確認できても**自覚症状**が**無い**感染症。
回復・治癒期は、**免疫獲得**による**治癒**と**持続感染**に分かれる(**図8-3**)。
予防接種は、獲得免疫反応を促すことによって感受性を持つ宿主に**免疫**を**生成**させる。

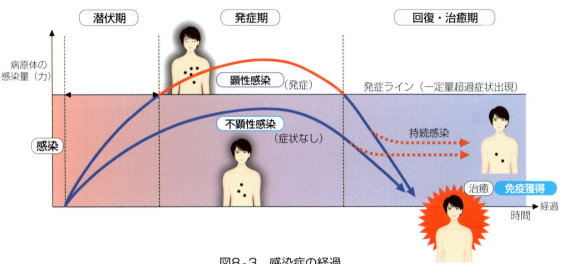

図8-3　感染症の経過

1-2) 感染の経過による分類

感染の経過による分類には、**急性感染**と**持続感染**(**慢性**、**潜伏**、**遅発性**)。

1-2-1) 急性感染
発症後1～2週間程度の比較的**短期間**で**軽快**、治癒する感染症。
例： 感冒、インフルエンザ、A型肝炎、新型コロナ感染症など。

1-2-2) 持続感染
長期間に渡りウイルスが留まる感染症。
　① **慢性感染**：長期間(**月～年単位**)ウイルスが留まる感染。
　　　　例：B型肝炎、C型肝炎など。

---

*1) プリオン (prion)：
蛋白質の感染因子を意味する伝染性海綿状脳症と呼称される感染因子。ヒトではクロイツフェルト・ヤコブ病がプリオン蛋白質の異常による中枢神経疾患で、海綿状脳症を呈する牛よりの感染で発生すると考えられている

第8章　感染症（総論）

② **潜伏感染**：体内にウイルスゲノム(ウイルスの遺伝子集合体)が存在しているにもかかわらず、**検出不可な感染**。

例：単純ヘルペスウイルスⅠ型、サイトメガロウイルスなど。

③ **遅発性感染**：数か月～**年単位**の**潜伏期間**を経て発症。

例：後天性免疫不全症候群、亜急性硬化性脳炎、クロイツフェルト-ヤコブ病など。

1-3）　病原体の種類

病原体の種類は、高等なものより**真核生物**（**寄生虫**の **蠕虫** と**原虫**、**真菌**）、**原核生物**（**細菌**）、**ウイルス**、**プリオン**に分類される（**図8-4**）。

種類	真核生物			原核生物	ウイルス	プリオン
	寄生虫		真菌	細菌		
	蠕虫	原虫				
主な形態と特徴	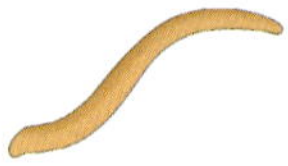 ・寄生虫で多細胞	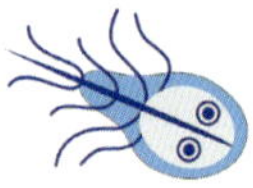 ・寄生虫で単細胞	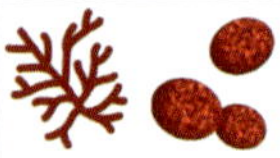 ・細胞壁、核膜がある単細胞生物	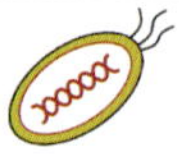 ・細胞壁があり核膜が無い単細胞生物	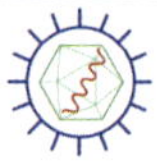 核酸がカプシド※に包まれた粒子構造体	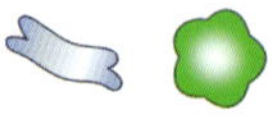 核酸が無い蛋白構造体
大きさ	⤢2mm～数m	← 1～80μm	← 1～10μm	1μm程度 ⮕	20～300nm ⮕	100nm以下⮕小
拡散	DNA∧RNA				DNA∨RNA	×
主な感染症	アニサキス	マラリア	白癬 ニューモシスティス肺炎 カンジダ症	スピロヘータ ：梅毒 クラミジア ：オウム病 クラミジア肺炎 ：ツツガ虫 リケッチア症 その他 ：MRSA感染症 ：結核	HIV感染症 インフルエンザ ウイルス性肝炎 ウイルス性肺炎 新型コロナウイルス	

※カプシド：ウイルスの核酸を囲んでいるタンパク質の殻

図8-4　病原体の分類（種類）

1-3-1) 細菌

細菌は自己増殖できる最小の**単細胞原核生物**である。病原性を示す機構は、概略的に感染局所において菌が**蛋白毒素**を産生する場合と、感染局所の細胞・組織に**菌**が**侵入**する場合とがある。

基本構造は、**細胞壁**、**核様体**、**リボソーム**、**細胞膜**、**細胞質**からなり、細胞の種類によっては、特殊な付属器官として**鞭毛**、**線毛**、**莢膜**などを持っている（**図8-5**）。

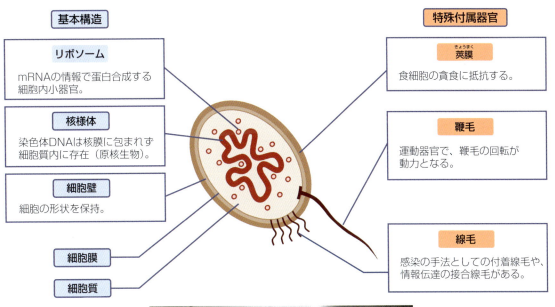

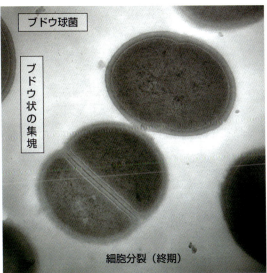

ブドウ球菌属（電子顕微鏡像）
直径1μm、グラム陽性球菌、通性嫌気性菌。
形態・配列よりブドウ球菌と呼ばれる。

図8-5　細菌の構造

第8章 感染症（総論）

細菌の種類は、至適環境（酸素需要の程度）により**好気性菌**（酸素環境）、**通性菌**（無関係環境）、**嫌気性菌**（無酸素環境）に大別される。さらに**グラム染色**[*1)]や形態によっても分類されている。
細菌の形状は、**球菌**、**桿菌**、**らせん菌**に分類され、その特徴的形態は菌種の同定に有用である（**図8-6**）。

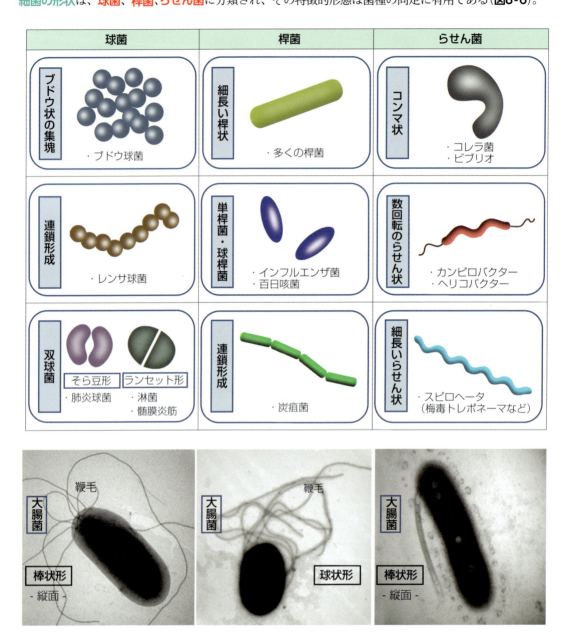

図8-6　細菌形状による分類

1-3-2) ウイルス

ウイルスは、**0.02〜0.3μm**の微細な構造で、電子顕微鏡により観察できる。核酸(デオキシリボ核酸(**DNA**))またはリボ核酸(**RNA**)のいずれかをゲノム(種に固有な集合体)として持つ感染単位と、タンパク質の殻(カプシド、保護外被)により構成されている。

ウイルス単体では増殖できないが、宿主の**生物**に**寄生**する細胞を利用(感染)して自身の**核酸**や**蛋白質**を**増殖**させ、自己複製により大量増殖する(**図8-7**)。

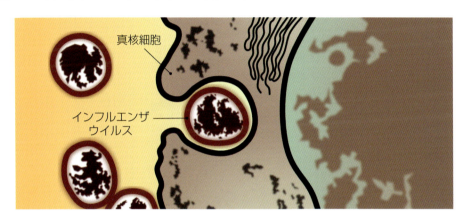

インフルエンザウイルス　　真核細胞：核のある細胞

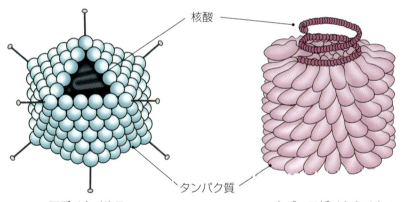

アデノウイルス
アデノウイルスは、呼吸器、目、腸、泌尿器などに感染症を起こす原因ウイルス。エンベローブ(外被)を持たない2本鎖DNA(デオキシリボ核酸)、正二十面体。

タバコモザイクウイルス
タバコモザイクウイルスは、世界で最初に可視化された棒状ウイルス。

ウイルスの形態

図8-7　ウイルス

---

*1) グラム染色(Gram stain)：
検体顕微鏡検査での細菌同定には必須。標本をクリスタル紫色に染色する。グラム陰性菌はクリスタル紫により紫色に、グラム陰性菌はサフラニンか塩基性フクシンにより赤色染色される。真菌はグラム陽性に、スピロヘータ・原虫・白血球などの生体細胞はグラム陰性に染色される。

第8章　感染症（総論）

1-4）　感染経路

感染経路には、①　外界からの病原体伝播による**外因性感染**の**水平感染**（人から人への感染）と**垂直感染**（母子感染）、②　宿主に常在する菌が原因となる**内因性感染**がある（**図8-8**）。

		感染経路	主な疾患	感染の流れ
外因性感染	水平感染	接触感染 皮膚接触	・炭疽（皮膚炭疽）	▲直接接触感染 感染者に直接接触して感染。
		粘膜接触	・性感染症（梅毒・B型肝炎・HIV感染症など）	
		土壌	・破傷風	▲間接接触感染 感染物質に接触して感染。
		咬傷	・狂犬病	
		飛沫感染	・インフルエンザ ・新型コロナウイルス感染症 ・風疹 ・流行性耳下腺炎 ・マイコプラズマ肺炎 ・百日咳	▲飛沫感染 会話や咳・くしゃみによる細かい水滴が気道粘膜・目の粘膜などから侵入して感染。 ・感染源の1～2m以内で感染。
		空気感染 飛沫核	・麻疹 ・水痘（播種性帯状疱疹） ・結核	▲飛沫核感染 空気媒介飛沫核（5μm以下）は、空気中を長時間浮遊して拡散される。
		塵芥	・結核 ・オウム病 ・Q熱 ・レジオネラ症	▲飛沫塵芥感染 空気中を漂う病原体による感染。
		媒介物感染 血液	・B・C型肝炎 ・HIV感染症	▲媒介物接触・摂食感染 感染源接触・飲食による感染。
		水	・コレラ ・赤痢	
		食物	・食中毒	
		その他	・眼感染症	
		媒介動物感染 機械的	・腸チフス ・コレラ ・赤痢	・人⇨動物（ベクター）⇨（再感染） ▲感染動物接触感染 感染者に直接接触して感染。
		生物学的	・マラリア ・つつが虫	▲感染動物直接感染 咬傷、刺傷による感染。
	垂直感染［母子感染］	経胎盤感染（胎内感染）	・風疹（先天性風疹症候群） ・サイトメガロウイルス感染症 ・梅毒（先天性梅毒） ・トキソプラズマ症	▲胎盤循環感染 胎盤を通過した病原体感染。
		経産道感染	・B型肝炎 ・淋病 ・クラミジア感染症 ・HIV感染症	▲分娩産道・母体血液感染 産道で病原体感染。
		経母乳感染	・成人T細胞白血病（HTLV-1感染症） ・HIV感染症	▲母乳・接触感染
内因性感染			通常は、宿主に病原性を示さず無害な常在微生物叢が、病原性を発揮することを内因性感染という。菌交代現象、異所性感染などがあり、日和見感染では常在微生物が原因になることも多い。	

図8-8　感染経路（感染様式）と主な疾患

2 種々の感染症

2-1) 日和見感染

日和見感染は、感染力の弱い病原体(日和見病原体)が、抵抗力の低下している人(易感染性宿主)に感染することをいう。

日和見感染症の病原体は、細菌、ウイルス、真菌、原虫などが代表とされる。

易感染性宿主(免疫低下者)には下記の疾患が多いとされる。

① 悪性腫瘍：肺がん、白血病、悪性リンパ腫など。

② 代謝機能不全：糖尿病、肝硬変、腎不全など。

③ 自己免疫疾患：膠原病、(全身性エリテマトーデスなど)。

④ 血液疾患：再生不良性貧血。

⑤ 免疫不全症：原発性免疫不全、後天性免疫不全など。

⑥ 医原性：放射線治療、人工透析、ステロイドなど。

⑦ その他：高齢者、未熟児、熱傷など。

日和見感染の病原体となる細菌には緑膿菌やメチシリン耐性黄色ブドウ球菌(MRSA)、ウイルスにはサイトメガロウイルスや単純ヘルペスウイルス、真菌にはカンジダやクリプトコッカス、原虫にはトキソプラズマなどがある。

2-2) 院内感染

院内感染は、医療施設で患者や医療従事者が新たに感染・発症することをいう。近年在宅医療も含め、医療関連感染とも言われるようになった。

2-2-1) 主な感染症

主な感染症は、尿路感染症が最も多く、創傷感染、肺炎、敗血症などがそれに続く。

2-2-2) 主な病原体

院内感染で重要となる病原体の特徴を記す。

① メチシリン耐性黄色ブドウ球菌(MRSA)　：多くの抗菌薬に耐性を持つ。
　　　　　　　　　　　　　　　　　　　　　健常者にも保菌者が多い。

② セラチア(グラム陰性桿菌)　：日和見感染に注意。自然環境に存在。
　　　　　　　　　　　　　　　抗菌薬・消毒薬に耐性を示す株が多い。

③ 多剤耐性緑膿菌(MDRP)　：日和見感染に注意。湿潤環境で存在。
　　　　　　　　　　　　　　多剤耐性菌で治療困難。

④ バンコマイシン耐性腸球菌(VRE)　：日和見感染に注意。腸管の常在菌。
　　　　　　　　　　　　　　　　　　易感染宿主は重篤な感染症の原因となる。

⑤ 多剤耐性アシネトバクター　：日和見感染の原因菌。土壌・水中の自然環境に存在。
　　　　　　　　　　　　　　　尿路感染、血管内カテーテル留置感染の原因となる。

8章

143

第8章　感染症（総論）

⑥ **肝炎ウイルス（HBV・HCV）**と　：血液媒介ウイルス。
　ヒト免疫不全ウイルス（**HIV**）　　特に針刺し事故で問題となる。

⑦ **ディフィシル菌**　　　　　　：ガス壊疽の原因菌。
　　　　　　　　　　　　　　　　　食品中で増殖しエンテロトキシン（腸管毒）を産生して食中
　　　　　　　　　　　　　　　　　毒の原因になる。

⑧ **結核菌**　　　　　　　　　：麻疹、水痘と同様に空気感染対策が必須である。

2-2-3)　院内感染の予防対策

院内感染の**予防対策**は、**標準予防策**(standard precaution)により感染源からの伝播を防止し、次い
で個々の感染症や病原体の感染経路に沿った**感染経路別予防策**（**空気・飛沫・接触感染対策**）の実践が
基本である。適切な個人防護具（PPE：Personal protective equipment）と手指衛生が重要である
（**図8-9**）。

2-3)　敗血症

敗血症(sepsis) は、感染症に起因する重篤な臓器障害であり、体内の感染病巣から、**細菌**や産生さ
れた**毒素**が**血中**に**流出**し、**高熱**を伴う全身症状である。
敗血症ショックは、①**体温：38℃以上**または**36℃以下**。②**心拍数：90/分以上**。③**呼吸数：20/分
以上**または**動脈血二酸化炭素分圧32Torr以下**。④**白血球数：12,000/μL以上**または**4,000/μL以
下**あるいは**未熟顆粒球10%以上**。このうち2項目以上に該当する場合を敗血症性ショックという。
時には多臓器にも新しい感染巣が形成され、**全身性炎症反応症候群**（**SIRS**[1]）を誘発することもある。
病状急変を念頭に、血圧低下・循環、動脈の異常、意識レベルの変化など、バイタルサインのチェッ
クが必要である。
敗血症への対処は、原因菌の特定することや、汚染が疑われるカテーテルの抜去、膿瘍の切開排膿、
胆石による胆道感染症では外科的処置も考慮する必要がある[2]。また侵襲に対し、免疫細胞から過
剰に産生されたサイトカインによる「高サイトカイン血症」への対処も必要である。

2-4)　性感染症

性感染症（STI[3]、STD[4]）は、性行為を介して、ヒトからヒトへ病原微生物が**直接伝播**する感染症
の総称で、不顕性感染（無症状例）も含まれる。
代表的とされる疾患（**病原体**）を示す。

① **細菌**：**淋菌感染症**、**性器クラミジア感染症**、**梅毒**。
② **ウイルス**：HIV[5]感染症/AIDS[6]、性器ヘルペス、尖圭コンジローマ、ウイルス性肝炎、
　　　　　　　サイトメガロウイルス感染症、子宮頸がん（HPV）。
③ **寄生虫**：**膣トリコモナス症**、アメーバ赤痢。
④ **節足動物**：**ケジラミ症**、疥癬。

144

第8章　感染症（総論）

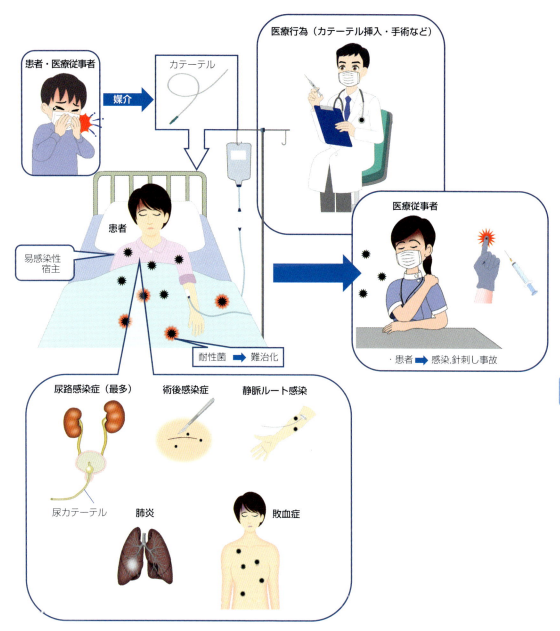

図 8-9　院内感染

＊1）SIRS（Systemic Inflammatory Response Syndrome）：
全身性炎症反応症候群

＊2）参照図書　斧　康雄；感染症、シンプル内科学(第6刷)、
69～107、南江堂、2015。

＊3）STI（Sexually Transmitted Infection）：
性（行為）感染症

＊4）STD（Sexually Transmitted Diseases）：
性感染症。現在は死語。

＊5）HIV（Human Immunodeficiency Virus）：
ヒト免疫不全ウイルス。エイズの原因ウイルス。血液、精液、
母乳、唾液などの体液を介して感染する。

＊6）AIDS（Acquired Immunodeficiency Syndrom）：
後天性免疫不全症候群。重篤で慢性の進行性免疫不全で、
ニューモシスティス・カリニ肺炎など、種々の日和見感染症
や、カポジ肉腫・リンパ腫などを合併する病態を呈する。

第8章　感染症（総論）

2-5)　食中毒

食中毒は、食品や水の媒介によって起きる**急性胃腸炎・神経障害**などによる有害反応の総称である。細菌とウイルスに起因するものが最も多く、寄生虫によるものも多い。

　　細菌性中毒は、**感染型**と**毒素型**に分類される。

　① **感染型**：潜伏期間は長く、**発熱**しやすい。**食品加熱**が有効。

　② **毒素型**：潜伏期間は**数時間**と短く、発熱は極めて少ない。

　原因による**分類**には、**細菌性**、**ウイルス性**、**自然毒性**、**化学物質性**がある。

[細菌性]

　① **感染型**：**サルモネラ菌、カンピロバクター、腸管出血性大腸炎、腸炎ビブリオ、ウェルシュ菌。**

　② **毒素型**：**ボツリヌス菌、黄色ブドウ球菌、セレウス菌。**

[ウイルス性]

　① **ノロウイルス**

　② **ロタウイルス**

[自然毒性]

　① **植物性**：**毒キノコ**など。

　② **動物性**：**フグ毒**、**貝毒**など。

[化学物質性]

　① **有害な添加物**

　② **有害金属**(Cd:**カドミウム**、Pb:**鉛**)

原則禁忌は、食中毒下痢症の「止痢薬」である。

参照・引用図書

1)　山口　敏行：感染症；レビューブック2021(第22版)：H1-36, メデックメディア, 2020.

2)　館田　一博　監修；感染症, 病気がみえる⑥, 免疫・膠原病・感染症(第1版)：112-131, メデックメディア, 2009.

3)　西浦　博　監修；感染症対策, 公衆衛生がみえる(第3版　2刷)：270-325, メデックメディア, 2018.

4)　寺野　彰　総編集；感染症, シンプル内科学(第6刷)：69-106, 南江堂, 2015.

5)　岡庭　豊　編集；看護師・看護学生のためのレビューブック(第12版), メデックメディア, 2021.

2-6)　ヒトに感染するコロナウイルス

ヒトに感染するコロナウイルスは、風邪の病原体として人類に広く蔓延している**4種類**が知られている。

1.　風邪のコロナウイルス

ヒトが日常的に感染する**4種類**のコロナウイルス（Human Coronavirus: HCoV）は、HCoV-229E、HCoV-OC43、HCoV-NL63、HCoV-HKU1である。風邪の10〜15%（流行期35%）はこれら4種のコロナウイルスを原因とし、冬季に流行のピークが見られる。これらのウイルス

には生涯に渡って何度も感染し、軽い症状を引き起こす。

2. 重症急性呼吸器症候群コロナウイルス（SARS-CoV）
SARS-CoVは**コウモリ**のコロナウイルスがヒトに感染して、重症肺炎を引き起こすようになったと考えられている。ヒトからヒトへの伝播は、市中において咳や飛沫を介して起こり、感染者の中には一人から十数人に感染を広げる「スーパースプレッダー」も見られた。死亡した人の多くは高齢者や、心臓病、糖尿病等の基礎疾患を前もって患っていた人であった。

3. 中東呼吸器症候群コロナウイルス（MERS-CoV）
MERS-CoVは、**ヒトコブラクダ**に風邪症状を引き起こすウイルスである。ヒトに感染すると重症肺炎を引き起こすと考えられている。ヒトからヒトへの伝播も限定的ではあるが、病院内や家庭内において重症者からの飛沫を介して起こる。

4．新型コロナウイルス（SARS-CoV-2）
「COVID-19」という病気を引き起こす病原体の名称は「SARS-CoV-2」である。日本では**新型コロナウイルス感染症**と呼ばれている。SARS-CoV-2は2019年に中国武漢市で発見され、全世界に感染拡大した。ヒトからヒトへの伝播は咳や飛沫を介して起こり、特に、密閉・密集・密接（三密）の空間での感染拡大が確認されている。人類と新型コロナウイルスが共存できるようになるためには、ワクチン接種率を高め、ウイルスに対する抵抗力を持った集団を作っていく必要がある。

コロナウイルス学的特徴
電子顕微鏡で観察されるコロナウイルスは、直径約100nmの球形で、表面には突起が見られる。形態が王冠"crown"に似ていることからギリシャ語で王冠を意味する"corona"という名前が付けられた（**図8-10**）。

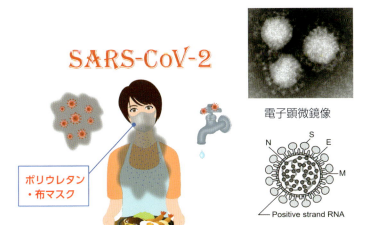

図8-10　新型コロナウイルス

第9章 呼吸器

呼吸器は、空気中より酸素(O_2)を吸収して血液に取り込み、同時に血液中の二酸化炭素(CO_2：炭酸ガス)を体外へ排出する器官である。

呼吸器の構造は、空気を取り込む口腔と鼻腔に始まり、咽頭、喉頭、気管、気管支、肺と、この肺を拡張・収縮させる骨・筋肉からなる胸郭によって構成される。

呼吸機能は、生体が生命機能を維持するために必要な酸素を取り入れ、エネルギー代謝によって生じた二酸化炭素を排出する仕組の総称で、肺胞におけるガス交換による外呼吸と、組織でのガス交換による内呼吸に分類される。このように呼吸機能は、換気、ガス交換、肺循環の3要素で成り立っている。

1 呼吸器の構造

呼吸器系は、空気の通り道となる**気道**(**上気道、下気道**)と、ガス交換する肺胞を含む**肺実質**(肺の呼吸部)から構成される(**図9-1**)。

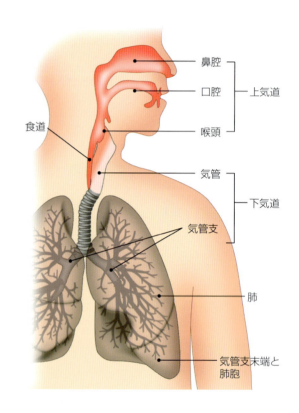

気道		気道分岐数
上気道	鼻腔 口腔 咽頭	
	喉頭	
下気道(導管部)	気管	0
	主気管支	1
	葉気管支	2
	区域気管支	3
	亜区域気管支	4
	小気管支 細気管支 終末細気管支	5 〜 16
移行領域(中間)	呼吸細気管支	17 18 19
呼吸部	肺胞管	20 21 22
	肺胞嚢	23

口腔から終末細気管支までを解剖学的死腔という(ガス交換に関与しない)。

図9-1 呼吸器系の構造 −外気と肺(気管支末端と肺胞)−

1-1) 気道

気道は、**上気道**(**鼻腔、咽頭、喉頭**)と**下気道**(**気管、気管支、細気管支**)で構成される。

1-1-1) 上気道

鼻腔は、**上・中・下の鼻甲介**により、**上・中・下の鼻道**に分かれている空気の通路である。
咽頭は、**鼻腔・口腔**と**喉頭・食道の間**にあり、上・中・下咽頭に分類され、食塊と空気の通路となって、上・中咽頭で交差している。

喉頭は、下咽頭の前方に位置し、気管内腔には**声帯**があり、**咽頭**より**気道**に通じる**空気道**の入り口となる。その入口には**弾性軟骨性**の**喉頭蓋**があり、食塊の気管侵入を遮断している（**図9-2**）。

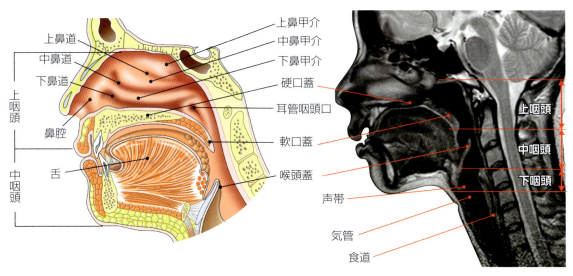

図9-2　上気道（鼻腔・咽頭・喉頭）の構造

1-1-2）下気道

下気道（導管部）は、喉頭部において食道との同一通路から分離して**気管**となり、さらに次々と分枝し、小気管支から終末細気管支、呼吸細気管支より呼吸部（肺胞）へと移行している。

気管は、**長さ10～12cm**、**内径約20mm**の管状器官で、気管の前面には甲状腺、後面には食道が位置する。

気管軟骨は、後面が欠損した形状の**輪状軟骨**で、気管**後方の約1/3**は**平滑筋**を含む膜性壁で食道に隣接する。

左右の**主気管支**は、心臓が体幹中央より左側に偏位していることから、その**分岐角度**は**左側**が**約35～45°**、**右側**が**25°**で、左側は右側より角度が大きく、細長い構造となっている。

気管分岐部は、ほぼ胸骨角の高さに位置し、**左主気管支**は、**食道**と**胸部（下行）大動脈**の**前面**で**交差**している（**図9-3**）。

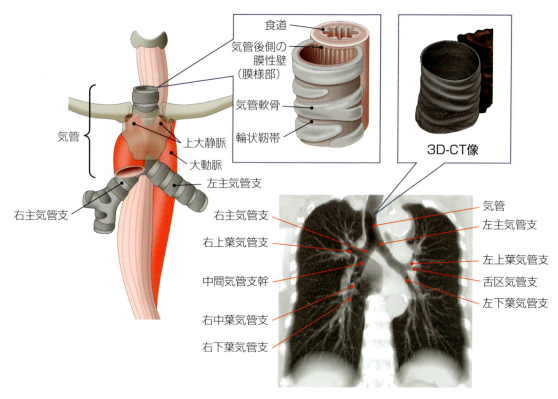

図9-3　下気道（気管・気管支）

線毛細胞・杯細胞は、主として 気管・気管支の内腔に存在する。杯細胞は、気管支腺とともに**粘液**を**分泌**して内表面を覆い、線毛細胞は**線毛運動**により**異物**を**排出**する防御機能がある（**図9-4**）。

クララ細胞は細気管支に存在する立方体の**分泌細胞**で、蛋白質などの分泌物を介し、細気管支上皮を保護している。

細気管支には杯細胞や気管支腺は無い。さらにこれより末梢の気管支には軟骨が無く、**弾性線維**によって内腔が保持されている。

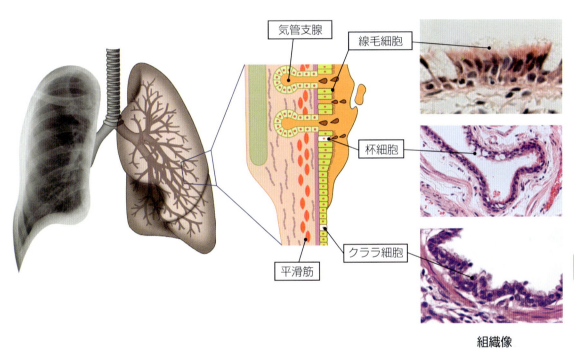

図9-4　下気道の組織構造

1-2) 肺

1-2-1) 肺葉と肺区域

肺葉は、右肺が上・中・下葉の3葉域、左肺が上・下葉の2葉域に分類される。左葉では、右葉の中葉に相当する区域が舌区に該当する（図9-5）。

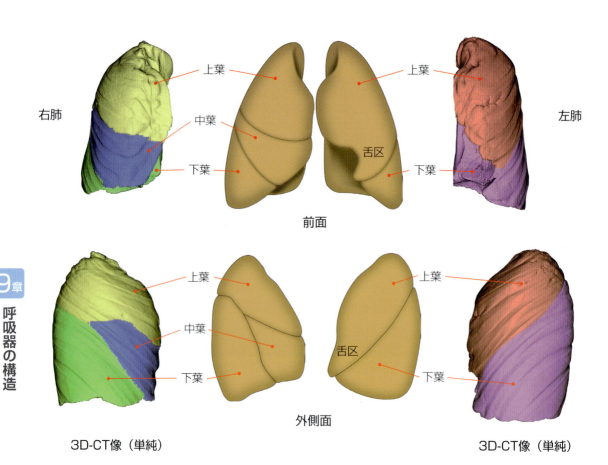

図9-5　肺葉（気管・気管支）

第9章 呼吸器

肺区域は、二次気管支区域枝の支配下を**10肺区域**に分別し、静脈と結合組織によって境界され、各固有の**気管支**と**動脈**によって**栄養**されている（**図9-6**）。

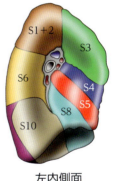

右　　肺	左　　肺
右上葉 　S1 肺尖区：apical segment（sg.） 　S2 後上葉区：posterior sg. 　S3 前上葉区：anterior sg 右中葉 　S4 外側中葉区：lateral sg. 　S5 内側中葉区：medial sg. 右下葉 　S6 上-下葉区：superior sg. 　S7 内側肺底区：medial basal sg. 　S8 前肺底区：anterior basal sg. 　S9 外側肺底区：lateral basal sg. 　S10 後肺底区：posterior basal sg	左上葉 　S1+2 肺尖後区： 　　　　　apicoposterior sg. 　S3 前上葉区：anterior sg 　S4 上舌区：superior sg. 　S5 下舌区：inferior sg. 左下葉 　S6 上-下葉区：superior sg. 　S8 前肺底区：anterior basal sg. 　S9 外側肺底区：lateral basal sg. 　S10 後肺底区：posterior basal sg. 　　　　　　　　　segment：sg

図9-6　肺区域

155

1-2-2) 肺の血管と肺胞

肺の血管は、**機能血管**の**肺動脈**・**肺静脈**と**栄養血管**の**気管支動脈**・**気管支静脈**がある。

機能血管は肺における**ガス交換**を担い、**肺動脈**は全身からの**静脈血**を肺に送り、**肺静脈**は肺で酸素化された**動脈血**を左心房に送る役割を担う。

栄養血管は、**気管支動脈**・**静脈**により**肺組織**の**栄養**保持を担う。

肺胞は、**Ⅰ型肺胞上皮細胞**が**ガス交換機能細胞**として**約95％**を占め、**Ⅱ型肺胞上皮細胞**が**界面活性物質**（**サーファクタント**）**分泌細胞**として**約5％**を占める。

肺胞と**毛細血管**は、薄い肺胞壁で隔てられ、肺胞内面の**肺胞上皮**を通してガス交換が行われる。肺胞数は約3億個存在し、表面積は70～80㎡にも及ぶ(**図9-7**)。

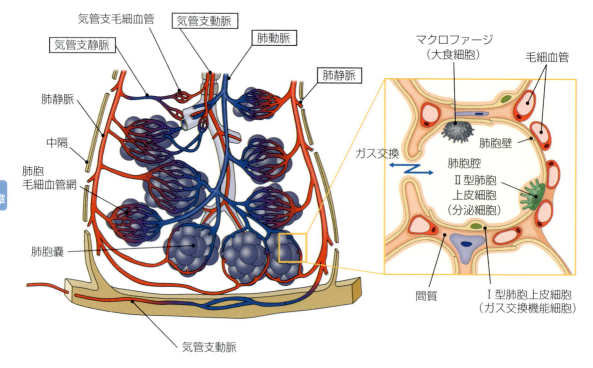

図9-7　肺の血管と肺胞

1-3) 縦隔と胸郭

縦隔は、胸郭の中央で左右の肺に挟まれ、上縦隔、前縦隔、中縦隔、後縦隔に分類される。前方は胸骨、後方は胸椎、下方は横隔膜に囲まれ、**心臓**、**大血管**、**食道**、**気管（支）**、**胸腺**などが存在する（**図9-8**）。

胸郭は、胸骨、肋骨、胸椎で構成され、外周の壁を胸壁、内腔を胸腔という。

胸腔は**呼気（−10cmH$_2$O）**、**吸気（−3cmH$_2$O）**、ともに大気圧より**陰圧**に保たれた牽引状態にあり、かつ膨張状態で維持されている。

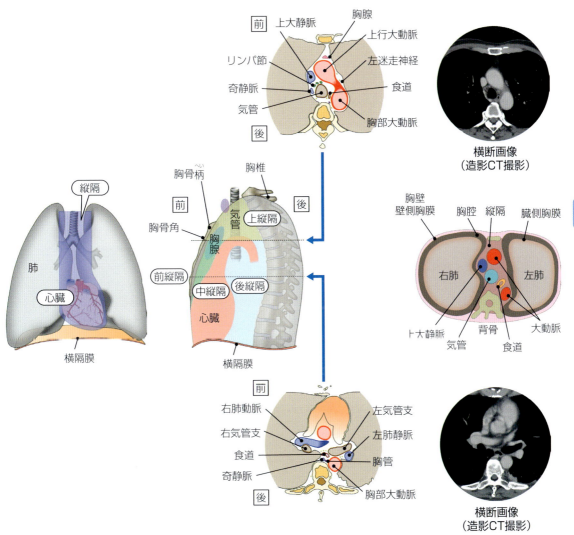

図9-8　縦隔

第9章 呼吸器

胸膜は、組織学的には漿膜*1)に属し、胸壁内面を覆う壁側胸膜と肺表面を覆う臓側胸膜(肺側胸膜)からなり、その胸腔(内腔)には、通常でも数mLの胸水が存在している(図9-9)。

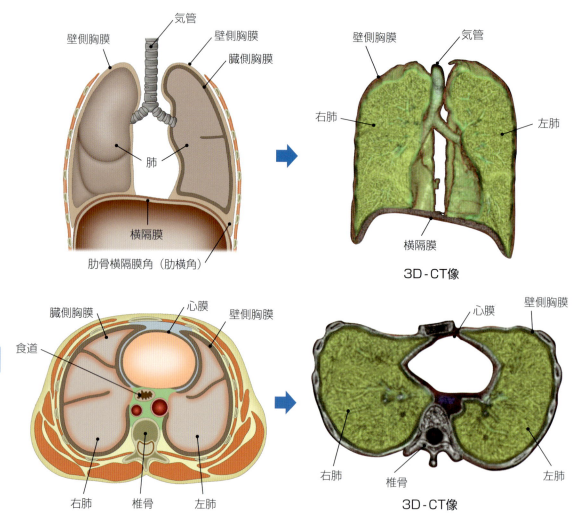

図9-9 胸膜の構造

---

*1) 漿膜(serous membrane):
胸膜、心膜、腹膜を構成する膜。中膜と呼ばれる単層扁平上皮。漿液と組織との組織間で物質交換層である。肋骨胸膜は直径数μmの細胞間隙がリンパ管に直接連絡して漿液の吸収路になっている。

1-4) 呼吸器運動と呼吸筋

呼吸器運動とは、呼吸器(気道・肺)の空気を換気するために、肺の膨張・伸展・収縮を誘起する運動をいう。
呼吸器運動の**方式**には、**随意的**と**不随意的**(睡眠時呼吸)運動がある。
呼吸運動筋は、主となる**横隔膜**と**横紋筋**の**内・外肋間筋**である。換気量が増大すると、補助呼吸筋として**斜角筋**、**胸鎖乳突筋**、**腹壁筋**(内・外腹斜筋と腹横筋・腹直筋)なども働く(**図9-10**)。
主に、肋間筋が働く呼吸を**胸式呼吸**、横隔膜が働く呼吸を**腹式呼吸**という。
呼吸筋の**働き**(機能)は、筋肉が付着していない肺の換気を、**横隔膜**の**移動**と**胸郭**の**変形**で胸腔内圧を変化させ、気管・肺の空気を入出(呼吸)させている(**図9-11**)。

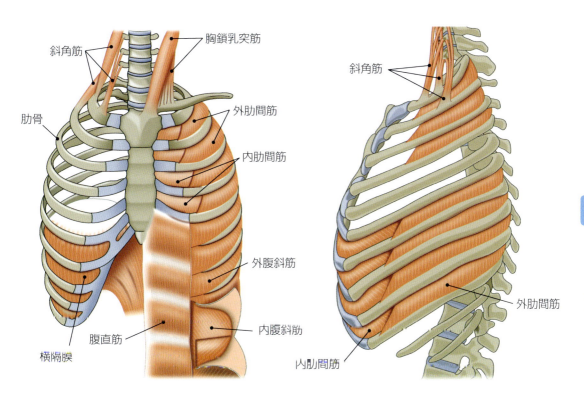

図9-10　呼吸筋

第9章　呼吸器

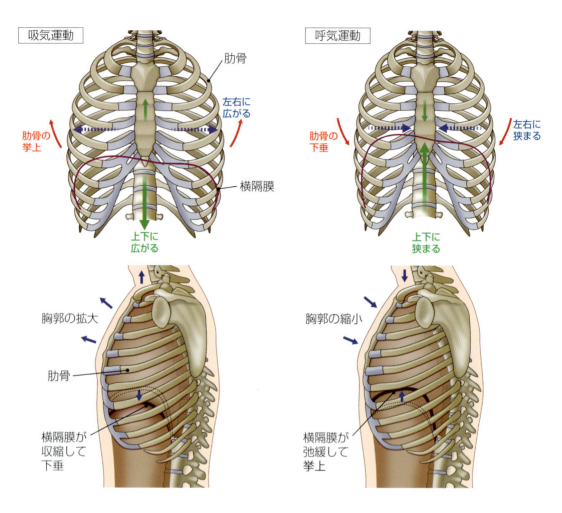

図9-11　呼吸筋の働き

1-5) 脊髄神経(呼吸中枢)

横隔膜の収縮は、脊髄神経の第3頸髄(C3)～第5頸髄(C5)の支配にあり、律動的呼吸運動(約18回/分)、随意的呼吸停止および深呼吸など、運動時における心臓との連動呼吸作用を制御している。

MEMO

2 呼吸器の機能

2-1）呼吸

呼吸は、空気中の酸素（O_2）を取り込み、二酸化炭素（CO_2）を排出する「ガス交換」である。鼻腔・口腔と肺で行う外気とのガス交換、肺組織で行う肺胞と血液でのガス交換を外呼吸（肺呼吸）といい、全身の組織や筋肉に、血液で運ばれた酸素を細胞から排出される二酸化炭素と交換して体外に運び出す過程を内呼吸（組織呼吸）、または細胞呼吸という。

呼吸機能は、換気・拡散・肺循環に分類される。

　換　気：呼吸運動で、空気中のO_2を肺胞に、肺胞中のCO_2を排気する。
　拡　散：肺胞中のガス分圧差により、肺胞内のO_2を血中に取り込み、血中のCO_2を肺胞内に排出する。
　肺循環：右心室から肺動脈（静脈血）を経由し、肺胞でO_2を取り込み、CO_2を排出し、肺静脈（動脈血）を経て左心房に至る（図9-12）。

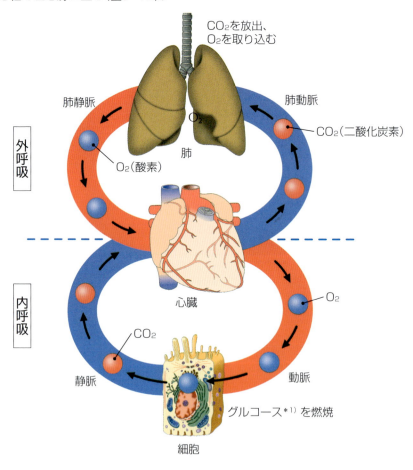

図9-12　外呼吸と内呼吸

---

*1) グルコース（glucose）：
　　天然に広く分布する単糖（六単糖で六員環構造）。ほとんどがブドウ糖（grape sugar）。血液中にはほぼ一定量（100mg/dL）で存在する。

2-2) ガス交換と運搬

2-2-1) ガス交換

ガス交換は、肺胞で血液が酸素（O_2）を取り込み、二酸化炭素（CO_2）を排出する過程をいう。肺胞気と血液、血液と組織とのO_2とCO_2の分圧[*1]差による拡散が行われる（図9-13）。
肺拡散能を規定する因子には次の項目がある。

1. 肺胞内の拡散距離（肺胞内面の膜厚）
2. 肺胞毛細血管膜基底の厚さ
3. 拡散面積（肺胞表面積）
4. 肺胞毛細血管網の大きさ
5. ヘモグロビン[*2]濃度
6. 肺胞気と肺毛細血管血の接触時間

一般的にガス交換は、CO_2とO_2が相互に移動して行われる。

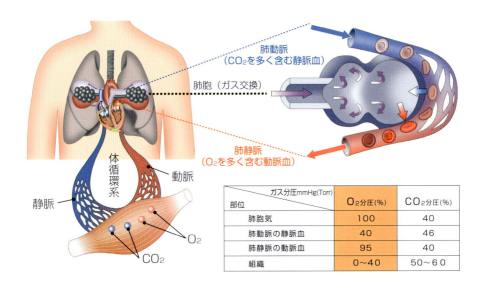

ガス交換の働き（肺胞の機能）
1. 肺動脈（静脈血）：高分圧（46mmHg）のCO_2と低分圧（40mmHg）のO_2を含む血流。
2. 毛細血管肺胞壁で触れ合う血流・赤血球（ヘモグロビン）
3. 肺胞内のCO_2交換（ガス拡散）：高分圧CO_2 ➡ 肺胞内低分圧（40mmHg）中に拡散。
4. 肺胞内のO_2交換（ガス拡散）：高分圧O_2（100mmHg）➡ 血液内低分圧に拡散。
5. 肺静脈（動脈血）：O_2（95mmHg）を含む肺静脈の動脈血が左室から大動脈（動脈血）を経て各組織に送られる。

図9-13　肺胞と組織でのガス交換

---

*1) 分圧：
　混合気体に含まれる各々の成分気体（O_2とCO_2）が、肺胞全体の容積を占めていると仮定したときの圧力。

*2) ヘモグロビン（hemoglobin；Hb．血色素）：
　赤血球中に含まれる蛋白質。

① 酸素の運搬

拡散により肺胞から血管内に移動した**O₂**は、**赤血球中**の**ヘモグロビン**(**Hb**)と**結合**して全身の組織に送られる(**図9-14**)。**Hb**と**O₂**の**結合割合**を、**酸素飽和度**(**SO₂**)という。

ヘモグロビンは、酸素分圧(PO_2)の低下に伴って酸素親和性が下がると、O_2解離が容易になる。反対に、PO_2の上昇は、酸素親和性が上昇し、O_2との結合を容易にする。このような作用効果によって、O_2が少ない末梢組織にも効率よく**O₂の供給**が行われる。

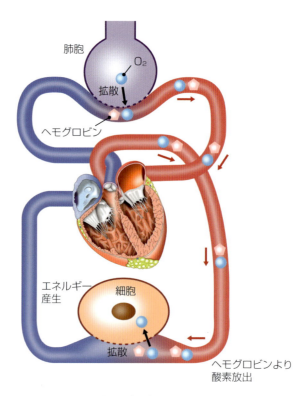

図9-14　酸素(O_2)の運搬

酸素解離曲線の**右方移動**(**ボーア効果**[*3)])は、各組織の代謝が活発になると、血液内の二酸化炭素が解離しやすい環境になり、**HbからO_2を多く放出して細胞に供給**する状況を提示している。その**要因**となるのは、**体温の上昇**、**動脈血二酸化炭素分圧**($PaCO_2$)**上昇**、**pH低下**、**赤血球内の2,3-BPG**[*4)]**の増加**などであり、O_2不足に移行すると、各組織に多くのO_2を供給するため、HbからのO_2もまた解離しやすくなる。

したがって、代謝の活発な(酸素消費が多い)組織や、血中のpH低下時ほど、より多くの**O₂が細胞に供給される効果**と考えられる。

動脈血酸素飽和度(**SaO₂**)と**動脈血酸素分圧**(**PaO₂**)は**相関関係**にあり、**SaO₂が90％**のとき、**PaO₂は60Torr**[*5)]に**相当**する(**図9-15**)。

第9章　呼吸器

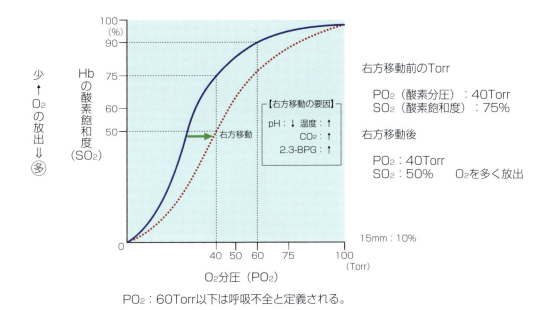

図9-15　酸素解離曲線の右方移動（ボーア効果）

PaO₂は**パルスオキシメーター**によって**経皮的動脈血酸素飽和度（SpO₂）**を簡易的に測定でき、特にそのPaO₂が60Torr以下は呼吸不全と定義される（**図9-16**）。

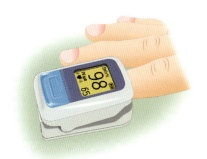

指を入れるだけで測定開始

パルスオキシメーターは、皮膚を通して経皮的動脈血酸素飽和度（SpO₂ saturation of percutaneous oxygen・動脈血採血より測定したものは動脈血酸素飽和度 SaO₂）と脈拍数を測定する装置である。
SpO₂とは、動脈血の赤血球に含まれるヘモグロビンと酸素が結合している割合で、経皮的に調べた値である。測定受光部センサーが、拍動する動脈の血流を検知し、その光の吸収値よりSpO₂を計算する。基準値は、95％以上であるが、末梢血管収縮時（指先の冷えなど）やマニキュア塗布時では、精度が低下する。
継続測定する場合は、センサー光によって皮膚障害の可能性があるので、定期的に測定部位の変更を行う必要がある。

図9-16　パルスオキシメーター

＊3）ボーア効果（Bohr effect）：
　Hbの酸素に対する親和性が、水素イオン濃度の増加（pHの低下）によって低下する現象（アルカリ性ボーア効果）。

＊4）2,3-BPG（2,3bisphosphoglycerate）：
　解糖系の中間代謝系体で赤血球に多く存在する。

＊5）Torr（Torricelli）：
　圧力単位記号。海面レベルで水銀柱を1mmの高さまで持ち上げる圧力。1Torr＝1mmHg（1水銀柱ミリメートル）。

②二酸化炭素の運搬

静脈血中に含まれる**CO₂**の多くは、**炭酸水素イオン（HCO₃⁻：重炭酸イオン）**として血漿に溶解し[$CO_2+H_2O \rightarrow H_2CO_3 \rightarrow H^+ + HCO_3^-$]、ヘモグロビンと結合（カルバミノ結合）*6)して血液中を運搬され、肺胞より再びCO₂となり、**拡散して体外に排出**される。運搬されるCO₂の量は、O₂と比較してはるかに多い（**図9-17**）。

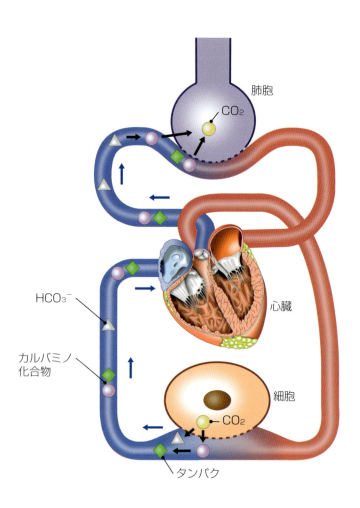

図9-17　二酸化炭素（CO₂）の運搬

---

*6) カルバミノ結合：
　赤血球内のヘモグロビンおよび血漿タンパク質と化学結合したCO₂。

2-3) 呼吸運動の調節

呼吸中枢は、**橋・延髄**にあり、呼吸の基本的リズムを形成している。
呼吸運動調節の種類は、**行動性調節（大脳皮質）**、**化学的調節（化学受容体）**、**神経性調節（伸展受容体）**に大別される（**図9-18**）。

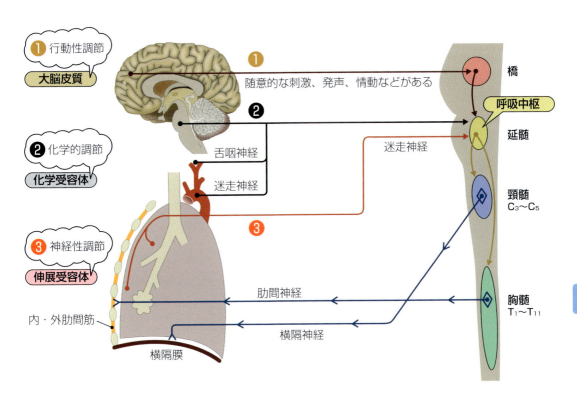

図9-18 呼吸中枢と呼吸の調節

第9章 呼吸器

呼吸の調節には、**随意的（意識的）調節**と**不随意的（自律的）調節**があり、通常は不随意的調節で行われている。

随意的（意識的）調節は**行動性調節**で、呼吸の**速度**や**深さ**を変化させる**調節**を、**大脳皮質・視床下部**と**橋**で司っている（**表9-1**）。

表9-1 呼吸調節の種類

呼吸調整		刺激要因	関与した受容体・神経			
随意 （意識的）	行動性調節	・発声；会話 ・情動；興奮など	大脳皮質 視床下部 → 橋 →			
不随意 （自律的）	化学性調整	CO₂の増加（↑） O₂の減少（↓） pHの低下（↓）	化学受容体 →	延髄 呼吸中枢 →	運動 ニューロン →	呼吸筋 横隔膜 内・外肋間筋
	行動性調節	肺の膨張（⇨）など	伸展受容体 →			

不随意的（自律的）調節は**無意識的調節**ともいわれ、**化学的神経性反射**に分類される。日常的には**中枢化学受容野**が働き、呼吸促進の刺激による**CO₂の上昇**が**主因**となる。

化学受容体（受容器）には、**中枢化学受容体（延髄）**と**末梢化学受容体（頸動脈小体）**があり、血液中の**O₂濃度**、**CO₂濃度**、**pH**[1]を感知して、呼吸中枢を刺激し呼吸を調整している。

血中のCO₂濃度上昇は、**水素イオン（H⁺）**濃度が**上昇**することによって起きる**pHの下降**と、血中から髄液に移行する**CO₂**によって**延髄**の**化学受容体**が**刺激**されることに起因しており、その結果として**呼吸**を**促進**させている（**図9-19**）。

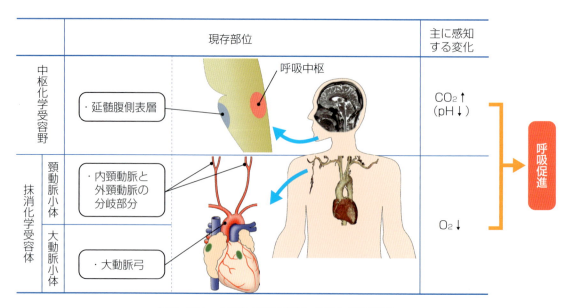

図9-19 中枢化学受容野と末梢化学受容体

2-4） 換気量と死腔

換気量は、呼吸によって**気道**や**肺**に**入出**する**空気**（ガス）の**量**で、1回につき**約500mL**である。その空気量には、**肺胞換気量**と**死腔換気量**がある。

肺胞換気量は、**呼吸細気管支**や**肺胞**に到達して**ガス交換**に**寄与**する空気量であり、その量は**350mL**ある。

死腔換気量は、鼻腔・口腔から終末細気管支までの**解剖学的死腔**（**150mL**）と**肺胞死腔**（正常なガス交換ができない細胞）があり、併せて生理学的死腔という（**図9-20**）。

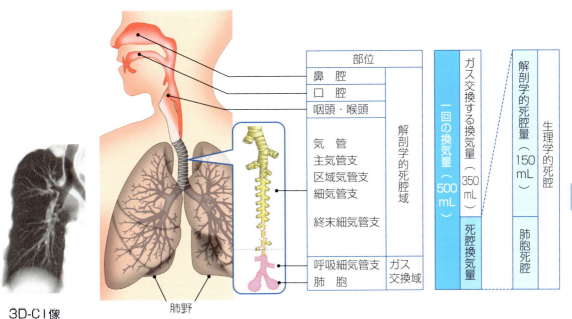

図9-20　死腔（解剖学的死腔と生理学的死腔）

＊1）pH（水素イオン指数；pondus hydrogenis, hydrogen ion exponent）：
溶液の酸、アルカリ度を示す指数。水素イオンモル濃度の逆数の常用対数で示す。

第10章 脳・神経の構造と機能

脳・神経は、情報を受け取って判断し、発信するという機能を持ち、内分泌腺と共に全ての器官と組織を制御している。絶えず変化する外部環境に対応するべく、身体全体の調整役を担っている。
神経系は受容器において「身体内・外部の環境変化」を感知し、末梢神経系(求心性)を経て情報を伝達する。その情報は中枢神経系(大脳・脳幹など)により処理され、遠心性神経系によって該当器管に送られ、各器官の反応を惹起させている。さらに、内分泌腺系(ホルモン)や免疫系とは密接な関係にあり、運動・感覚を司る体性神経系(動物神経系)と、意思の影響を受けることなく、内臓組織の機能調整をする自律神経系(植物神経系)により、中枢神経系に入り混じって人体の調整および保護の役割を行っている。

1 脳・神経系の概略

脳・神経系は、解剖学(構造)的・生理学(機能)的観点より、**中枢神経系**と**末梢神経系**に大別される(**図10-1**)。

中枢神経系は脳と脊髄からなり、頭蓋腔と脊柱管内に存在する**神経細胞**の集合組織である。

脳は大脳、小脳、間脳(視床、視床下部)、脳幹(中脳、橋、延髄)に区分される。また**脊髄**は、対応する脊椎の各部により**頸髄**、**胸髄**、**腰髄**、**仙髄**、**尾髄**に区別される。

末梢神経系は、頭蓋骨、脊椎の外部に分布する**神経線維**の束で、体性神経系となる脳神経、脊髄神経と、**植物神経系**となる自律神経で構成される。**脳神経**は脳から出入りする**12対**の神経で、頭蓋骨にある各々の孔を通り頭部や顔面部に分布する。一方、**脊髄神経**は、骨髄から出入りする**31対**の神経であり、椎骨の椎間孔を通過し体幹や四肢に広く分布する。

自律神経は**交感神経**と**副交感神経**から成り、交感神経は脊柱の両側から内臓に分布し、副交感神経は一部の脳神経と脊髄神経に混在して内臓に分布する。末梢神経系は、身体の各細部に広く分布し、詳細かつ多彩な情報を中枢神経に伝達して、身体全体の恒常性維持や、的確な運動性保持の役割を果たす緻密な**情報網**である。

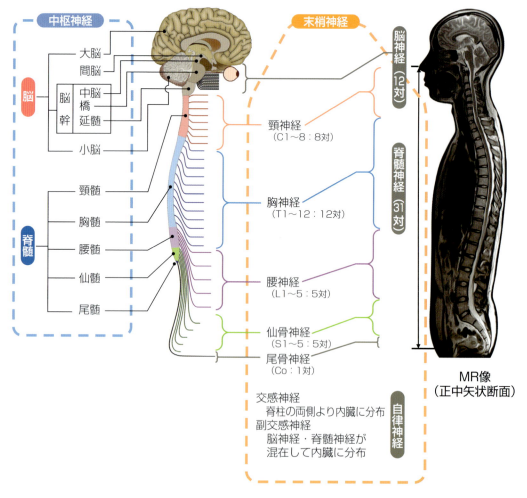

図10-1 脳・神経系の概要 －脳・神経系の分類－

2 中枢神経系

2-1） 中枢神経系の概要

2-1-1） 中枢神経系の構造と機能
中枢神経系は、脳（大脳、間脳、脳幹、小脳）と脊髄（頸髄、胸髄、腰髄、仙髄、尾髄）からなり、身体の諸機能（運動・感覚・自律神経など）を統轄している（図10-2）。
中枢神経各部位における機能を示す（表10-1）。

2-1-2） 灰白質と白質
中枢神経の組織は、神経細胞体[※1]が多く集まる大脳皮質の灰白質と、大脳軸索（軸索突起：神経線維）が多く集まる白質に区別される（図10-3）。

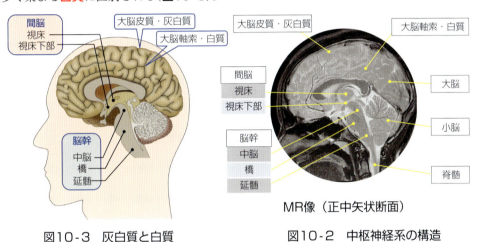

図10-3 灰白質と白質　　図10-2 中枢神経系の構造

表10-1 中枢神経系（脳・脊髄）の構造と機能

部位			機能
脳	大脳		①感覚情報を受領。思考・判断する。 ②運動器に指令を発信。 ③記憶・情動の形成。 ④本能行動（摂食・飲水）に関与。
	間脳	視床	①感覚情報を大脳皮質の感覚野に中継。 ②運動野に投射し、姿勢・運動を統制。
		視床下部	①自律神経系、内分泌系、本能行動の中枢・機能統合による体内環境の体温などを調整。
	小脳		①四肢の運動調節。 ②筋緊張に関与して運動・姿勢の協調性を図る。
	脳幹	中脳 橋 延髄	①脳神経のⅢ～Ⅻまでがある。 ②生命維持の呼吸・循環中枢がある。 ③大脳皮質との連絡で、覚醒状態の維持に関与。 ④運動・感覚情報の伝導路が通る。
脊髄			①脳と末梢神経系を連結して、運動・感覚情報などの伝導路。 ②種々の反射中枢がある。

＊1）神経細胞体（nerve cell body）：
　　神経細胞の本体。細胞核が位置し、ここを中心にして軸索、樹状突起が伸び出して、多様なニューロン（神経単位；neuron）の形をつくる。

2-1-3) 脳膜

脳膜は脳・脊髄の安全防護として、**硬膜**、**クモ膜**、**軟膜**からなる3重の髄膜で脳を覆い、その間隙を満たす液体（脳脊髄液）によって囲まれ、さらにその外側は、頭蓋骨によって保護されている（図10-4）。

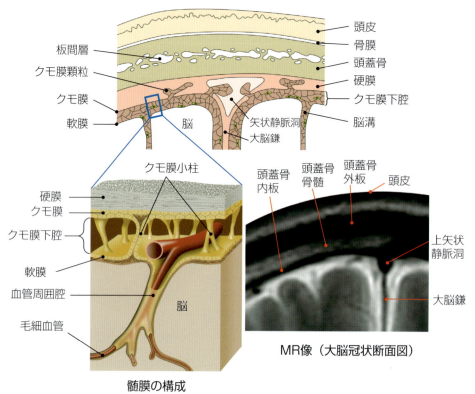

図10-4　脳・脳膜

2-2) 神経系の情報伝達経路

神経系の情報は、神経線維の中を電気信号として伝達される。

2-2-1) 情報の伝達経路

情報電気信号には、**上行性・求心性**の「末梢から脊髄を経由して大脳皮質」への**感覚系情報伝達路**と、逆に**下行性・遠心性**の「脳・脊髄から末梢（手・足など）」への**運動系情報伝達路**がある。

2-2-2) 錐体路と錐体外路

脳からの情報伝達経路には、錐体路と錐体外路があり、両者は相互に連携し、骨格筋の円滑な運動を調整している。錐体路は、大脳皮質から脊髄に向かい下行する上位運動ニューロン内において、延髄の錐体を通る神経路をいい、随意運動の実行を司る。延髄から脊髄に移行する所では、左右の神経線維（経路）が、相互に錐体交差している（図10-5）。

第10章 脳・神経の構造と機能

錐体外路は、**錐体路以外**を通り**脊髄**に向かう**経路**であり、**正確**で**円滑**な**随意運動**の調節を司る。錐体外路系における神経線維の多くは、**神経核**（**大脳基底核**、脳幹部の**前庭神経核**など）と**連絡**して、**大脳皮質**、**小脳**、**視覚器**、**平衡器**と**連絡調整**し、運動のスムーズ性を調整している（**図10-6**）。

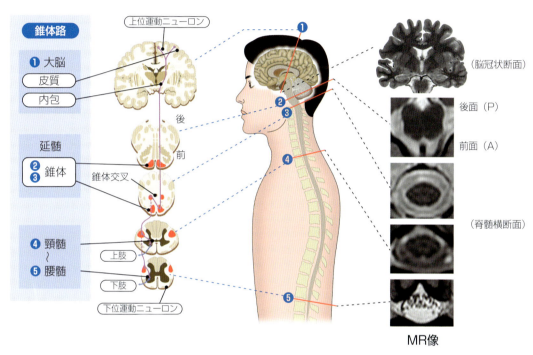

図10-5 錐体路

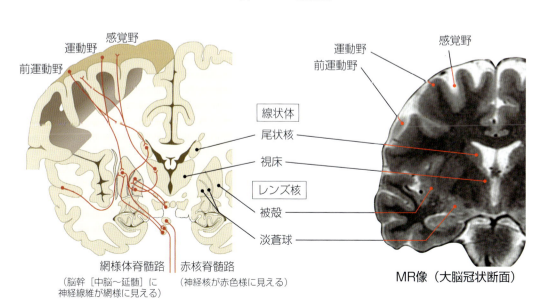

図10-6 錐体外路

第10章　脳・神経の構造と機能

2-3) 神経細胞

神経細胞はニューロン（神経単位：神経細胞機能単位、神経機能単位）と呼ばれ、**神経細胞体**と**樹状突起**および**神経突起**（**軸索**）の2種類の突起からなり、ニューロン、グリア細胞（神経膠細胞）とともに神経組織を構成している。

ニューロンは、大脳皮質、小脳、脊髄など中枢神経に固有の組織構造を構築し、さらに中枢神経内の各部位と末梢の各部位に連繋して、脳における高次機能の基盤となる神経回路網を形成する素子として機能している。

2-3-1) ニューロン

ニューロンは、核を持つ**神経細胞体**と多くの**樹状突起**、樹状突起の1つが長く伸びた**神経突起**（**軸索**）で構成される（**図10-7**）。

樹状突起は、**神経細胞**の**相互間**を**連絡**し、**神経突起**（**軸索**）は他のニューロンの樹状突起に**情報**を**送る**。

シナプス[*1)]は、**樹状突起・軸索**と**樹状突起**の**連絡部位**をいい、神経伝達物質が介在する。

神経伝達物質には、**アセチルコリン**、**ドパミン**、**アドレナリン**、**セロトニン**、**GABA**（**γ-アミノ酸**）、**バソプレシン**、ACTH（**副腎皮質刺激ホルモン**）などがある。

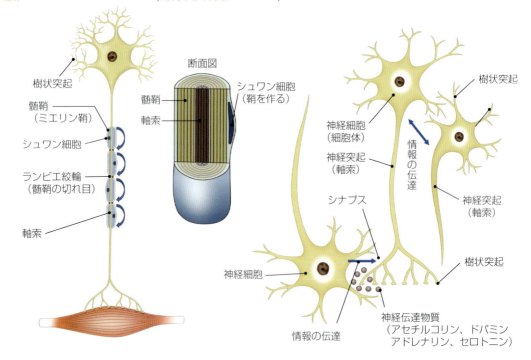

図10-7　ニューロン（神経細胞）と有髄神経線維

---

*1) シナプス（synapse）:
　　神経細胞間における情報伝達の接合部。

2-3-2) グリア細胞（神経膠細胞）

ニューロンの周囲には、**グリア細胞（神経膠細胞）**[*1]といわれる、**ニューロン**を**支持**する小さな細胞があり、その数は、ニューロンの約5倍に及ぶとされる。主なグリア細胞の種類とその機能を次に示す。

① **オリゴデンドロサイト（希突起膠細胞）**：**軸索**を**取り囲む髄鞘**で**電気信号**の**伝達速度**を**速める**。
② **アストロサイト（星状膠細胞）**：**毛細血管**から**栄養**を**ニューロン**に**供給する**。
③ **ミクログリア（小膠細胞）**：**免疫細胞の役割**などを担う（**図10-8**）。

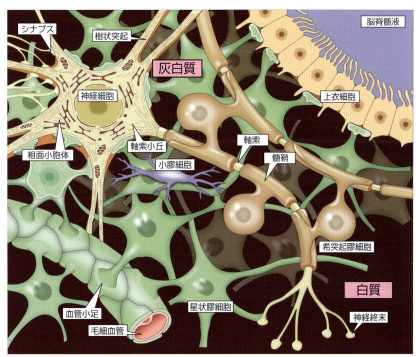

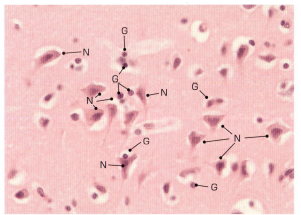

Neuron（N）：神経細胞　　Glia cell（G）：神経膠細胞
組織像
図10-8　グリア細胞（神経膠細胞）

＊1）グリア細胞（神経膠細胞　glia cell）：
　　神経組織を構成する実質細胞と血管壁を構成する細胞を除いた細胞をいう。

2-4) 大脳の構造と機能

2-4-1) 大脳半球

大脳は、脳の大部分を占める左右の半球からなり、解剖学的には、**前頭葉**、**頭頂葉**、**側頭葉**、**後頭葉**に分類される（**図10-9**）。

大脳は外側より順に、**灰白質（神経細胞体）**の**大脳皮質**、**白質（神経線維束）**の**大脳髄質**、灰白質の**大脳基底核**とで構成される（**図10-10**）。

大脳半球の主な機能は、前頭葉の**精神活動**と**運動性**（**発語**や**動作**など）、頭頂葉の**体性感覚**（**視覚**や**聴覚**の**統合**など）、側頭葉の**聴覚**と**視覚**（**認知**・**聴理解**）、後頭葉の**視覚**などがある。

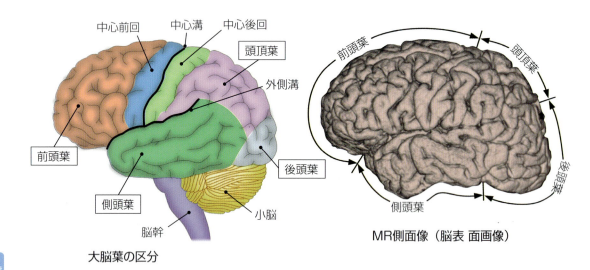

図10-9　大脳の解剖学的4領域

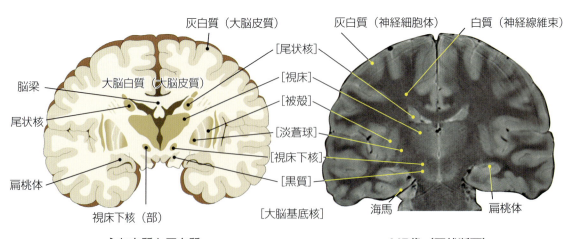

図10-10　大脳半球の構造　－白質と灰白質－

2-4-2) 大脳皮質

大脳皮質には、機能局在として**運動野**、**感覚野**（**体性感覚野**）、**言語野**、**連合野**がある。
感覚野には**視覚野**、**聴覚野**などがある。
運動野は**前頭葉**の**中心溝前回**に、**体性感覚野**は**頭頂葉**の**中心溝後回**にあり、**中心溝**によって**分離**される。
前頭葉には**運動性言語中枢**の**ブローカ野**が、側頭葉には**感覚性言語中枢**の**ウェルニッケ野**がある。
視覚野は**後頭葉**に、**聴覚野**は**側頭葉**にある。
連合野には**前頭連合野**、**運動連合野**、**体性感覚連合野**、**聴覚連合野**、**視覚連合野**がある（**図10-11**）。
大脳皮質の各機能局在における**一次野**と**連合野**の機能を示す（**表10-2**）

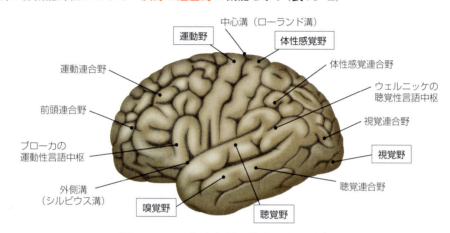

図10-11　大脳皮質の機能局在と連合野

表10-2　大脳皮質の一次野と連合野　－ 局所と機能 －

大脳半球皮質	一次野	連合野[5]（より高度な働き）	
前頭葉	運動野[1] 運動前野	前頭連合野（前頭前野） （ブローカの運動性言語中枢） ：逐行機能（性格や社会性、感情表出）	
頭頂葉	体性感覚野[2]	体性感覚連合野 ：空間、知覚、身体、覚識	後連合野（頭頂後頭側頭連合野）
側頭葉	聴覚野[3]	聴覚連合野 （ウェルニッケの聴覚性言語中枢） ：物体認知、出来事記憶	
後頭葉	視覚野[4]	視覚連合野 （視覚性言語中枢） ：視覚情報の統合	

[1] 一次運動野：
中心溝前方の中心前回にある。大脳皮質への弱電流による局所刺激で、手足の筋肉収縮が起きる。

[2] 一次体性感覚野：
中心後回にある。全身の皮膚や関節、筋からの情報を処理する。

[3] 一次聴覚野：
上側前回の内側面にある。内耳からの聴覚情報を処理する。

[4] 一次視覚野：
後頭部における網膜からの視覚情報を処理する。

[5] 連合野：
感覚野と運動野を除いた新皮質領域をいう。高次脳機能（認知、思考、行動制限、記憶、言語など）とされる情報を統合して知的機能を営む。

第10章 脳・神経の構造と機能

大脳皮質野は、性質の類似した神経細胞が層状に配列され、機能によって運動性と知覚性に分類される。さらに大脳皮質の特定領域と身体末梢が、一対一の関係で連結している部分を一次皮質野といい、運動野は中枢神経系から遠心性線維が起始する部位であり、知覚野は中枢神経系への求心性線維を受領する部位である（図10－11）。

一次運動野は、中心前回[*1)]により「運動のこびと」と身体各部位を、運動に対応する皮質野の大きさに準拠して表示し、一次知覚野は中心後回[*2)]において知覚に関する身体的各部位を投影する「感覚のこびと」と表示している（図10－12）。

二次運動野は、一次運動野からの発信信号を、的確な運動信号に適合させる上位の調節中枢であり、代表例としてブローカの運動性言語中枢がある。二次知覚野は二次運動野に類似した機構で、経験蓄積した情報に対比して識別される上位の調整中枢である。

感覚器の二次視覚中枢は読解中枢であり、聴覚中枢には言語の理解を担うウェルニッケの感覚性言語中枢がある（図10－11）。

連合野は、感覚野と運動野を除いた新皮質領域をいう。様々な情報を統合した知的機能（認知、思考、行動制御、記憶、言語など）を担って、視覚野、聴覚野、体性感覚野などから種々の感覚情報を受信して統合し、さらに感覚情報や記憶などを基準にして行動計画を作成している。

① 頭頂連合野：頭頂葉の体性感覚野後方から視覚野前方までの領域で、空間知覚、自己の身体意識に関与している。
② 側頭連合野：側頭葉の聴覚野を除いた領域における視覚野から連続する下側頭葉で、物体認知に関与している。一方で側頭葉内側部は出来事記憶にも関与している。
③ 前頭連合野：前頭葉の運動野から前方領域の背外側部に執行機能がある。一方で前頭連合野の眼窩部と内側部は、社会性や感情表出に関与している（表10－2）。

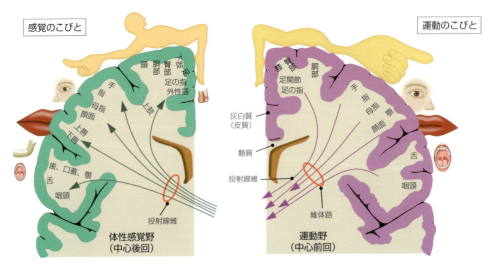

図10-12　「運動のこびと」と「感覚のこびと」（PenfieldとRasmussenによる）

*1) 中心前回
　大脳半球外側面の中心溝とその前方に走る中心前溝の間の大脳回で体性運動野に相当する。

*2) 中心後回
　大脳半球外側面の中心溝とその後方に走る中心後溝の間の大脳回で体性運動野に相当する。

2-4-3) 大脳基底核

大脳基底核の機能は、**錐体外路系**で運動制御に働く。構成する核は、**線条体**(尾状核、被殻)と**レンズ核**(淡蒼球、被殻)である。さらに神経機能の連繁は中脳の**黒質**や、間脳の**視床下核**との関係が濃密であり、機能的には基底核構成に含まれる(**図10-13、10-14**)。

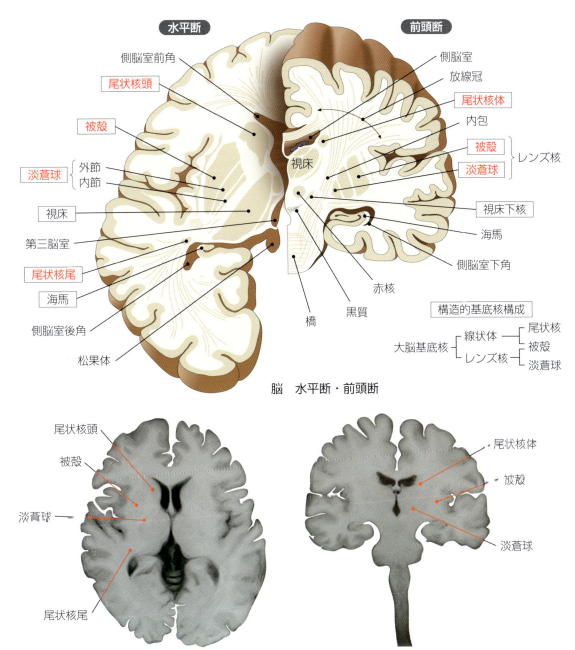

図10-13 大脳基底核 － 構造的構成と機能的構成 －

第10章 脳・神経の構造と機能

2-4-4） 大脳辺縁系

大脳辺縁系は**機能的概念**での単位で、大脳、間脳、中脳からなり、脳幹の神経核や脳梁の辺縁を取り囲んでいる。

扁桃体、**海馬**、間脳の**視床下部**における一部分、**乳頭体**、**脳弓**（湾曲した線維束）で構成される。

機能は**特殊知覚**（記憶保持、想起など）、**恐怖**、**怒り**、**攻撃性**などの**情緒反応**が、大脳皮質、視床、視床下部との連携によって、大脳辺縁系で支配されている（**図10-15**）。

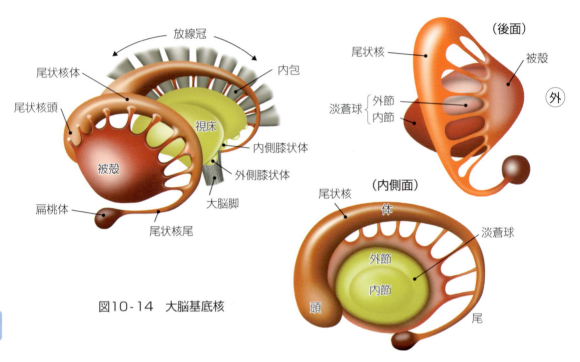

図10-14 大脳基底核

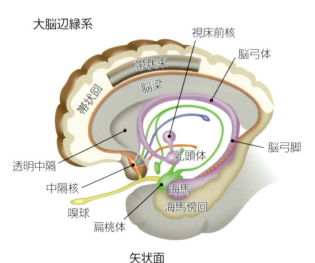

矢状面

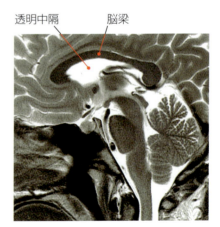

MR像（正中矢状断面）

図10-15 大脳辺縁

2-5) 間脳の構造と機能

間脳は、視床と視床下部からなり、視床下部は漏斗を介して下垂体が垂下している。
視床下部の下垂体は内分泌器官としての機能を担っている(図10-16)。

2-5-1) 視床
視床は、灰白質よりなり、中枢神経系における最大の神経核である。感覚性の神経線維情報を大脳皮質の感覚野に伝達し、また運動野への投射によって姿勢・運動の制御を担っている。また、生体に必要な情報のみを通過させ、大脳皮質での情報過多を防御している。

2-5-2) 視床下部と下垂体
視床下部には、①自律神経系(神経機能)、②内分泌系(内分泌機能:下垂体と視床下部ホルモン)、③本能行動(摂食・飲水など)の中枢があり、これらの機能を統合して生態環境(体温、体液など)の恒常性を保全する。
下垂体は前葉と後葉に分類され、視床下部からのホルモン刺激により多くのホルモンを分泌している。
　前葉ホルモン：甲状腺ホルモン、副腎皮質ホルモン、性腺刺激ホルモン。
　後葉ホルモン：バソプレシン(抗利尿ホルモン)、オキシトシン(陣痛誘発、授乳時の乳汁放出)。

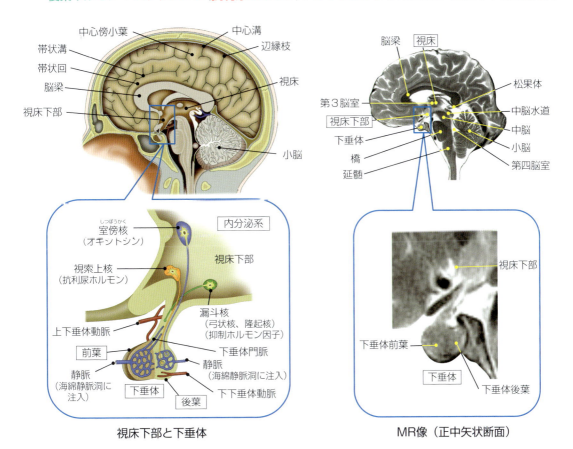

図10-16　間脳(視床・視床下部・下垂体)

2-6）小脳の構造と機能

小脳の**構造**は、後頭蓋窩で大脳の後頭葉下部に位置し、大脳と同様に表面は**灰白質**の**小脳皮質**、深部は**白質**の**神経線維**で構成される。これらは**上行性・下行性**の**神経線維**で**脊髄・中脳**と**交通**し、**橋**を**介して大脳**や**平衡器**（**前庭・蝸牛・内耳**）と連絡している。

小脳の**機能**は、**身体**の**平衡**、**眼球**の**運動**、**歩行**や**筋の緊張**などの**調整**、**姿勢維持**、**運動の協調性**、**身体**の**姿勢**や**バランス**の**保持**などを司り、**大脳基底核**における**動作筋**の**組み合せ**や**順位**などの**計画・複雑な運動を調節する役割**を担う（**図10-17**）。

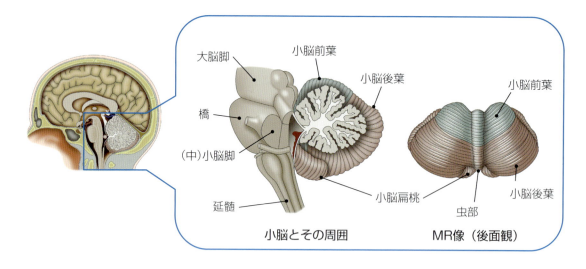

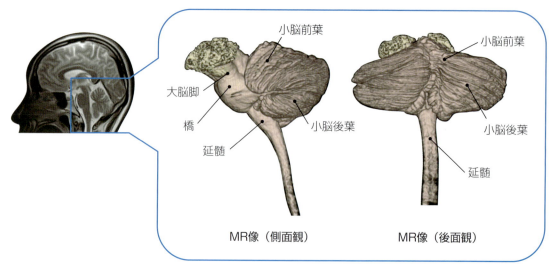

図10-17　小脳

2-7) 脳幹と網様体

脳幹は、中脳、橋、延髄からなり、上行性と下行性の神経路(白質)と、神経細胞の集合(灰白質)より構成されている。生命維持に重要な自律機能を調整する中枢であり、循環中枢、呼吸中枢、嘔吐中枢、嚥下中枢、排尿中枢がある(図10-18)。

中脳、橋、延髄の神経核と連絡経路を(図10-19)に示す。

2-7-1) 中脳
中脳には次のような重要な部位がある。
① 四丘体：動眼神経(Ⅲ)、滑車神経(Ⅳ)の神経核があり、対光反射(縮瞳 反射)、近見反射(縮瞳・輻輳反射)を司る中枢。
② 大脳脚：大脳と小脳を連絡する投射線維による通路(運動・感覚情報の通路)。
③ 黒質と赤核：錐体外路系の神経核。

2-7-2) 橋
橋には脳神経の三叉神経(Ⅴ)、外転神経(Ⅵ)、顔面神経(Ⅶ)、内耳神経(Ⅷ)の神経核があり、さらに呼吸中枢の一部や排尿中枢がある。

2-7-3) 延髄
延髄には舌咽神経(Ⅸ)、迷走神経(Ⅹ)、副神経(Ⅺ)、舌下神経(Ⅻ)、の神経核がある。
さらに、呼吸中枢の大部分、循環中枢(血管運動中枢)、嘔吐中枢、嚥下中枢、咳嗽中枢、くしゃみの中枢がある。これ等の中枢に必要となる感覚情報を舌咽神経や迷走神経を介する自律神経から受得して機能を遂行する。

2-7-4) 網様体
網様体は、脳幹の領域に神経細胞が散在している部分である。神経細胞の間隙を神経線維が網状に観察されることより網様体と呼ばれる。意識レベル、覚醒、睡眠の調節に重要な役割を担っている。

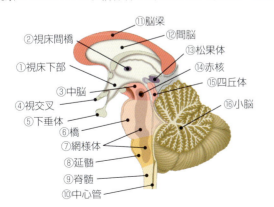 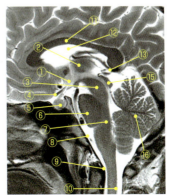

図10-18　脳幹と網様体の構造　　MR像(正中矢状断面)

第10章 脳・神経の構造と機能

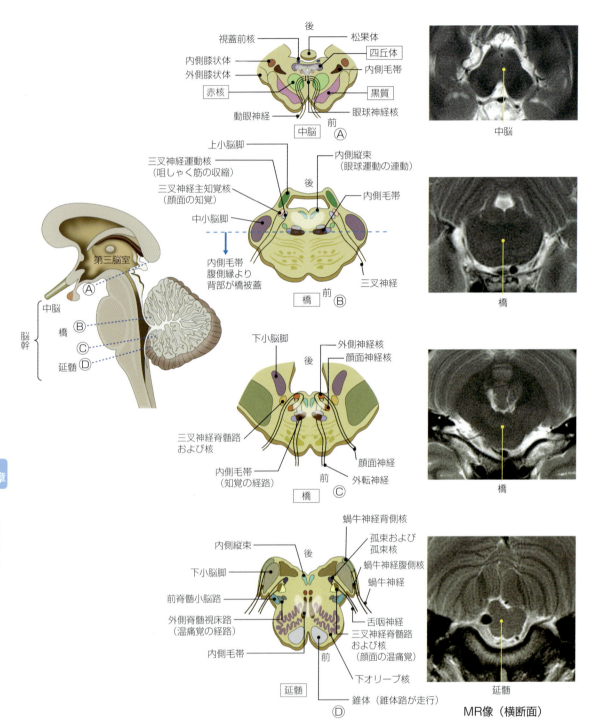

図10-19 脳幹（中脳・橋・延髄）の神経核と連絡

2-8) 脊髄

脊髄は延髄に続き、頸髄、胸髄、腰髄第1〜第2で終わり、神経線維束(馬尾)となる。

脊髄は円柱状で、横断面の中央には中心管があり、その周囲にはH字形の灰白質(神経細胞)が囲み、その周囲には白質(上行性・下行性の神経線維)がある。

H字形の腹側を前角、背側を後角といい、各々の末梢神経系である運動神経・感覚神経が出入りしている。

運動神経は、前根を通って末梢に、感覚神経は後根を通って中枢に進む。

胸髄には、H字形の灰白質にある側角の突出部位に、交感神経系の神経細胞がある。(図10-20)。

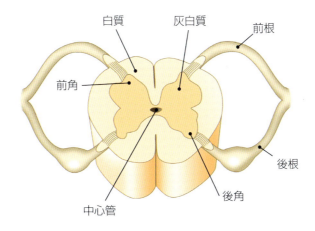

中心管は脊髄全長で連続性に貫く中心管があり脳室に連結している。

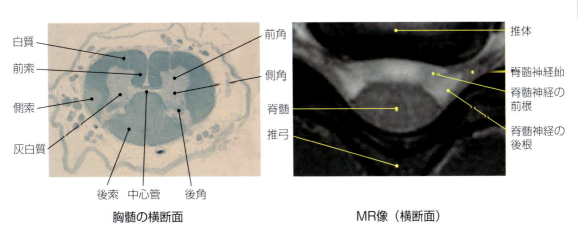

胸髄の横断面　　　　　　　　　MR像(横断面)

図10-20　脊髄

3 末梢神経系

3-1) 末梢神経系の概要

末梢神経系は、末梢器官（臓器）と中枢神経系の相互間における情報伝達を担う神経系をいう。
末梢神経系の分類は、構造的に脳神経系と脊髄神経系、機能的に体性神経系と自律神経系に分類される。さらに、体制神経系は運動神経系と感覚神経系に、自律神経系は交感神経系と副交感神経系に分類される（図10-21）。

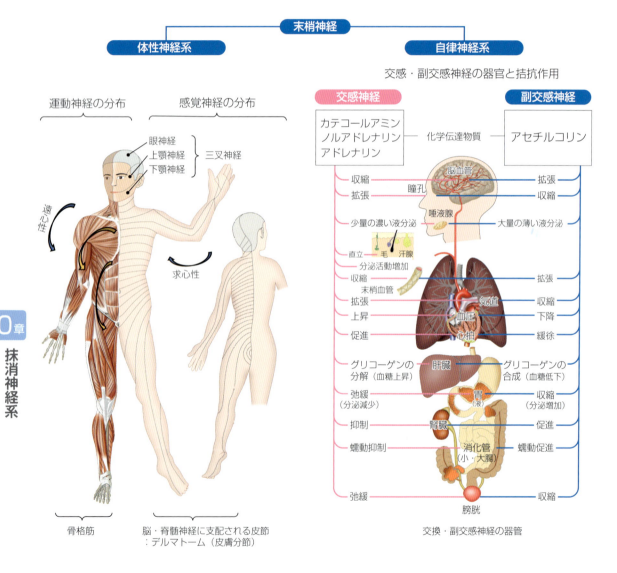

図10-21　末梢神経の機能（情報伝達）的分類

体性神経系は、骨格筋、関節、皮膚に広く分布して、感覚・運動に関与する**脳神経**と**脊髄神経**に分類される。

感覚神経では、皮膚・粘膜からの感覚を**表在感覚**といい、**触覚**、**痛覚**、**温度覚**がある。さらに、筋肉・関節からの感覚を**深部感覚**といい、**位置覚**、**振動覚**がある。

自律神経系は、生命維持に緊密な心筋、平滑筋、腺に分布して、**交感神経**と**副交感神経**に分類される。

混合神経は、末梢神経における**運動神経**、**感覚神経**、**自律神経**（交感神経と副交感神経）のうち、いずれか複数の神経が**混在**している状態をいう。一部の脳神経を除き、末梢神経の走行経路で観察されることが多い（**図10-22**）。

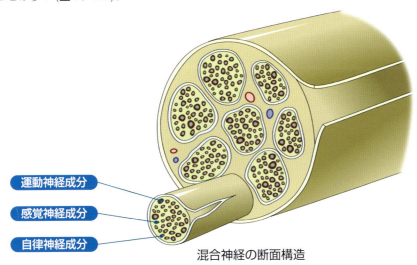

混合神経の断面構造

機能の異なる複数の神経線維が集合して1本の末梢神経を形成している。

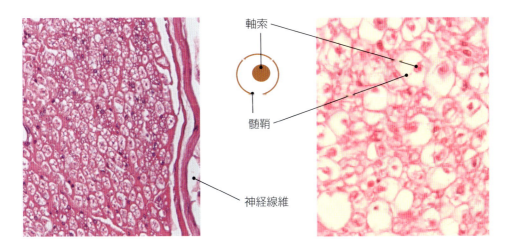

神経線維（組織像）

図10-22　混合神経の構造概要

3-2) 脳神経

脳神経は**12対**からなり、**頭頸部の筋肉**、**皮膚**、**特殊感覚器**（**鼻**、**眼**、**耳**）に分布する。
脳神経の経路は大脳（Ⅰ～Ⅱ）、脳幹（Ⅲ～Ⅻ）より出て**頭蓋底**の**孔**を**通過**し、末梢組織に至る（**図10-23**）。

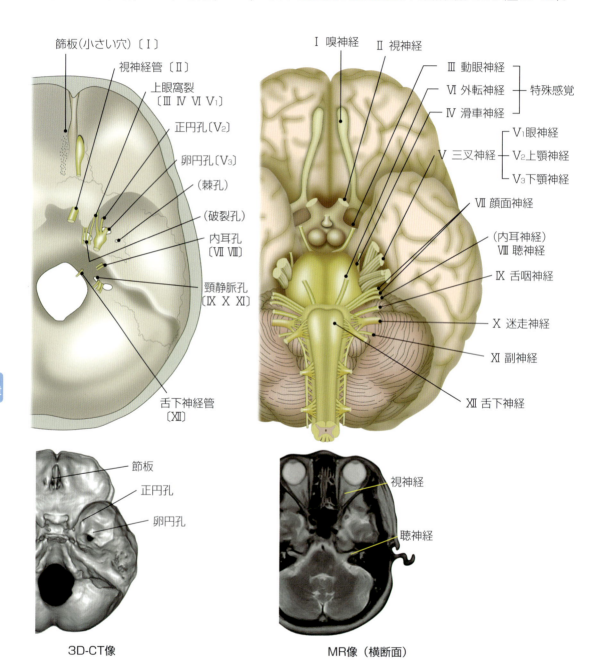

図10-23　脳神経の12対と経路

第10章　脳・神経の構造と機能

脳機能の神経成分の種類と機能を示す（**表10-3**）。

表10-3　脳神経機能と神経成分の種類

脳神経	脳神経神経成分の種類	機能（情報伝達・指令と分泌）
Ⅰ　嗅神経	感覚	嗅覚：中枢に伝達
Ⅱ　視神経	感覚	視覚：中枢に伝達
Ⅲ　動眼神経	運動	眼球運動：上転、内転、下転の指令を伝達
	運動	上眼瞼挙上運動：指令を伝達
	副交感神経	瞳孔運動：縮瞳
Ⅳ　滑車神経	運動	眼球運動：下転、外転に向ける運動指令を伝達
Ⅴ　三叉神経	感覚	顔面・頭部　知覚：中枢に伝達
	感覚	舌前2/3　知覚：中枢に伝達
	運動	咀嚼運動：指令を伝達
Ⅵ　外転神経	運動	眼球運動：外転に向ける運動指令を伝達
Ⅶ　顔面神経	感覚	舌前2/3　知覚：中枢に伝達
	運動	顔面表情筋運動：運動指令を伝達
	副交感神経	涙液・唾液：分泌
Ⅷ　内耳神経	感覚	聴覚：中枢へ伝達（蝸牛神経）
	感覚	平衡感覚：中枢へ伝達（前庭神経）
Ⅸ　舌咽神経	感覚	舌後1/3・咽頭部　知覚：中枢へ伝達
	感覚	舌後1/3　味覚：中枢へ伝達
	運動	咽頭運動：挙上運動指令を伝達
	副交感神経	唾液：分泌
Ⅹ　迷走神経	感覚	胸・腹部臓器 内臓感覚：中枢へ伝達
	運動	外耳道・軟口蓋・咽頭・喉頭：運動指令を伝達
	副交感神経	胸・腹部臓器：運動と分泌
Ⅺ　副神経	運動	胸鎖乳突筋（首）・僧帽筋（肩）：運動指令を伝達
Ⅻ　舌下神経	運動	舌：運動指令を伝達

第10章 脳・神経の構造と機能

3-3) 脊髄神経

脊髄神経は31対からなり、頸神経(C)8対、胸神経(T)12対、腰神経(L)5対、仙骨神経(S)5対、尾骨神経1対で形成され、各筋肉の運動神経、皮膚の感覚神経、各々の部位・組織の自律神経を含む（図10-24）。

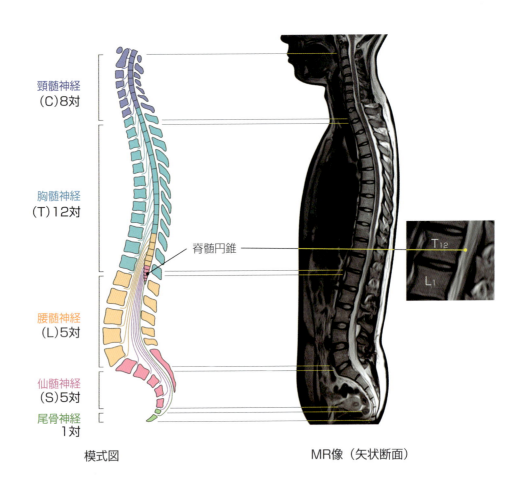

図10-24　脊髄神経

第10章　脳・神経の構造と機能

脊髄神経の分布は、四肢、体幹にある筋肉と皮膚に分布する。各々の脊髄神経に対応する皮膚感覚における皮膚分節（デルマトーム）を示す（図10-25）。

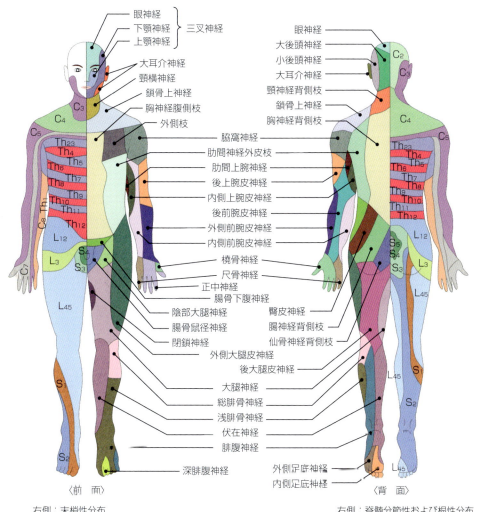

図10-25　脊髄神経の皮膚分節（デルマトーム）

第10章　脳・神経の構造と機能

3-4) 自律神経

自律神経の**中枢**は間脳の**視床下部**にあり、内臓および血管平滑筋・心筋・腺を支配し、調節・循環・呼吸・消化・分泌などの基礎的要素である**生命維持機能**を調整している。その神経作用は無意識的かつ反射的であって、体性神経系とは全く異なり随意的な制御は受けない。

自律神経の**末梢**には**交感神経**と**副交感神経**の2組のニューロンが、互いに**拮抗作用**をしている（**表10-4**）。その機能は、交感神経が身体の活動性に働き、副交感神経は身体の安静性に働く（**図10-26**）。

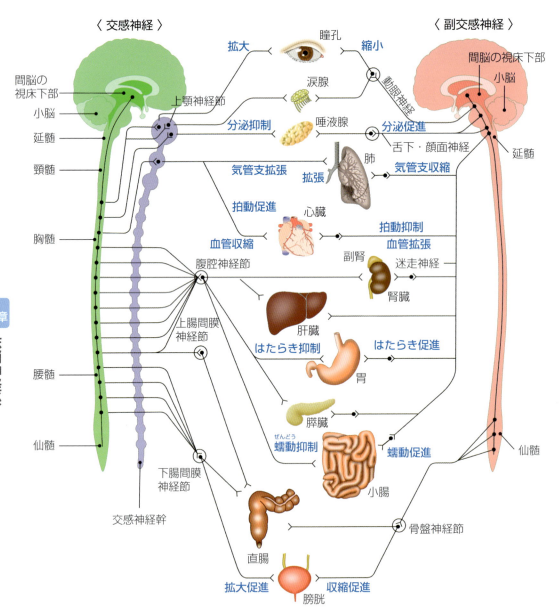

図10-26　自律神経の構造と機能

自律神経の**構造的特徴**は、脳や脊髄から出た神経線維が、直接的に標的器官に到達するのではなく、途中でかならず**シナプス**[*4]を経由していることである。

自律神経系シナプスと神経伝達物質は、**2個**の**シナプス**を**経由**し、神経伝達物質は**アセチルコリン**（ACh[*2]）と**ノルアドレナリン**（NA）[*3]の2つによって神経刺激情報が伝達される（**図10-27**）。

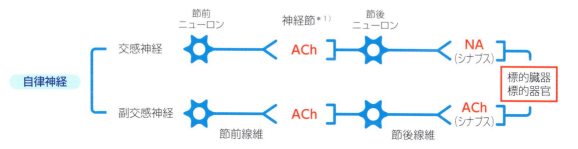

図10-27　自律神経の神経情報伝達

表10-4　交感神経と副交感神経の機能

交感神経刺激 （ノルアドレナリン放出）	臓器器官など	副交感神経刺激 （アセチルコリン放出）
散大：瞳孔散大筋収縮	瞳孔	縮小：瞳孔括約筋収縮
唾液分泌：少量・濃い	唾液腺	唾液分泌：大量・薄い
収縮	末梢血管　血管壁筋	拡張
上昇	末梢血管　血圧	下降
増加	末梢血管　脈拍	減少
拡張	気管支	収縮
グリコーゲン分解	肝臓	グリコーゲン合成
減少	消化管　消化液分泌	増加
抑制	消化管　運動	促進
収縮（鳥肌）	皮膚　立毛筋	—
分泌増加	皮膚　汗腺	—
弛緩（蓄尿）	膀胱　排泄筋	収縮（排尿）
収縮（蓄尿）	膀胱　内尿道括約筋	弛緩（排尿）

[*1] 神経節（ganglion）：
末梢神経系における神経細胞集合体である。機能により自律神経節と感覚神経節の2種がある。

[*2] ACh：
アセチルコリン（神経伝達物質の1つ）．

[*3] NA：
ノルアドレナリン（神経伝達物質の1つ）．

[*4] シナプス（synapse）：
神経細胞間における情報伝達のために特殊化した接合部．

第11章　運動器の構造と機能

運動器は、多数の骨格筋の働きを惹起させる器官で、206余個の骨により構成される骨格と、2個以上の複数骨と連結して構成される関節、拮抗（収縮と弛緩）作用をする運動筋、運動筋を関連骨に密着させる腱などにより形成される。

1 骨格

成人の**骨格**は、**頭蓋骨**(29個)、**脊椎**(26個)、**肋骨**と**胸骨**(25個)、**上肢**(64個)、**骨盤**と**下肢**(62個)の合計206個の骨から構成される(**図11-1**)。

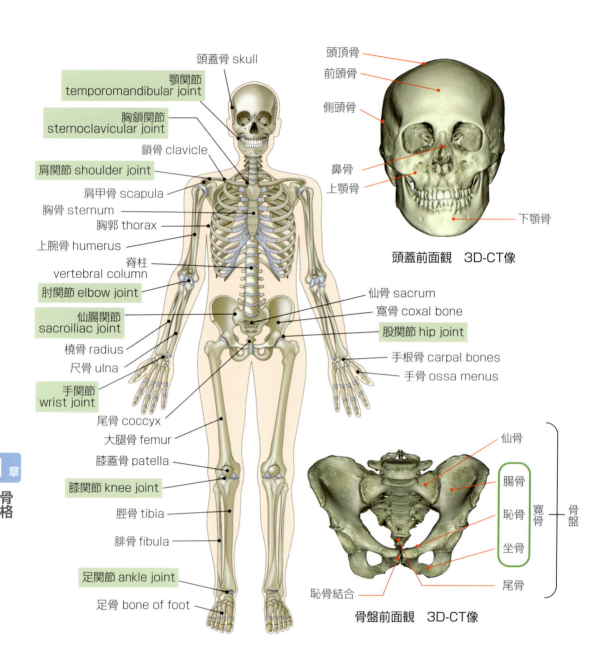

図11-1 人体骨格と関節

2 骨

2-1）骨組織

骨組織は、**骨細胞成分**と**骨基質**により形成される。

2-1-1）骨細胞成分
骨細胞成分には、骨を保持する**骨細胞**、骨を形成する**骨芽細胞**、骨を吸収する**破骨細胞**があり、力学的因子[*1]と生物学的因子[*2]によって常に再造形（**リモデリング**[*3]）が繰り返されている（**図11-2**）。

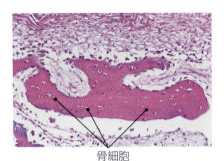
骨細胞

骨細胞は、骨の維持に必要な物質を分泌している。

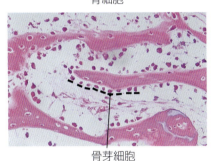
骨芽細胞

骨芽細胞は、コラーゲン、プロテオグリカン、糖蛋白などの骨基質の有機成分を合成することができる。

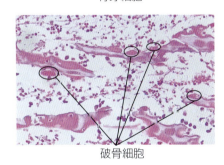
破骨細胞

破骨細胞は、ハウシップ窩と呼ばれる浅い窪みがあり、ここで骨の再吸収が行われている。

図11-2　骨細胞成分（組織像）

[*1] 力学的因子：
　骨の形成は、力学的負荷が掛かる部位で形成促進される。

[*2] 生物学的因子：
　副甲状腺ホルモン（PTH）、カルシトニン、活性型ビタミンDなどで、骨におけるカルシウム（Ca）の遊離・沈着のバランスを保つ因子。

[*3] 再造形（リモデリング：remodeling）：
　骨の造形は皮質骨表面で約5％、海綿骨表面で約10～20％が常に行われている。骨表面の一部が破骨細胞によって骨吸収され、続いて同部位が骨芽細胞により骨形成される。

2-1-2) 骨基質

骨基質は、有機質の**コラーゲン**（膠原：線維状の蛋白質）と**リン酸カルシウム**（無機塩・骨塩）からなり、カルシウム（Ca）やリン（P）の貯蔵部位として機能している。

血中カルシウム濃度の調整においては、**骨**に含まれる**99%**のCaが、血中における遊離と沈着によって調節されている。

骨からの**Ca遊離作用**は、副甲状腺ホルモン（**PTH**）による**破骨細胞**の**機能促進**と、**カルシトニン（甲状腺傍濾胞細胞分泌ホルモン）**による**破骨細胞**の**機能抑制**によって調整されている。

カルシウムの**骨沈着促進**は、**活性型ビタミンD・副甲状腺ホルモン・カルシトニン**などの関与により、**腸管**からの**Ca吸収**が制御され、調整されている。

2-2) 骨の構造

骨の**表層**は、強固な**緻密骨**(皮質骨)で、骨の**内部**は粗状な**海綿骨**となっている（**図11-3**）。

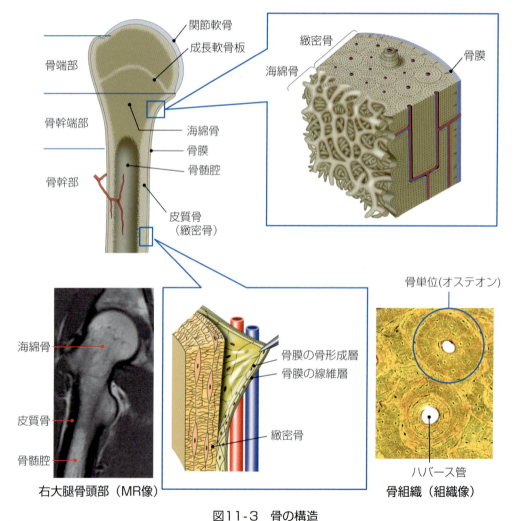

図11-3　骨の構造

第11章 運動器の構造と機能

骨の**形態**は、**長管骨**、**種子骨**、**扁平骨**などに分類される（**図11-4**）。
長管骨は、**四肢**を形成し、**骨端・骨幹端・骨幹**の部分に区別される。
骨髄腔は、海綿骨の間隙（かんげき）が骨髄で満たされており、**赤色骨髄**では**造血**の役割を持つ。
骨膜の骨形成層には、骨を**短軸**方向に**成長**化させる**膜性硬化**があり、骨折損傷を修復する役割を担っている。
成長軟骨板は、骨を**長軸**方向に**成長**させる**軟骨内骨化**によって、**思春期**に骨成長が盛んとなり、完全骨化したのち消失する。

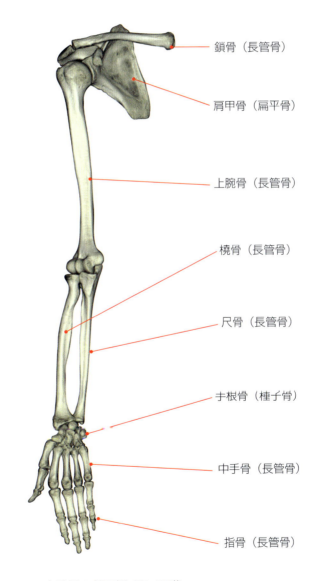

上肢骨の前面観 3D-CT像

図11-4　上肢骨と骨分類

第11章 運動器の構造と機能

2-3）脊椎

脊椎の**構造**は、**頸椎7個、胸椎12個、腰椎5個、仙椎5個、尾椎3～5個**からなり、仙椎と尾椎は各々が癒合して仙骨・尾骨を形成している（**図11-5**）。

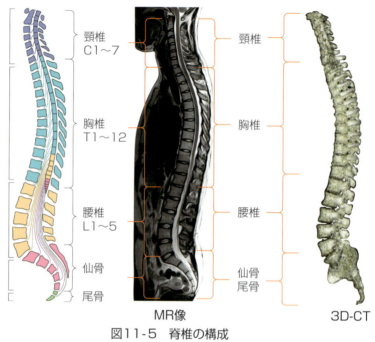

図11-5　脊椎の構成

脊椎は、**椎骨**が積み重なり**脊柱**として形成されている。**椎孔**は連結して**脊柱管**となり、その中を**髄膜**に囲まれた**脊髄**が通る。

この脊髄より分岐する**神経根**が、**脊柱管**から左右の**椎間孔**を通過して**末梢**へと連続している（**図11-6**）。

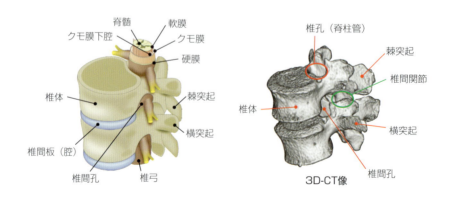

図11-6　椎柱の構造

第11章 運動器の構造と機能

椎間板は各脊椎の椎体間にある円板状形態で、**中央部**に**髄核**、**周辺部**は**線維輪**で構成され、各椎体の連結と**クッション**の役割を担っている。

椎間関節は、各**椎体の後方**に位置し、左右に**上・下の関節突起**で**連結**し関節を構成している(**図11-7**)。

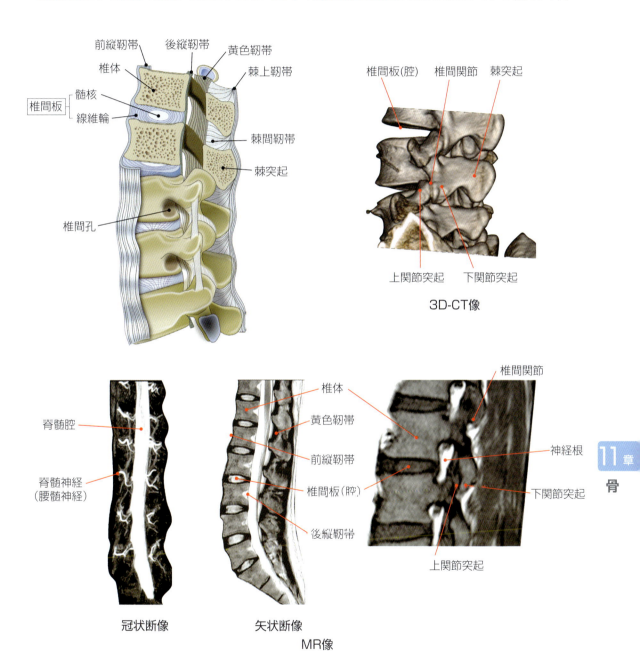

図11-7 椎間板(腔)と椎間関節

3 関節

関節は、相互の骨を連結して運動させる役割を担い、広義では**不動関節**(不動(性)結合)と**可動関節**に分類されるが、一般的には運動性の大きい可動性の連結(可動関節)のみをいうことが多い。

3-1) 可動関節

可動関節は、骨の関節面が関節軟骨で覆われている。関節軟骨の組織は約**60〜80%が水分**で、残りが**コラーゲン**(**膠原**)と**プロテオグリカン**(ムコ多糖を主成分とする蛋白質の複合体)であり、結合組織における細胞間隙でセメント質(石灰化組織)の役割を担っている(**図11-8**)。

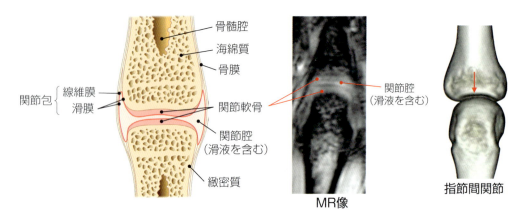

図11-8 関節の構造

3-2) 靱帯と関節半月

可動関節は、**靱帯**と**関節半月**によって補強されている。
靱帯は強靭な**結合組織**で、関節包の補強と安定性の向上を担っている。
関節半月は関節腔内の**軟骨組織**で、運動性衝撃の吸収・減弱や、運動性変化による関節面の適合性精度を向上させている(**図11-9**)。

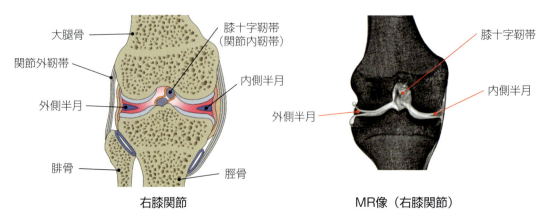

図11-9 靱帯と関節半月

3-3) 環軸関節

環軸関節は、環椎（第1頸椎）と、軸椎（第2頸椎）の歯突起により、一方の骨の軸を中心に他方の骨が回旋する車軸関節を正中に構成し、頭蓋骨の回旋運動を補助している。

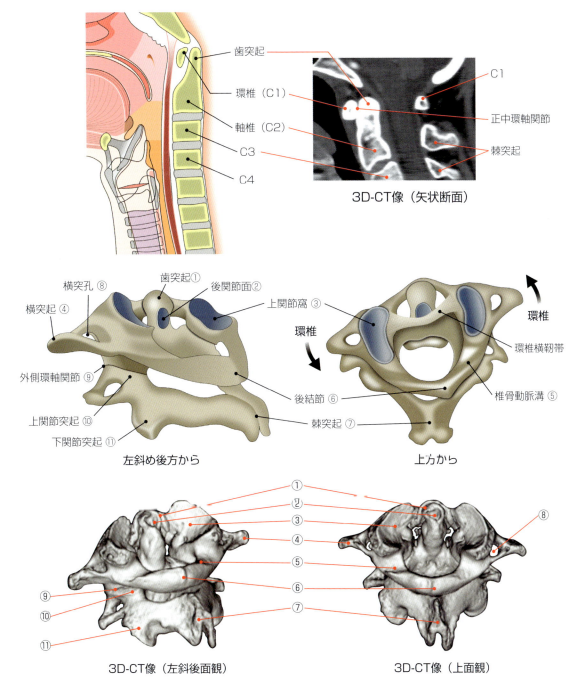

図11-10　環軸関節

第11章 運動器の構造と機能

3-4) 不動関節（不動結合）

不動関節には、**線維性結合**（椎間板・恥骨結合など）、**軟骨性結合**（成長軟骨板）、**骨結合**（骨化した成長軟骨板）、**靭帯結合**（頭蓋骨結合）がある。また、**骨盤環**（輪）として左右の腸骨と仙骨が連結した仙腸関節がある（**図11-11**）。

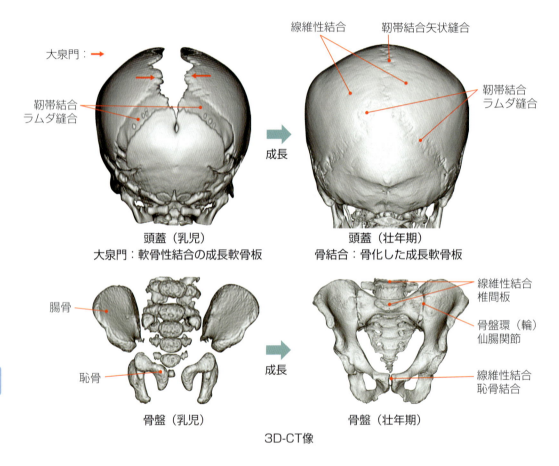

図11-11 不動関節（不動結合）

4 筋（骨格筋）

4-1） 骨格筋の構造と機能

骨格筋は多数の筋線維からなり、表面は結合組織の筋膜によって包まれている。上肢・下肢などの結合組織における横紋筋では、神経組織と混在する。

骨格筋細胞は、細長い筋線維を主とする複数の細胞核を持った大型細胞で形成され、心筋や平滑筋に比し、非常に長い形態であることより筋線維とも呼ばれる。その中の筋原線維は太さ1～2μmで、ユニット状の筋線維束（筋束）となっている（図11-12）。

筋原線維は、収縮性蛋白質のアクチン[*1]とミオシン[*2]による2種類のフィラメントで構成され、顕微鏡下では規則的な縞模様（横紋様）の配列が観察できる（図11-13）。

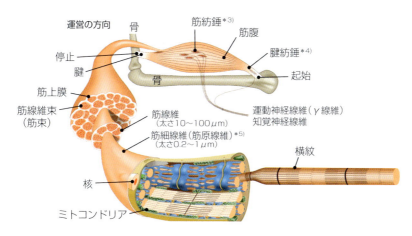

図11-12　骨格筋の構造

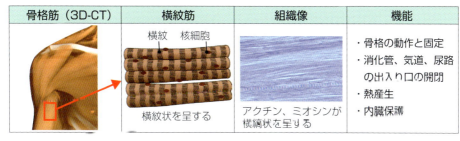

図11-13　骨格筋の組織と機能

[*1] アクチン：
　ミオシンと共に筋肉の主成分をなす蛋白質。

[*2] ミオシン：
　重鎖2本、2種の軽鎖、各々2本の六重体よりなるモーター（運動）蛋白質。構造的に頭部と尾部に分かれたコイルドコイル線維構造であり、尾部は生理的塩濃度で重合した太いフィラメント、頭部は約100倍に活性化され収縮駆動する。

[*3] 筋紡錘（筋進展受容器）：
　筋線維の間に埋もれている紡錘形の伸展受容器。運動および感覚神経終末よりなる。脊髄のγ運動ニューロンの支配をうける。

[*4] 腱紡錘（筋張力受容器）：
　筋線維が、腱（腱膜）に付着する部分にある深部受容器の1つで、筋全体が受動的に進展されたときに活動し、筋張力を一定に保持する自原抑制に関与する。

[*5] 筋原線維（筋細線維）：
　骨格筋線維中の大部分の容積を占める線維構造。ミオシンとアクチンを主成分とする筋フィラメント（細糸）の集合で形成され、横紋が観察される。

第11章 運動器の構造と機能

4-2） 骨格筋の収縮機能

4-2-1） 運動情報の伝導系

骨格筋の収縮は、神経細胞（ニューロン）からの刺激が必須の起始要因となる。
体性運動神経（運動ニューロン）の軸索は、筋の中に枝分かれして筋線維のほぼ中央の筋紡錘に付着し、運動神経終末の神経筋接合部に至る。
神経筋接合部は化学（的）シナプス[*1]と同様に、神経中枢より伝達された神経興奮情報を化学物質伝達情報として筋組織に伝達する。
運動神経終末の情報刺激は、神経末端から放出されたアセチルコリン（ACh）[*2]が筋線維の膜受容体[*3]に化学結合し、筋線維の膜興奮によって筋収縮が発生する（図11-14）。

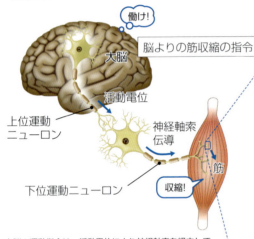

1. 大脳の運動指令は、活動電位により神経軸索を経由して神経終末に伝導する。
2. シナプス間隙における伝導は、化学的伝導のアセチルコリン（ACh）により行われる。
3. シナプス間隙の伝導
   i. AChの分泌 ❶ ❷
      活動電位の伝導により神経終末の活動電位上昇でCa^{2+}チャネルが開放し、Ca^{2+}が神経（ニューロン）内に入る。神経内Ca^{2+}によってAChがシナプス間隙に遊離。
   ii. AChの受容 ❸ ❹
      分泌AChはシナプス後膜の運動終板にあるACh受容体と結合し、微小な終板電位を発生する。終板電位の閾値超過により筋細胞膜活動電位が発起する。
   iii. 筋収縮 ❺
      活動電位の筋線維内部伝導により筋収縮が発生する。

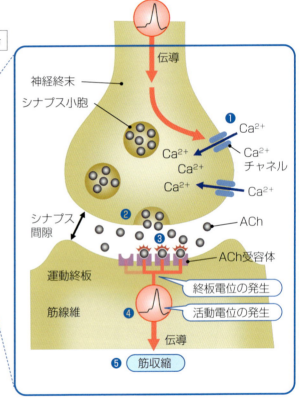

図11-14 運動情報の伝導系

[*1] 化学（的）シナプス：
伝達が化学伝導物質によって神経細胞間、神経と効果器細胞間における情報を連絡するシナプスをいう。

[*2] ACh（アセチルコリン）：
コリン性神経（副交感神経の節前・節後、交感神経節の各神経・運動神経）の刺激伝導物質。

[*3] 膜受容体：
原形質膜（細胞膜：細胞表面を構成する限界膜）に存在し、細胞外の整理物質を結合して、その情報を細胞内に伝達する働きをするタンパク質（例：Ca^{2+}を遊離するタンパク質など）。

4-2-2) 筋収縮の機能・仕組み

筋収縮は、**筋小胞体**[*1)]から供給される**Ca^{2+}**の増加が発端となり、**アクチン**と**ミオシン**の**滑り運動**により発生する。

筋収縮のエネルギー代謝は、**アデノシン三リン酸（ATP）**[*2)]が**アデノシン二リン酸（ADP）**[*3)]へと**加水分解**される時に発生する**エネルギー**によって行われる。

ATPの筋中貯蔵は微量であるため、筋肉内のクレアチンがリン酸と結合してクレアチンリン酸[*4)]となり、ADPにリン酸を与えることによってATPを再合成している。

骨格筋収縮のメカニズムは、①**活動電位**の発生、②筋小胞体より**Ca^{2+}**放出、③**滑り込み**現象（筋の収縮）の順に作用する（**図11-15**）。

収縮筋の**全張力**は、発生張力と静止張力の和で示される（**全張力＝発生張力＋静止張力**）。

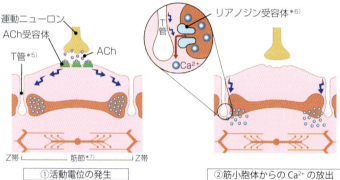
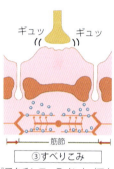

①活動電位の発生
運動ニューロン終末部の放出アセチルコリン（ACh）が筋細胞膜に作用して活動電位を発生する。

②筋小胞体からのCa^{2+}の放出
活動電位は横行小管を伝導して、筋小胞体からのリアノジン受容体を刺激し、Ca^{2+}を放出する。

③すべりこみ
Ca^{2+}がアクチンフィラメント（アクチン細糸）に結合し、ミオシンフィラメント（ミオシン細糸）との間で「すべりこみ」が発生して、筋節の短縮が発生する。

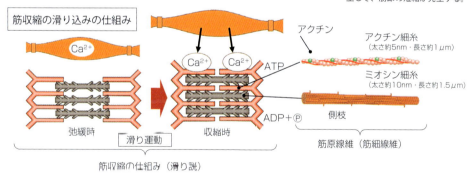

図11-15 筋収縮の機能・仕組み

---

*1) 筋小胞体：
筋線維中に発達する滑面小胞体。カルシウムイオン（Ca^{2+}）が高濃度に貯蔵されている。

*2) アデノシン三リン酸（ATP）：
細胞のエネルギー代謝の中心的役割を担う高エネルギーリン酸化合物。

*3) アデノシン二リン酸（ADP）：
基質レベルのリン酸化、酸化物リン化、クレアチンキナーゼ反応、アデニル酸キナーゼ反応によってATPに変換される。

*4) クレアチンリン酸（ホスホクレアチニン）：
筋肉や脳に存在する。高エネルギーリン酸結合の細胞内輸送型と考えられている。一部は非酵素的に分解しクレアチンとなり尿中排出される。1日の排泄量はほぼ一定であるとされる。

*5) T管（横行小管）：
筋細胞の長軸に対して筋細胞膜が直角に嵌入する管をいう。内腔は細胞外液で満たされ、筋細胞表面で発生した活動電力を細胞内側に伝導する。

*6) リアノジン受容体（リアノジンチャンネル）：
節線維中にある筋小胞体（Ca^{2+}を高濃度に貯蔵）の終末槽膜上でのCa^{2+}放出チャンネルをいう。

*7) 筋節：
骨格筋細胞・心筋細胞中の筋原線維で、隣接するZ帯からZ帯までの間を最小の単位として筋節という。

4-3） 筋収縮の種類

4-3-1） 等尺性収縮と等張性収縮

筋収縮の種類には等尺性収縮と等張性収縮がある。

等尺性収縮は筋の長さを変化させることなく張力を発揮する収縮であり、**等張性収縮**は筋の長さを変化させながら一定の張力を発揮する収縮をいう。また等張性収縮は、筋短縮をして収縮する**求心性収縮**と、筋伸張して収縮する**遠心性収縮**とに分類される。実際には無重力な状態であっても、**静止（無荷重）状態保持収縮**が働いている（**図11-16**）。

	静止状態保持 （無荷重状態保持収縮）	等尺性収縮	等張性収縮	
			求心性収縮	遠心性収縮
筋の張力と 荷重の関係	－	筋の張力 ＝ 荷重	筋の張力 ＞ 荷重	筋の張力 ＜ 荷重
運動	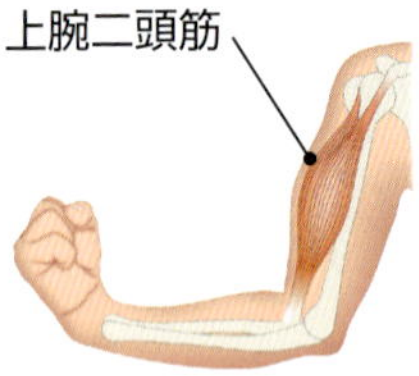 上腕二頭筋	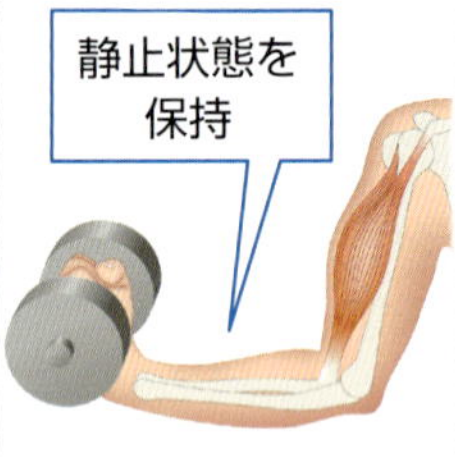 静止状態を 保持	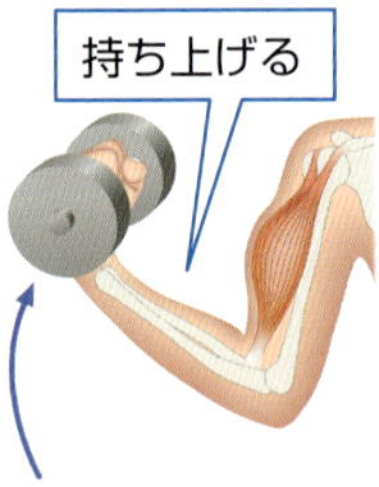 持ち上げる	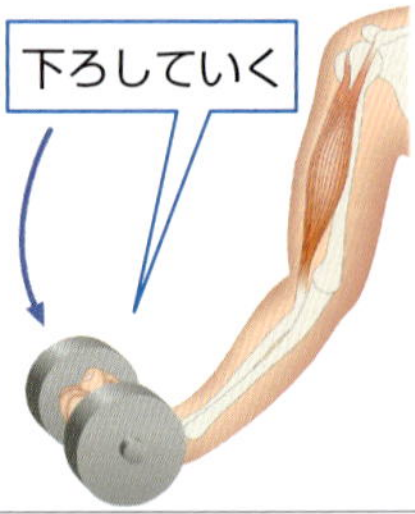 下ろしていく
筋の長さ	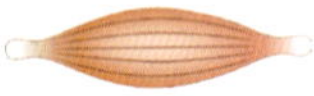	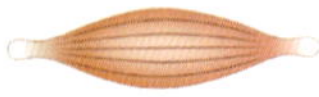 変わらない	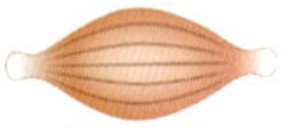 短縮する	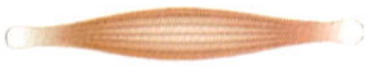 伸張する
関節運動有無	－	なし	あり	
MR像 上腕二頭筋	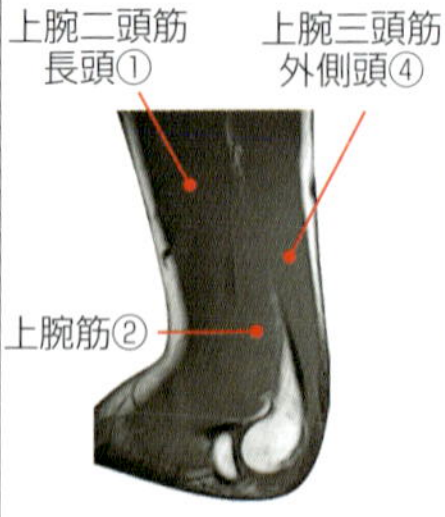 上腕二頭筋長頭① 上腕三頭筋外側頭④ 上腕筋②	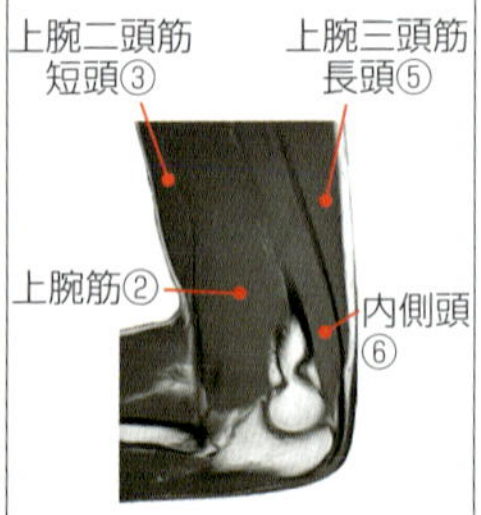 上腕二頭筋短頭③ 上腕三頭筋長頭⑤ 上腕筋② 内側頭⑥	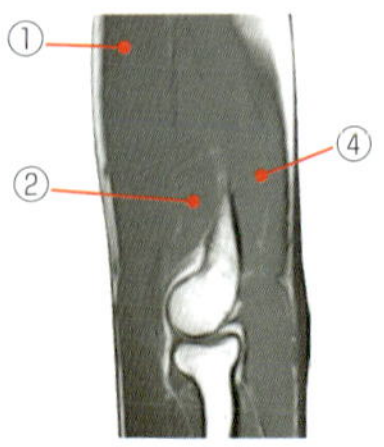 ①②④	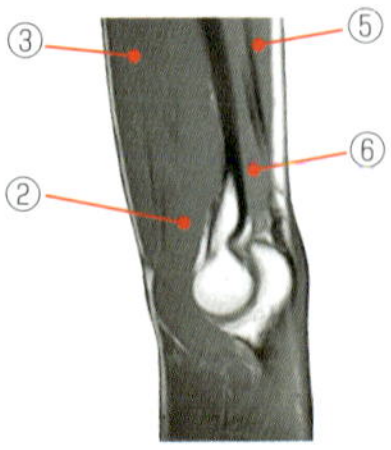 ③⑤⑥②

図11-16　筋収縮の種類　－等尺性収縮と等張性収縮－

第11章 運動器の構造と機能

4-3-2) 筋の相互作用

筋の相互作用(関節運動)は、複数の筋による相互作用によって行われ、筋の運動役割により、主として働く主力筋とその主力筋に対抗する拮抗筋に大別される。さらに運動の強さや速さの調節は、主力筋の収縮と同調する拮抗(対抗)筋の弛緩が重要であり、適度な緊張を保持した弛緩が主力筋の作用を調整している(図11-17)。

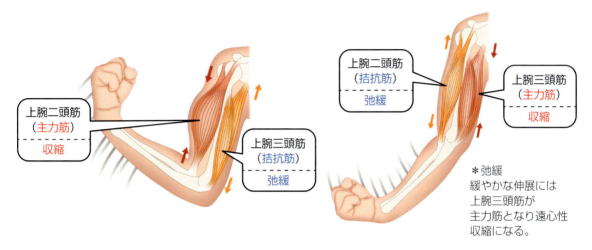

＊弛緩
緩やかな伸展には上腕三頭筋が主力筋となり遠心性収縮になる。

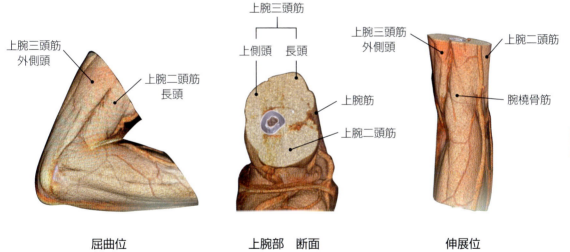

屈曲位　　　上腕部　断面　　　伸展位

3D-CT像（造影）

図11-17　筋の相互作用　－主力筋と拮抗筋－

第11章 運動器の構造と機能

4-4) 腱・腱鞘と靱帯

4-4-1) 腱・腱鞘・滑液包

腱・腱鞘・滑液包は、骨格筋の補助組織（装置）である。

腱は、筋の両端部にある**コラーゲン線維束**で骨格に密着している。

腱鞘は腱の周辺構造で、腱の周囲を補強する**結合線維組織**の**線維鞘**と**滑液鞘**を合わせて構成される。

滑液包は滑液の入った袋状の構造で、一部の滑液包は関節包と連結している（**図11-18**）。

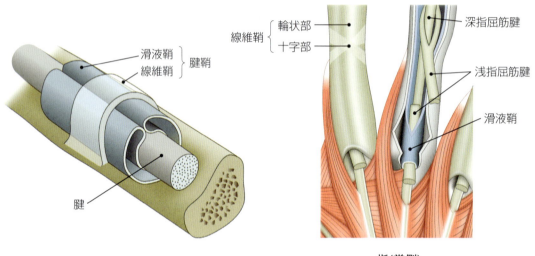

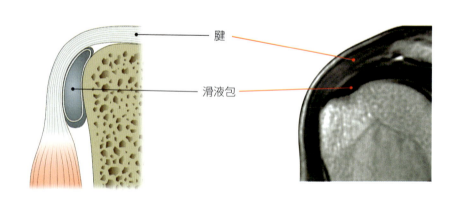

図11-18　腱と腱鞘

4-4-2) 靱帯

靱帯は、関節外にある関節の補助装置であり、関節を挟んで両骨を繋ぐ密な**コラーゲン線維束**が**関節**を**補強**し、**運動**方向や範囲を**制限**して、**過剰**な**運動**を**防止**する機能を持つ。多くの場合、靱帯と関節包は一体となっている(**図11-19**)。

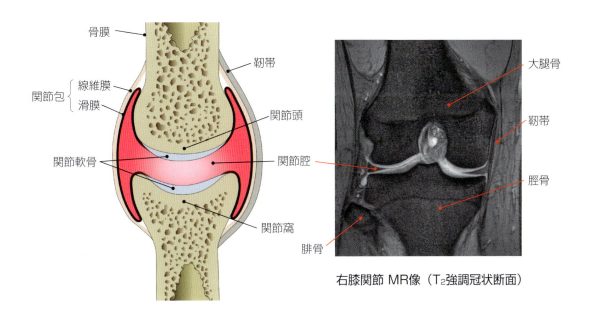

図11-19　靱帯

第11章　運動器の構造と機能

4-5)　全身の筋

全身の主な骨格筋の概要を示す(**図11-20**)。

4-5-1)　頭部の筋

顔面筋は**表情筋**の**総称**で、頭蓋骨の表面や筋膜より始まり、皮膚で停止する。骨と骨との連結機能がないことより**皮筋**に分類される。

眼輪筋は眼の周りを囲む筋で、**眼の開閉運動**を担う。
口輪筋は口の周囲の筋で、**口の開閉運動**を担う。
頬骨筋は、**笑い顔**の**口端**を**引き上げる**運動を担う。
前頭筋は、**眉**を**顰**めたり、**眉**を**上下**させる役割を担う。
咀嚼筋には、**咬筋**、**側頭筋**、**頬筋**があり、咀嚼の運動を担う。

4-5-2)　頸部の筋

僧帽筋は、首から肩を連結する三角形様の筋で、上・中・下の3部分に分類される。

① **上部**は、主に**鎖骨**や**肩甲骨**の**挙上運動**を担う。
② **中部**は3部の中で最も筋厚で強力であり、**肩甲骨**の**挙上・内転・上方回転**を担う。
③ **下部**は、肩甲骨の内転および上方回旋を担う。

胸鎖乳突筋は、主に**頭部**を左右に**捻る動き**、横に傾ける**側屈**の運動を担う。

4-5-3)　胸部の筋

大胸筋は物を**抱きかかえる**運動、**うつ伏せ**の状態から**体を起こす**運動を担う。
呼吸運動筋(骨格筋)は**肋間筋**(内・外肋間筋)と**横隔膜**が主となる。肋間筋は、肋骨相互の間にあり**胸式呼吸**の主役を担う。横隔膜は胸腔と腹腔を隔てる膜性筋で、**腹膜呼吸**の主役を担う。

4-5-4)　腹部の筋

腹直筋は、筋を縦に2分割する1本の白線と、横に3分割する腱画により6分割される。その腹直筋の上には、**腹横筋**が重なり、さらにその上には**内腹斜筋**、**外腹斜筋**の順に覆われている。

4-5-5)　背部の筋

僧帽筋・三角筋は、身体の上部正面より背部に至る筋であり、僧帽筋の面積は体前側より背側が大きい。起始部の上端は後頭骨にあり、下端は、第12胸椎までと広範囲にあり、停止部は肩甲骨や鎖骨にいたる。**広背筋**は、僧帽筋の上ある**浅背筋**である。

4-5-6) 上肢の筋

上腕二頭筋は主に**肘関節の屈曲**を担い、**肩関節**の**屈曲**と**前腕部**の**回外運動**に関与する。
上腕三頭筋は、上腕二頭筋の背部に位置し、**肘関節**の**伸展**を担う。
上腕二頭筋と上腕三頭筋は、**拮抗筋**である。

4-5-7) 下肢の筋

① **全身体重の支え**：大腿四頭筋と3つの広筋。
大腿四頭筋と3つの広筋である**内側広筋・中間広筋・外側広筋**は、全身の体重を支える役割を担う。

② **歩行・しゃがむ・着席**などの、**伸展・屈曲運動**：大腿直筋、3つの広筋、大殿筋。
歩行・しゃがむ・着席などの、伸展・屈曲運動は、**関連する運動筋**をはじめ、**骨盤・大腿骨・脛骨**と**股関節・膝関節**などが**正確に連携する運動**によって行われる。
大腿直筋は骨盤の**腸骨**より始まり、**股関節・大腿骨・膝関節**を超えて**脛骨に付着**し、**3つの広筋**は**大腿骨**より始まり**膝関節**を超えて、**脛骨に付着**して連携している。

③ **ジャンプ**（跳躍）**・歩行・安定姿勢**など：**大殿筋、中殿筋、ハムストリングス筋**[*1]（**大腿二頭筋、半膜様筋、半腱様筋**）など。
大殿筋は、**ジャンプ**などで**伸展**を担う。
中殿筋は、**歩行姿勢**の**安定性**を担う。
ハムストリング筋は、膝の**屈曲**の役割を担う。

④ **下腿**：**前脛骨筋、ひらめ筋、腓腹筋、長趾伸筋、長母趾伸筋**は、**足・足趾**の**屈曲**と**進展**を担う。

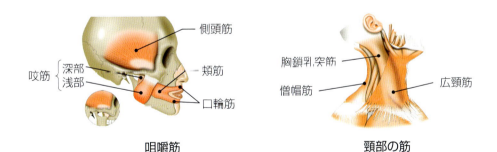

図11-20 － 頭・頸部の筋 －

[*1] ハムストリング筋（膝屈曲筋）：
膝窩腱の元をなす筋で、薄筋、縫工筋、半腱様筋をいう。半膜様筋が内側膝腱を、さらに大腿二頭筋が外側膝腱をなす。

第11章　運動器の構造と機能

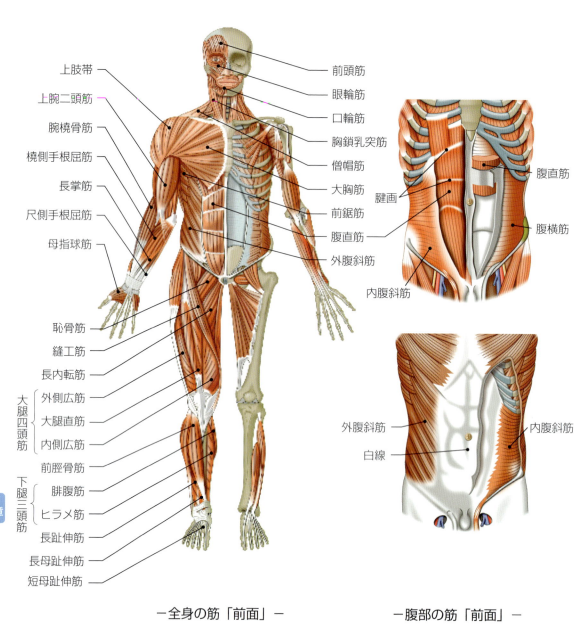

－全身の筋「前面」－　　　　－腹部の筋「前面」－

図11-20　－胸・腹・四肢の筋－

第11章 運動器の構造と機能

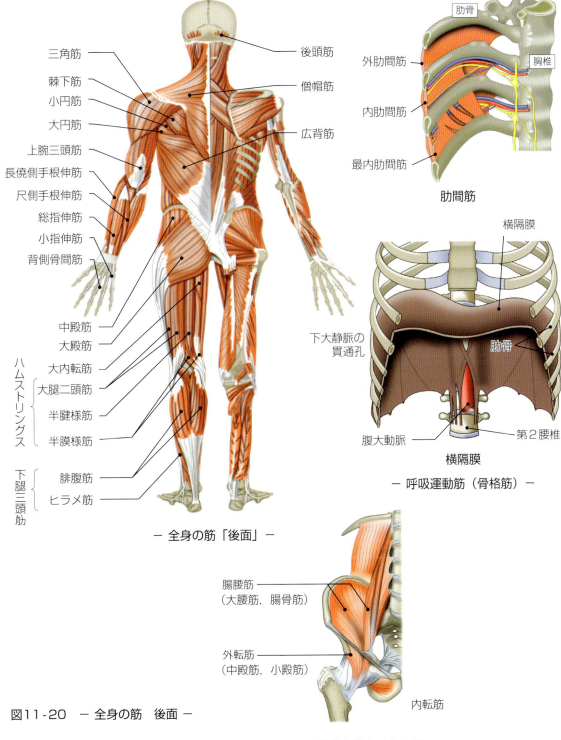

図11-20 － 全身の筋 後面 －

第12章 感覚器の構造と機能

感覚器は、外界からの刺激を感受して中枢神経系に伝達する器官である。
一般的には、眼（視覚器）、耳（平衡聴覚器）、鼻（嗅覚器）、舌（味覚器）、皮膚（表在感覚器）の五感器官が感覚器となる。
嗅覚器と視覚器は、神経性感覚細胞と支持細胞で構成され、平衡聴覚器と味覚器は、上皮性感覚細胞が知覚神経終末とシナプスを形成し、皮膚の受容器は知覚性神経性線維の終末で外来刺激を感知する器官である。

1 眼（視覚器）の構造と機能

1-1) 眼（視覚器）

視覚器は、視覚を司る主部の眼球・視覚路（視神経）と付属器・副眼器（眼瞼・結膜・涙管・眼筋・眉毛）に分類される（図12-1）。

1-1-1) 眼球

眼球は外側から、外膜（繊維膜）の強膜と角膜、中膜（血管管膜）の脈絡膜・毛様体・虹彩、内膜（神経膜）の網膜、光の通行系（通行装置）の硝子体（眼房）と眼房水から構成される。

① 角膜：眼球表面の透明な膜。水晶体と同様に外界からの光を通過・屈折させることにより、レンズ光学的に眼底の網膜上へと描写させる。

② 強膜（いわゆる白目）：コラーゲン（膠原）を主とする強靭な白い膜で、角膜とともに眼球形態の保持や、外界刺激から内部構造を防御する役割を担っている。

③ ぶどう膜：虹彩・毛様体・脈絡膜で構成され血管に富み、相互に連続して中膜を形成する。

④ 虹彩：水晶体の前面にあり、網膜に入る光量を調節（カメラの絞り効果）する。虹彩の中心を瞳孔といい、瞳孔括約筋による縮瞳（明所で小さく）、散瞳（暗所で大きく）の役割を担う。

⑤ 脈絡膜：強膜と網膜の中間にあり、血管とメラニン色素（褐色ないし黒色）に富み、網膜への栄養供給と瞳孔以外からの光入射を遮断する役割を担う。

⑥ 硝子体：水晶体の後部に位置し、眼球内の大部分（99%は水分組成）を占拠する。透明なゲル（コロイド粒子の凝集状態）状組織で、眼球内圧保持の役割を担う。

⑦ 網膜：眼球壁の最内膜で10層の組織からなり、外界からの光情報を神経情報に変換する役割を担う、高度に分化した神経組織である。

⑧ 視細胞：網膜外層（脈絡膜側）にあり、光情報を感受する。その刺激は双極細胞[*1]を経て、網膜最内層（硝子体側）にある神経節細胞に伝達され、視神経経由により、視覚情報として脳に送られる。

⑨ 視細胞の種類：錐体細胞と桿体細胞がある。

錐体細胞は黄斑部（中心窩）に多く分布し、色覚において明所視に関与する。

桿体細胞は黄斑部周辺に分布し、暗所視に関与する。

桿体細胞の活動にはビタミンAが必須であり、欠乏は夜盲症の原因となる。

⑩ 結膜（眼瞼結膜・眼球結膜）：眼球と眼瞼の内側を覆う膜で、結膜が分泌する粘液により、眼球表面の乾燥・細菌感染・物理的刺激を防御している。

⑪ 房水の産生：毛様体や虹彩で産生され、その多くは隅角からシュレム管（強膜静脈洞）を通過して静脈に吸収される。

⑫ 房水の機能：血管が存在しない水晶体、角膜、硝子体などの組織へ酸素供給、栄養補給のほか、老廃物の運搬、眼圧の恒常化を担う。

---

*1) 双極細胞：
網膜に存在する細胞であり、視細胞（錐体細胞、桿体細胞）からの信号を神経節細胞に伝達する（二次ニューロン）。1個の双極細胞が複数の桿体細胞とシナプスを形成する。

第12章 感覚器の構造と機能

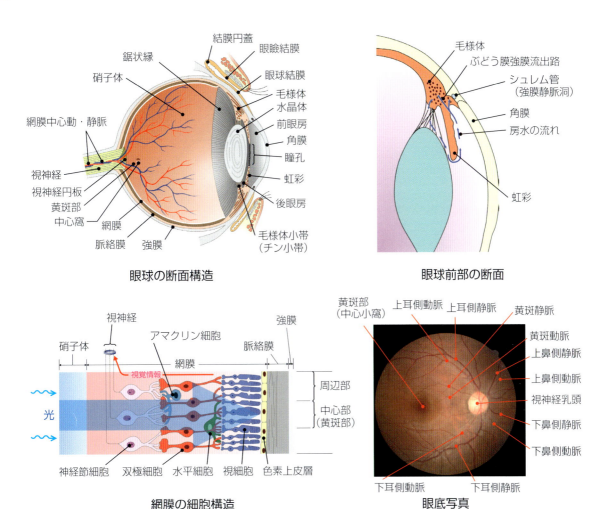

図12-1 視覚器の主な構造

1-1-2) 眼瞼(まぶた)の筋

眼瞼には、下記の3つの筋がある(**図12-2**)。

① **眼輪筋**：横紋筋で**顔面神経支配**。
② **上眼瞼挙筋**：横紋筋で**動眼神経支配**。
③ **瞼板筋**：平滑筋で**交感神経支配**。

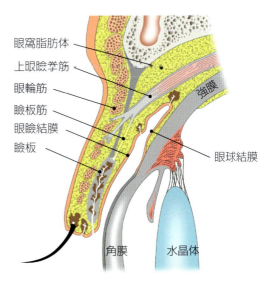

図12-2 眼瞼の筋(眼輪筋・上眼瞼挙筋・瞼板筋)

1-1-3）副眼器（眼筋と眼瞼・涙器・結膜）

副眼器は、眼窩内構造中への神経および血管と、眼窩脂肪体以外の部位をいう。眼球運動の主役である**眼筋**（外眼筋）と、眼球を保護する**眼瞼**、**涙器**、**結膜**に分類される。

眼筋は、**4個**の**直筋**と**2個**の**斜筋**で構成され、眼球を眼窩の中に固定し、見る方向へ自在に動作させる役割を担う（**図12-3**）。

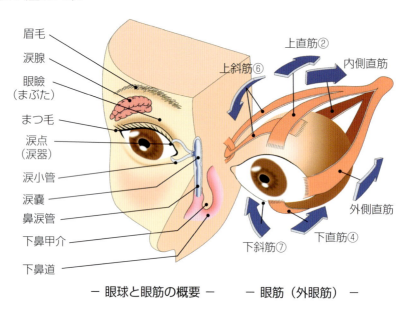

― 眼球と眼筋の概要 ―　　― 眼筋（外眼筋）―

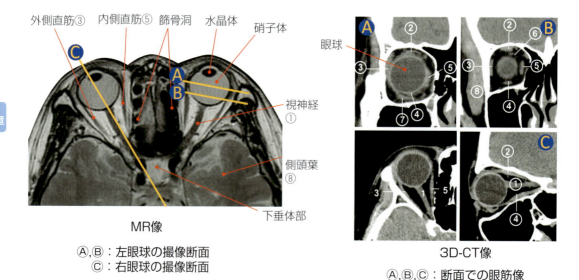

MR像

Ⓐ,Ⓑ：左眼球の撮像断面
Ⓒ：右眼球の撮像断面

3D-CT像

Ⓐ,Ⓑ,Ⓒ：断面での眼筋像

図12-3　副眼器　― 眼筋と眼瞼・涙器・結膜 ―

1-2）視機能

1-2-1）視力
視力には、裸眼での**裸眼視力**と、レンズによる**矯正視力**があり、屈折と調整が重要な視機能になる。
① **屈曲**：対象物からの光は、**角膜**や**水晶体**により**屈折**させ、**網膜**に**焦点**を一致させることによって結像される（**図12-4**）。
　近視は焦点が網膜より前面にあり、**凹レンズ**で矯正する。
　遠視は焦点が網膜より後面にあり、**凸レンズ**で矯正する。
　乱視は**角膜・水晶体形状**の**乱れ**で、正乱視・不正乱視レンズで矯正する。
② **調節**：**水晶体**の**厚さ**は、**毛様体筋（平滑筋）**の**収縮**と**弛緩**によって調整される（**図12-5**）。

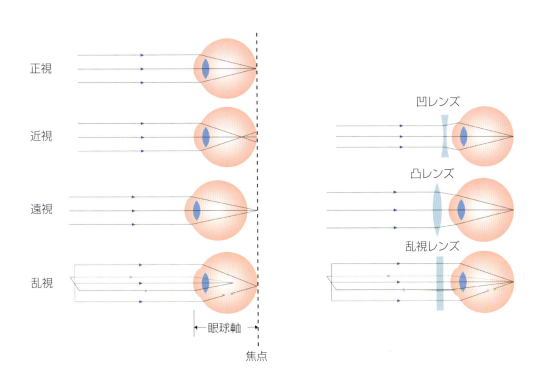

図12-4　視力 － 視機能の屈折 －

第12章 感覚器の構造と機能

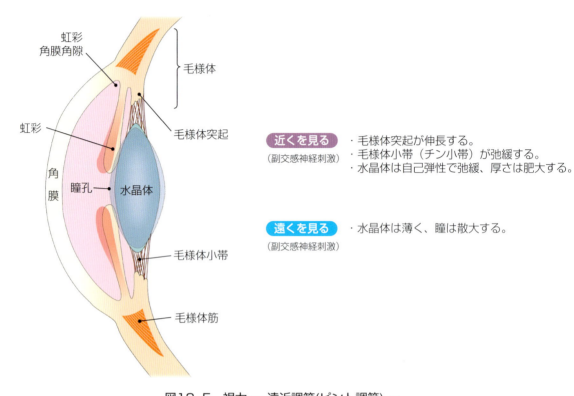

図12-5　視力 − 遠近調節(ピント調節) −

1-2-2) 順応

順応は、環境の明るさに対応して視感度を変えることで、**暗順応**には**約30分**、**明順応**には**数分**の時間を要する。

網膜視細胞には**錐体視細胞**と**桿体視細胞**があり、後者は感度が高く比較的暗い場所でも働くが、色覚は生じない。

1-2-3) 視野

視野は視線を固定したときの、**片眼で見える範囲**(面積)をいう。

マリオット盲点：視神経乳頭に視細胞がなく、視野が欠如する部分で暗点とも呼ばれる。

両眼視は両眼視差による**立体視**(三次元の空間知覚)の獲得がある。

両眼視野は約120°の両眼共通視野を有し、左右外側にそれぞれ約30°の単眼視野が存在する(**図12-6**)。

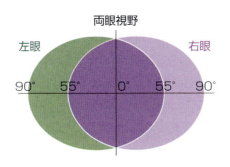

図12-6　視野 － 両眼視野 －

1-2-4）　色覚

色覚は、可視光線（波長：約400〜800nm）の色調（色の強弱）を感知する機能をいう。
錐体視細胞の関与は、暗所や視野中心より離れた視野域での色調識別が困難となる（図12-7）。

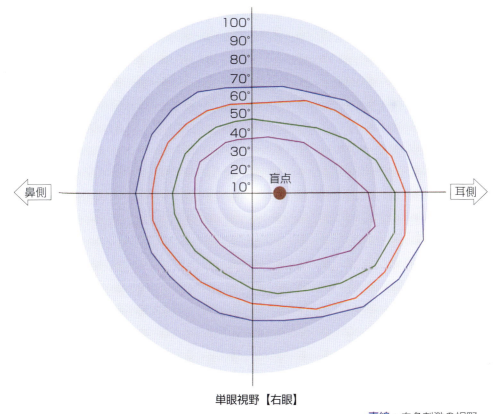

青線：白色刺激の視野
赤・緑・紫線：各々の色刺激視野

図12-7　色覚

2 耳・平衡感覚器の構造と機能

耳は側頭骨内の一部にあり、音刺激と平衡感覚を感受する感覚器で、外耳・中耳・内耳により構成される（図12-8）。

外耳は外界からの音刺激を集めて鼓膜に伝える通路であり、中耳は音量を調節して内耳に伝え、内耳には聴覚と平衡感覚の受容器が収まる。

2-1) 外耳

外耳は、耳介と外耳道で構成される。耳介は弾性軟骨を主とした集音器の役割を持ち、外耳道は外耳孔から鼓膜に通じるトンネル状の構造で、外側壁の1/3は軟骨、内側壁の2/3は側頭骨で成り立っている。

2-2) 中耳

中耳は鼓膜より奥にあり、鼓室、耳小骨（ツチ骨・キヌタ骨・アブミ骨）、耳管で構成される。

2-3) 内耳

内耳は蝸牛、前庭、半規管よりなり、聴覚と平衡覚を司る。

蝸牛は、外耳道からの音(音情報)によって生じる鼓膜の振動を、耳小骨を介して感知し、その情報を蝸牛管から蝸牛神経を経由して中枢に伝達する。

前庭には卵形嚢、球形嚢があり、卵形嚢は水平方向の傾斜を、球形嚢は垂直方向の傾斜を感知する。

半規管には有毛細胞があり、回転刺激が加わるとリンパ液の流れによって刺激され、回転加速度（角加速度）を感知する。

前庭・半規管の有毛細胞刺激が前庭神経へ伝達されることにより、平衡覚が機能して身体平衡が維持される。また内耳機能と視覚機能はともに協調して平衡覚の役割を司る。

第12章　感覚器の構造と機能

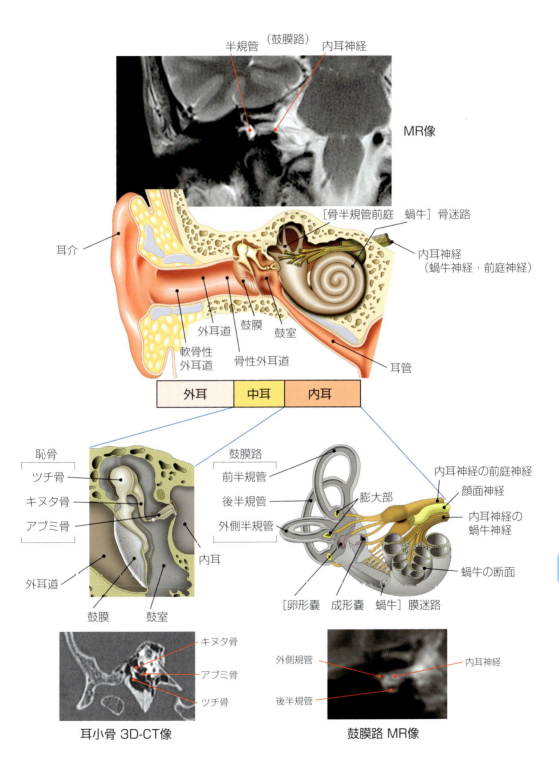

図12-8　耳の構造と区分

3 鼻・嗅覚器の構造と機能

鼻は呼吸器の入り口であるとともに、**嗅覚器**の役割も持ち、**外鼻**、**鼻腔**、**副鼻腔**で構成される。
嗅覚器（嗅裂）は、**上鼻道から鼻中隔上部**の**嗅上皮**にある。

3-1) 鼻腔

鼻腔は、**鼻中隔**により**左右**に**分離**され、各々の側壁より出た**鼻甲介**によって**上鼻道**、**中鼻道**、**下鼻道**に区分されている（図12-9）。

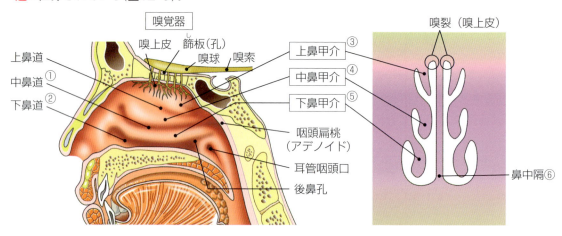

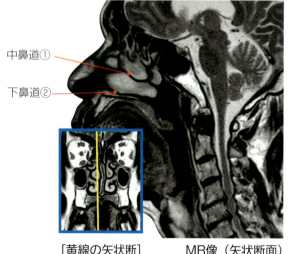

[黄線の矢状断]　　MR像（矢状断面）

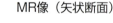

鼻腔

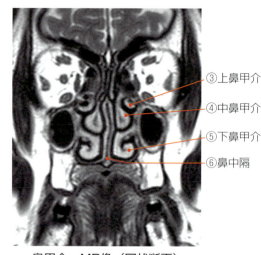

鼻甲介　MR像（冠状断面）

図12-9　鼻腔の構造

鼻腔の機能には、**吸気**の**加熱・加温**、**除塵**、**音声**の**共鳴・反射**などがあり、下気道の保護、肺ガス交換においても円滑性の向上を担っている。

第12章 感覚器の構造と機能

嗅覚器の嗅細胞は、鼻腔上方の嗅粘膜領域にある。
嗅神経は、嗅上皮の嗅細胞から篩板の孔を通って頭蓋内に入り、一次嗅覚中枢の嗅球でシナプス（神経細胞間での情報伝達接合部）を形成し脳に至る。
嗅覚は、臭気への順応性があり、1つの臭気に対する感応性の劣化が早い特徴を持つ。

3-2） 副鼻腔

副鼻腔は鼻腔周辺の骨内にある空洞で、鼻腔に連結し、上側より前頭洞、篩骨洞、上顎洞があり、さらに篩骨洞の後方には蝶形骨洞がある（図12-10）。

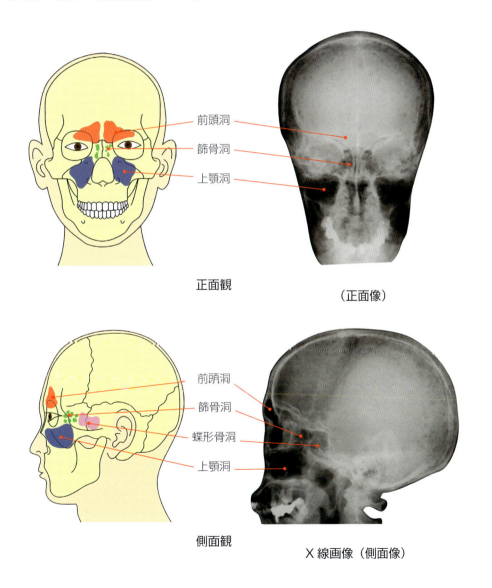

図12-10 副鼻腔の位置関係

4 舌・味覚器の構造と機能

舌の構造は、自在に動く柔軟な**筋肉の塊**で、**舌体（前方2/3）**、**舌根（後方1/3）**と**舌尖（舌先端）**に区分される（**図12-11**）。

舌の機能は、食物の捕捉、咀嚼、嚥下、言語発生、味覚受容の役割を持つ。

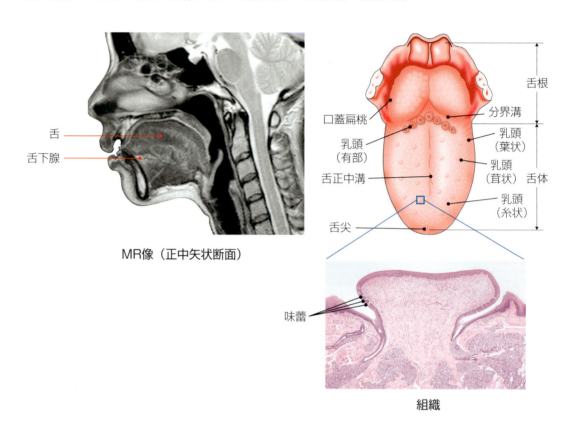

図12-11　舌の構造

4-1) 舌の神経

① **運動神経**：**舌下神経（Ⅻ）**に支配される。
② **味覚神経**：**舌前方2/3**が**顔面神経（Ⅶ）**、**舌後方1/3**が**舌咽神経（Ⅸ）**に支配される。
③ **触覚・温覚・痛覚神経**：**舌前方2/3**が**三叉神経（Ⅴ）**、**舌後方1/3**が**舌咽神経（Ⅸ）**に支配される。

4-2) 味覚

① **味覚**：**塩味**、**酸味**、**甘味**、**苦味**、**旨味**、の5基本味を混合して生じる。
　順応性が**早く**、同じ味覚に対する継続刺激には**急速な感覚**の**減退**が生じる。
② **味覚受容器**：蕾形状に類似することより**味蕾**といわれ、**舌表面**の**舌乳頭**に存在する。

5 皮膚（表在感覚器）の構造と機能

皮膚は、**表皮・真皮・皮下組織**と、**角質器**の**爪**・**毛**、毛の付属器となる**毛包**・**脂腺**・**汗腺**・**立毛筋**などから構成される（**図12-12**）。

皮膚表面には、鋭敏な感覚点である**触覚**、**圧覚**、**温度覚**（**温覚・冷覚**）、**痛覚**などの表在感覚点があり、その中でも特に痛覚は敏感な体性感覚となるが、その順応性には乏しい。また冷覚は温覚に比し敏感である。

さらに**皮膚**の**機能**としては、**全身**の**保護**や**体温調節**、**汗**や**皮脂**の**分泌**、**排泄**、**吸収**、**栄養貯蔵**、**免疫**など様々な役割を担っている。

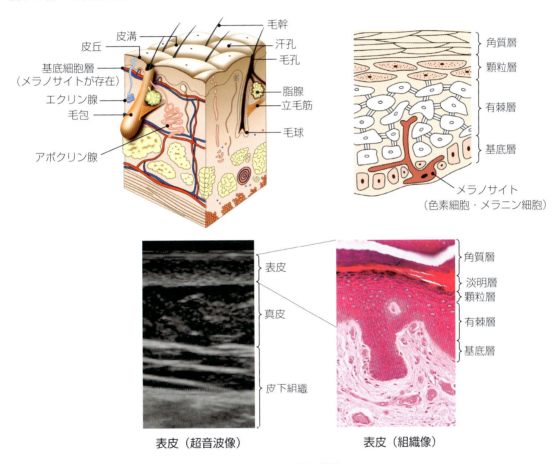

図12-12　皮膚の構造

5-1）表皮・真皮・皮下組織

5-1-1）表皮

表皮は**重層扁平上皮**で、上層から順に**角質層**、**顆粒層**、**有棘層**、**基底層**の4層により構成される。その表皮における成熟と分化の過程は**角化**と呼ばれ、表皮細胞が基底層で形成された後、有棘層から顆粒層に移行しながら、成熟と分化のプロセスを経て角質層を形成し、最終的には角質細胞が垢となって剥がれ落ちる。

5-1-2) 真皮
真皮は、**膠原線維**(白色の線維)が密集した強靭な線維性結合組織である。

5-1-3) 皮下組織
皮下組織は、**脂肪組織**を**多**く含む柔軟な線維性結合組織である。

5-2) 角質器（付属器）

角質器(付属器)は、**皮膚腺**と**角質器**に分類される。

5-2-1) 皮膚腺
皮膚腺は、**汗腺**(**エクリン汗腺とアポクリン腺**)と**脂腺**に分類される。
① **エクリン汗腺**(小汗腺)：手掌・足裏・額に多く、体温調節を目的に大量の発汗(**温熱性発汗**)を主とするが、**精神的緊張・味覚刺激**でも同様に働く。
② **アポクリン汗腺**(大汗腺)：**腋窩・外陰部**、乳輪、乳房、肛門周囲、外耳道などの特定部位にあり、**毛包上部**に**開口**する。その汗腺には特有な**臭気**を持つものがある。
③ **脂腺**：手掌・足裏を除いて全身に分布し、毛包の上部に開口する皮膚腺と皮膚表面に直接開口する **独立脂腺**(乳房・口唇・肛門周囲など)がある。

5-2-2) 角質器
角質器には、**毛**と**爪**がある。
① **毛**：真皮・表皮を斜めに貫き、皮膚表面より内側を**毛根**、毛根の下端を**毛球**といい、毛は**毛乳頭**より生える。
② **爪**：**爪体**、**爪根**、**爪母基**よりなる(**図12-13**)。

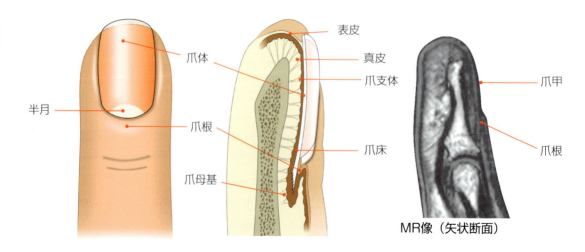

図12-13　爪の構造

5-3) 感覚の種類と受容器

感覚の種類と受容器を表12-1に示す。

表12-1 感覚の種類と受容器

感覚器の種類		受容器の分布部位
特殊感覚 一定の部位にある 特定の感覚機能	視覚	眼球の網膜
	聴覚・平衡覚 （位置・速度・方向）	内耳の聴覚部・平衡覚部
	嗅覚	鼻粘膜の嗅部
	味覚	舌の味蕾
体性感覚 広い部分に分布	皮膚感覚（表面感覚） 触覚・圧覚・温覚・冷覚・痛覚など	皮膚・粘膜
	筋覚（深部感覚） 運動感覚・振動感覚・深部痛覚など	筋・腱・関節
内蔵感覚 内臓器に分布	内蔵痛覚	内蔵諸臓器
	臓器感覚 空腹感・渇き感など	

MEMO

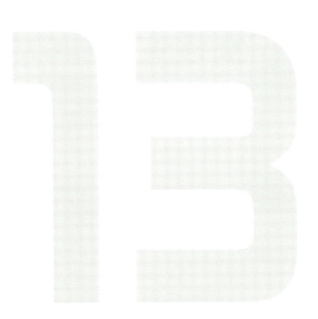

第13章 女性生殖器の構造と機能

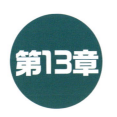

女性生殖器は、外観による外性器、骨盤内に占める内性器、さらに補助性器となる乳房により構成される。ホルモンとの密接な関係があり、下垂体前葉から分泌される卵胞刺激ホルモン（FSH）、黄体形成ホルモン（LH）、女性ホルモンのエストロゲン（卵胞ホルモン）、およびプロゲステロン（黄体ホルモン）などが重要な役割を果たし、思春期、月経、妊娠、分娩、さらに更年期をも含め、経年的かつ統合的な機能変化をとげる。

1 女性生殖器の構造

女性生殖器は、外観の**外性器**(外生殖器)と骨盤内の**内性器**(内生殖器)に分類され、補助性器(補助生殖器)の**乳房**からなる。

1-1) 女性生殖器の位置関係

1-1-1) 女性生殖器の位置

女性生殖器(外性器と内性器)の位置関係を示す(**図13-1**)。

① **女性生殖器**：**小骨盤(骨盤腔)**の**中央**に位置し、**子宮**の**前方**には**膀胱**が、**後方**には**直腸**がある。
② **ダグラス窩(直腸子宮窩)**：直立位で**腹膜腔**の**最も低い部位**をいう。**子宮**の**後方**に位置し、**直腸**と**子宮**の**間**にある。
③ **卵管采**：**卵管**の**腹腔側先端**にあり、6〜10個の棒状突起部であり、排卵された**卵子**の卵管内への**取り込み**を助けている。

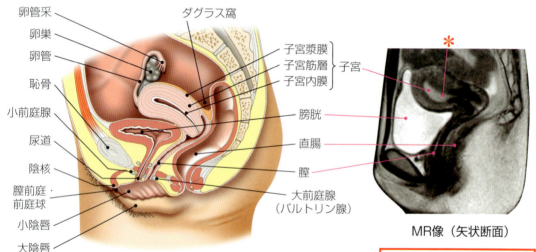

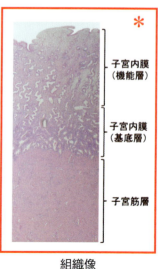

1-1-2) 女性外性器

女性外性器の構造を示す(**図13-2**)。

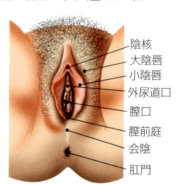

図13-2 女性外性器の構造

図13-1 女性生殖器の位置関係

第13章　女性生殖器の構造と機能

1-1-3)　女性内性器
① **ミュラー管(中腎傍管)**：胎生期の10週頃より分化・癒合して**卵管**、**子宮**、**膣上部**を形成する。
② **子宮壁**：外側より**子宮漿膜**(外膜)、**子宮筋層**、**子宮内膜**の3層からなる(**図13-1**)。
③ **子宮**(妊娠していない成人女子)：ほぼ鶏卵大(**重量60〜70ｇ**、**子宮腔長約7cm**)である(**図13-3**)。

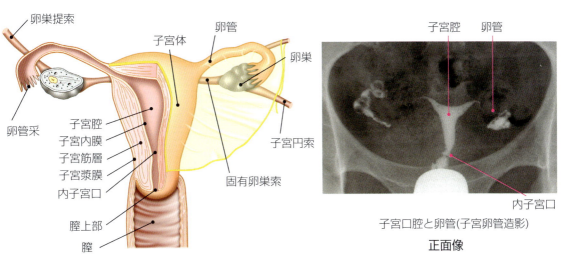

図13-3　女性内性器の構造

1-2)　子宮支持装置

子宮支持装置の主となる**靭帯**は、対になった**膀胱子宮靭帯**、**仙骨子宮靭帯**、**子宮頸横靭帯**(別名；**基靭帯**)であり、子宮頸部に付着し骨盤に固定されている。また、子宮の後方は**子宮広間膜**によって支えられ、**子宮円索**は緩い靭帯で、妊娠時に子宮体部の後屈を防いでいる(**図13-4**)。

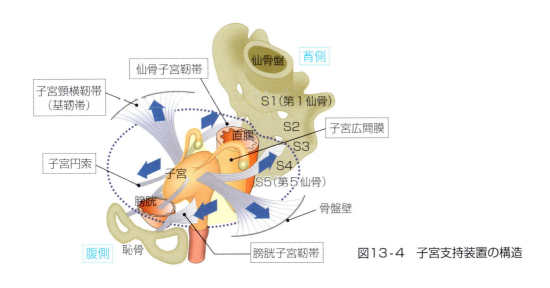

図13-4　子宮支持装置の構造

1-3）乳房の構造と機能

1-3-1） 乳房の構造

乳房は、**乳腺**と**脂肪**、これらを**支持**する**結合組織**からなる。
乳腺は、**乳管**と**小葉**、**結合組織**（間質成分：線維や体液）からなる（**図13-5**）。

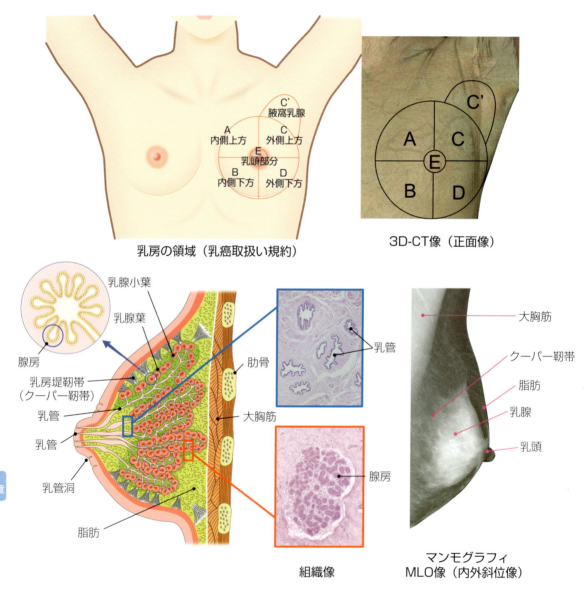

図13-5　乳房の構造

1-3-2) 乳汁の分泌
乳汁は小葉で産生され、乳管を経由して乳頭より分泌される。

1-3-3) 乳腺のリンパ管
乳腺のリンパ液は、主に腋窩リンパ節や胸骨傍リンパ節（内胸リンパ節）を経由して鎖骨上リンパ節に至る（図13-6）。

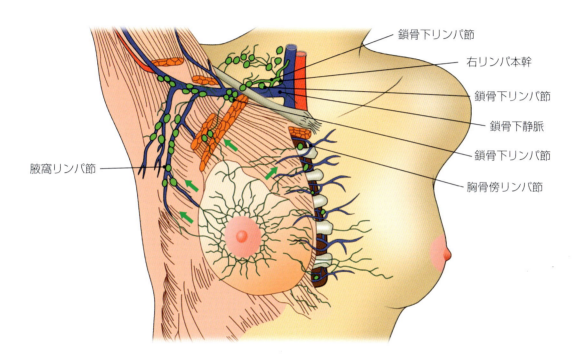

図13-6　乳房のリンパ管　－乳腺のリンパ流出路－

MEMO

2 女性生殖器の機能

2-1) 女性ホルモン

女性ホルモンは、**エストロゲン**（**卵胞ホルモン**）と**プロゲステロン**（**黄体ホルモン**）に総称される。ホルモンの生理的機能を示す（**図13-7**）。

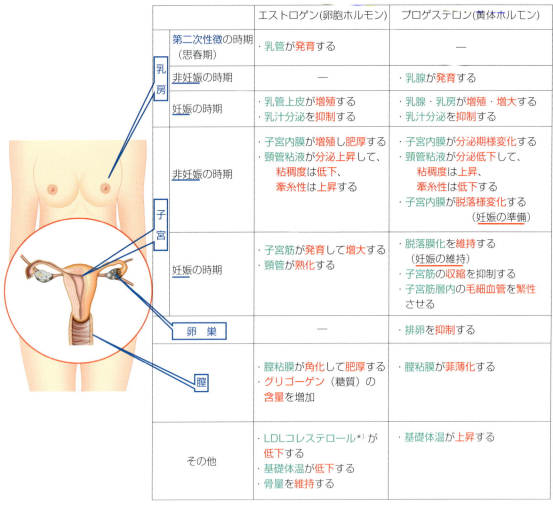

		エストロゲン(卵胞ホルモン)	プロゲステロン(黄体ホルモン)
乳房	第二次性徴の時期（思春期）	・乳管が発育する	―
	非妊娠の時期	―	・乳腺が発育する
	妊娠の時期	・乳管上皮が増殖する ・乳汁分泌を抑制する	・乳腺・乳房が増殖・増大する ・乳汁分泌を抑制する
子宮	非妊娠の時期	・子宮内膜が増殖し肥厚する ・頸管粘液が分泌上昇して、粘稠度は低下、牽糸性は上昇する	・子宮内膜が分泌期様変化する ・頸管粘液が分泌低下して、粘稠度は上昇、牽糸性は低下する ・子宮内膜が脱落様変化する（妊娠の準備）
	妊娠の時期	・子宮筋が発育して増大する ・頸管が熟化する	・脱落膜化を維持する（妊娠の維持） ・子宮筋の収縮を抑制する ・子宮筋層内の毛細血管を繁性させる
卵巣		―	・排卵を抑制する
膣		・膣粘膜が角化して肥厚する ・グリコーゲン（糖質）の含量を増加	・膣粘膜が菲薄化する
その他		・LDLコレステロール*) が低下する ・基礎体温が低下する ・骨量を維持する	・基礎体温が上昇する

＊）LDLコレステロール（低密度リポ蛋白質コレステロール）
：血中に存在する蛋白質の1種類。

図13-7　エストロゲン（卵胞ホルモン）とプロゲステロン（黄体ホルモン）の機能

第13章　女性生殖器の構造と機能

女性ホルモンの分泌は、**視床下部—下垂体—卵巣**における3段階で調整される（**図13-8**）。

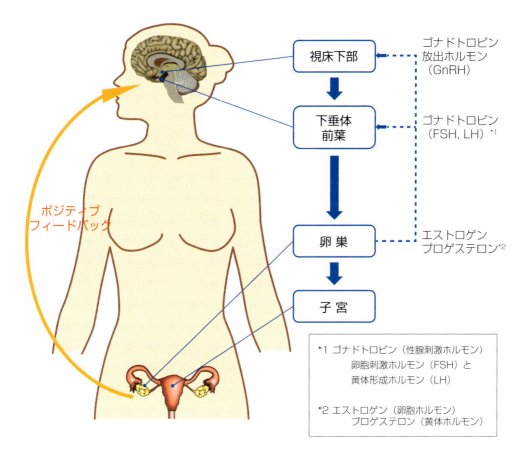

図13-8　女性ホルモンの分泌

視床下部より分泌された**ゴナドトロピン放出ホルモン（GnRH）**は、**下垂体前葉**を刺激して**ゴナドトロピン（性腺刺激ホルモン）**［**卵胞刺激ホルモン（FSH）**と**黄体形成ホルモン（LH）**がある］の産生と分泌を促進する。次いで、分泌されたゴナドトロピンは、**卵巣**に作用して**エストロゲン（卵胞ホルモン）**と**プロゲステロン（黄体ホルモン）**を産生させる。

エストロゲンの分泌は、8～9歳頃より始まり、**第二次性徴**の皮下脂肪形成、生殖器・乳腺の発達を促進させる。

プロゲステロンは、**子宮内膜**に作用して**肥厚状態**にし、受精卵の準備をうながす。さらに受精卵が着床して**妊娠**が**成立**すると、プロゲステロンは**黄体・胎盤**から**分泌継続**される状態になる。

一方、**男性**の**卵胞刺激ホルモン（FSH）**は、**精巣**に作用して**精子形成**を促進させる。

第13章　女性生殖器の構造と機能

2-2)　卵巣周期

卵巣周期は卵子の形成および排卵と、女性ホルモンの分泌周期であり、1周期は約28日で、卵胞期・排卵期・黄体期の周期変化をいう。

卵巣周期における卵子形成・排卵とホルモンとの関係を図に示す(図13-9)。

2-2-1)　卵子形成・排卵と女性ホルモンの分泌周期

卵巣周期において、血中のエストロゲン(卵胞ホルモン)が上昇するとポジティブフィードバックが働き、下垂体前葉から黄体形成ホルモン(LH)の急激な放出現象(LHサージ)が生じる。

排卵は、血中LHサージのピークより10~12時間後に誘起される。

排卵後の卵胞は黄体となり、エストロゲン(卵胞ホルモン)とプロゲステロン(黄体ホルモン)を分泌する。

妊娠が成立すると、黄体からエストロゲンとプロゲステロンの分泌が継続される。

一方、妊娠の不成立は、黄体が委縮し白体となり、子宮内膜(機能層)は剥離して、月経が誘起される。

血中エストロゲン(卵胞ホルモン)濃度が低下すると、視床下部からのゴナドトロピン放出ホルモン(GnRH)の分泌が始まり卵巣周期が再開する。

2-2-2)　卵巣での卵胞発育経過と卵巣周期

① 原始卵胞の発育経過
- a. 胎生期：1個の卵子を含む原始卵胞が、多数形成される。
- b. 出生時：原始卵胞は、左右の卵巣で約200万個ある。
- c. 誕生後：次第に変性退化し減少する。
- d. 妊娠期：1周期(約28日)で成熟して熟卵胞(卵胞期)となる。

② 卵巣周期　(原始細胞→卵胞期→排卵期→黄体期と回る周期)
- a. 卵胞期：胞状卵胞の周期変化により成熟卵胞が生まれる。
- b. 排卵期：排卵は、卵巣表面から卵子を放出する。
- c. 黄体期：排卵後、卵胞は黄体となる。

2-2-3)　排卵と月経の卵巣周期

① 卵胞期：月経開始から排卵までの期間。
② 黄体期：排卵後から次の月経開始までの期間。

2-2-4)　排卵と月経の子宮周期

① 卵胞期：月経期と増殖期
② 黄体期：分泌期

黄体期は、乳房緊満感が出現することが多い。

第13章 女性生殖器の構造と機能

月経周期：月経は、妊娠と産褥期を除いて、**約28日周期**で繰り返される。
　　　　排卵は、**月経開始**から**14日目頃**に起きる。
　　　　月経は、受精しなければ**排卵**より**14日目頃**に起きる。

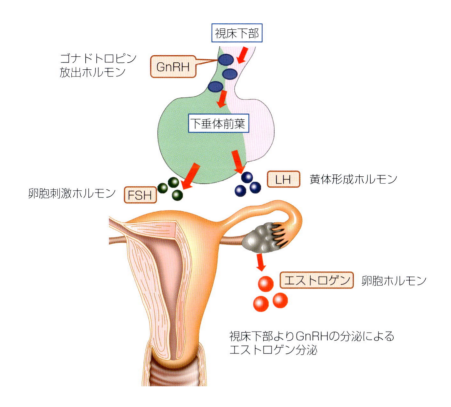

視床下部よりGnRHの分泌による
エストロゲン分泌

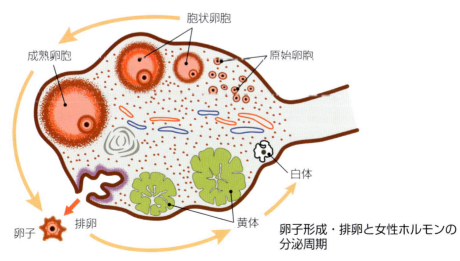

卵子形成・排卵と女性ホルモンの
分泌周期

図13-9　卵巣周期での卵子形成・排卵とホルモンとの関係

243

3 性周期（月経周期・卵巣周期）

月経周期は、**卵巣ホルモン**（エストロゲンとプロゲステロン）の**分泌パターン**によって支配され、卵巣周期と連動している。**月経周期**と**卵巣周期**を総合して**性周期**という。

性周期（**月経周期・卵巣周期**）における、下垂体（ホルモン分泌）・卵巣・子宮内膜の関係を次に示す（**図13-10**）。

3-1） 月経

月経は約1か月間隔で、**子宮内膜**が**剥離**されて起きる**定期的出血**をいう。

月経の出血は**数日間継続**し、**子宮**の**自然収縮**によって血管が**修復**され**止血**される。

月経周期は、初経より約50歳までの周期的な身体変化であり、関与するホルモンの働きによる卵巣の**排卵**によって起きる。

初経は**10〜13**歳頃に始まり、15歳では98％に確認される。

月経の正常範囲は、① **周期日数**：25〜38日（最多は**28〜30日**型）、② **持続日数**：**3〜7日**、③ **経血量**：20〜140mL（平均**37〜43mL**）とされている。

月経周期は、月経**開始日**を初日として、**次の月経開始日**の前日までを計測日数とする。

3-2） 閉経

閉経は**加齢**による**卵巣機能**の**低下**が原因となり、月経が永年に停止する状態をいう。閉経には個人差があり、月経停止後の約半年〜1年ほどで再開されることもあるが、次第に閉経となる。

閉経期に近くなると、**女性ホルモン**のエストロゲン（卵胞ホルモン）とプロゲステロン（黄体ホルモン）の**分泌**が**減少**して、**ゴナドトロピン**（**性腺刺激ホルモン**）による卵胞刺激ホルモン（FSH）と黄体形成ホルモン（LH）の**分泌**は**増加**する。

平均閉経年齢（日本人）は、**約50歳**で、40歳未満を早期閉経、55歳以後を遅発閉経という。

更年期は、**閉経**の**前後**5年間の**約10年間**をいう。

3-3） 基礎体温

基礎体温（basal body temperature：BBT）は、身体が最も安静な状態における体温で、**早朝覚醒時**の**起床前**に**口腔内舌下温度**を婦人体温計により計測した値としている。

基礎体温は卵巣機能の評価となり、**卵胞期**は**低温相**、**黄体期**はプロゲステロン（黄体ホルモン）の影響により**高温相**を示す。

無排卵周期症は、**低温相**で**一相性**を示す。

第13章 女性生殖器の構造と機能

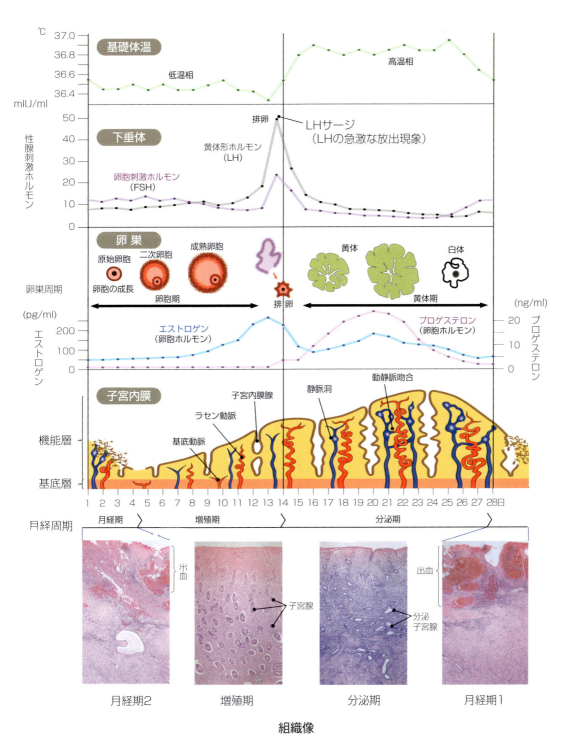

図13-10 性周期（月経周期・卵巣周期）における下垂体（ホルモン分泌）と子宮の変化

参考文献

1）井藤正男、井村裕夫、高久史麿・総編集：医学大辞典　第2版. 医学書院、2009.

2）新村出・編：広辞苑. 第二版補訂版. 岩波書店、1977.

3）坂井建雄、河原克維・総編集：人体の正常構造と機能. 改訂第3版. 日本医事新報社、2017.

4）岡庭豊・編：看護師・看護学生のためのレビューブック. メディックメディア、2019〜2021.

5）塩田浩平・訳：グレイ解剖アトラス. 原著第1版. エルゼビアジャパン、2010.

6）坂井建雄・監訳：グラント解剖学図譜. 第5版. 医学書院、2007.

7）相磯貞和・訳：ネッター解剖学アトラス. 原書第6版. 南江堂、2016.

8）坂井建雄・著：世界一簡単にわかる人体解剖図鑑. 宝島社、2017.

9）高松研、堀内ふき・監修：生体のしくみ標準テキスト新しい解剖整理. 第3版. 医学映像教育センター、2020.

10）堺章・著：新訂 目で見る体のメカニズム. 新訂版. 医学書院、2002.

11）伊東進、森博愛・著：コメディカルのための内科学. 第3版. 医学出版社、2008.

12）寺野彰・総編集：シンプル内科学. 南江堂、2013.

13）高野廣子・著：解剖生理学. 南山堂、2008.

14）井上泰・著：学生のための疾病論. 第1版. 医学書院、20001.

15）下田健治・著：よくわかる図解医動物学. 第1版. 金芳堂、1999.

16）児玉南海雄、佐々木富雄・監：標準脳神経外科学　第13版. 医学書院、2014.

17）医学情報科学研究所・編：病気がみえる vol.7 脳・神経. 第2版. メディックメディア、2019.

18）井樋栄二、吉川秀樹、津村弘、田中栄、高木理彰・編集：標準整形外科学. 第13版. 医学書院、2019.

19）北村諭・著：医学概論　改訂7版. 中外医学社、2020.

20）藤田恒太朗・著：人体解剖学. 第42版. 南江堂、2016.

21）藤田恒夫・著：入門人体解剖学. 改訂第4刷. 南江堂、2010.

22）三木明徳、井上貴央・監訳：からだの構造と機能. 初版. 西村書店、2002.

23）金森勇雄、藤野明俊、丹羽政美、他・編著：画像解剖学. 医療科学社、2014.

24）福本洋平、松村讓兒、樫田博史、他・監：病気がみえる vol.1　消化器. 第6版. メデックメディア、2020.

25）倉田千弘、赤塚宗治、飯沼宏之、他・監：病気がみえる vol.2　循環器. 第2版. メデックメディア、2009.

26）森野勝太郎、弘世貴久、河盛隆造、他・監：病気がみえる vol.3　糖尿病・代謝・内分泌. 第5版. メデックメディア、2019.

27）滝澤始、飯野靖彦、小林弘祐、他・監：病気がみえる vol.4　呼吸器. 第1版. メデックメディア、2009.

28) 土屋達行、松田昇、伊豆津宏二、他・監：病気がみえる vol.5　血液. 第 1 版. メデックメディア、2014.

29) 森尾友宏、谷口正実、安部正敏、他・監：病気がみえる vol.6　免疫・膠原病・感染症. 第 1 版. メデックメディア、2019.

30) 池森（上条）敦子、松村讓兒、中井秀郎、他・監：病気がみえる vol.8　腎・泌尿器. 第 2 版. メデックメディア、2016.

31) 井上裕美、川内博人、鈴木（堀田）眞理、他・監：病気がみえる voL.9　婦人科・乳腺外科. 第 2 版. メデックメディア、2010.

32) 井上裕美、竹内正人、大場隆、他・監：病気がみえる vol.10　産科. 第 2 版. メデックメディア、2009.

33) 松村讓兒、和気秀文、福田寛二、他・監：病気がみえる vo l.11　運動器・整形外科. 第 1 版. メデックメディア、2018.

34) 石川雅俊、今村知明、大磯義一郎、他・監：公衆衛生がみえる 2018-2019. 第 3 版. メデックメディア、2018.

35) 濃部洋一、金森勇雄・総編集：診療放射線学辞典. 第 1 版. 医療科学社、2017.

36) 金森勇雄、藤野明俊、丹羽政美、他・編著：診療画像検査法　MR の実践—基礎から読影まで. 第 1 版. 医療科学社、2016.

37) 金森勇雄、渡部洋一、仲田文昭、他・編著：診療画像検査法　X 線撮影. 第 1 版. 医療科学社、1998.

38) 浅野伍朗・監：からだのしくみ事典. 成美堂出版、2002.

39) コメディカルサポート研究会・訳：カラーで学ぶ解剖生理学. 第 2 版. エルゼビアジャパン、2017.

40) 中野昭一・編：＜普及版＞図説・ヒトのからだ. 第 1 版. 医歯薬出版、2001.

41) 渡辺正仁、森禎章・著：超カラー図解　看護自己学習　解剖生理学. 第 1 版. 金芳堂、2013.

42) 浅野嘉延、吉山直樹・編：看護のための臨床病態学. 改訂 3 版. 南山堂、2017.

国試対策模擬問題

国試対策模擬問題

第1章　消化管

問題1　大腸（3D-CT画像）の全景を示す。
　　　　小腸の次に位置するのはどれか。
1. 直腸
2. 盲腸
3. S状結腸
4. 上行結腸
5. 下行結腸

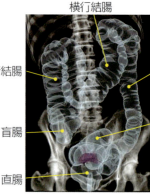

問題2　消化管壁の層構造で腹腔に隣接しているのはどれか。
1. 漿膜
2. 粘膜層
3. 粘膜下層
4. 固有筋層
5. 漿膜下層

問題3　腹腔臓器で正しいのはどれか。
1. 膵臓
2. 腎臓
3. 上行結腸
4. 横行結腸
5. 下行結腸

問題4　咀嚼と嚥下で誤っているのはどれか。
1. 第3期の口腔相は随意期相である。
2. 第4期の咽頭相は不随意期相である。
3. 第5期の食道相は不随意期相である。
4. 嚥下は食塊を口腔から直接的に食道へ送る。
5. 嚥下運動は咽頭・喉頭における筋や弁状部位の収縮と挙上による。

問題5　口腔・咽頭で誤っているのはどれか。2つ選べ。
1. 上咽頭部に喉頭部がある。
2. 喉頭蓋は咽頭の上部にある。
3. 軟口蓋・喉頭蓋は嚥下機能を担う。
4. 唾液腺液にはアミラーゼが含まれる。
5. 咽頭は鼻腔・口腔と喉頭に連結する。

問題 6　嚥下運動で正しいのを 2 つ選べ。
1. 咽頭期は随意期である。
2. 食道期は随意期で食塊を移送する。
3. 呼吸停止は軟口蓋の挙上により行われる。
4. 喉頭蓋の下降は気道と喉頭腔を別離する。
5. 咽頭への食塊の送り込みは不随意に行われる。

問題 7　食道の生理的狭窄部位で誤っているのはどれか。
1. 食道入口部　　2. 食道終末部　　3. 気管分岐部
4. 大動脈交差部　5. 横隔膜食道裂孔部

問題 8　食道壁の粘膜層について正しいのを 2 つ選べ。
1. 粘膜下層　　2. 横紋筋層　　3. 平滑筋層
4. 粘膜上皮層　5. 粘膜固有層

問題 9　胃部の X 線造影画像を示す。矢印で示すのはどれか。
1. 胃角部　　2. 胃体部
3. 胃底部　　4. 前庭部
5. 幽門部

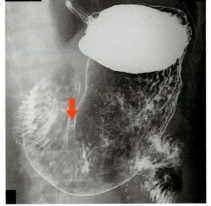

問題 10　胃壁組織構造の超音波画像（US）を示す。
　　　　 正しいのはどれか。
1. 粘膜層　　　　2. 固有筋層
3. 粘膜筋板　　　4. 粘膜下層・漿膜
5. 粘膜層・粘膜筋板

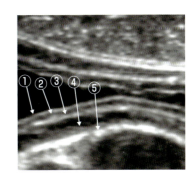

●国試対策模擬問題

問題11 胃腺の分泌細胞と分泌物質の関係で誤っているのはどれか。

1. 胃底腺の副細胞──粘液
2. 胃底腺の主細胞──ペプシン
3. 胃底腺の壁細胞──胃酸（塩酸）
4. 幽門腺のG細胞──ガストリン
5. 幽門腺の表層粘液細胞──粘液

問題12 小腸について正しいのはどれか。

1. 空腸にファーター乳頭がある。
2. 十二指腸の長さは約30cmである。
3. 回腸は小腸の遠位部で約3/5を占める。
4. トライツ靭帯は空腸と回腸の境界部にある。
5. 空腸と回腸は後腹膜靭帯で固定されている。

問題13 小腸の組織構造で正しいのはどれか。

1. 最も内腔側に漿膜がある。
2. 約200m^{2}の消化・吸収面積がある。
3. 好塩基性顆粒のパネート細胞がある。
4. 腸絨毛の高さは約0.5cm～1.5cmである。
5. 孤立リンパ節・集合リンパ節は神経系の役割を担う。

問題14 消化管ホルモンで誤っているのはどれか。

1. ガストリン　　　　　2. セクレチン　　　　　3. インスリン
4. ソマトスタチン　　　5. コレシストキニン

問題15 小腸液で誤っているのはどれか。

1. 粘液が主である。
2. 胃からの酸性糜汁を中和する。
3. 重炭酸ナトリウムを多量に含む。
4. 小腸運動は運動神経に支配される。
5. 消化液の分泌は自律神経に支配される。

国試
問題

問題 16 小腸の消化作用で正しい組み合わせはどれか。

1. 脂肪――グリセリン――乳状顆粒
2. 脂肪――脂肪酸―アミノ酸
3. 脂肪――モノグリセリド――ブドウ糖
4. 蛋白質――麦芽糖――ブドウ糖
5. 炭水化物――オリゴペプチド――アミノ酸

問題 17 大腸について正しいのはどれか。

1. 上行結腸には虫垂が接合している。
2. 糞便の貯留は横行結腸が主となる。
3. S状結腸は後腹膜で固定されている。
4. 上行結腸は水・電解質の吸収を担う。
5. 下行結腸は結腸間膜により可動性が保たれている。

問題 18 直腸・肛門の構造で正しいのはどれか。

1. 内輪筋がある。 　　 2. 結腸紐がある。 　　 3. 半月襞がある。
4. 横襞がある。 　　 5. トライツ靭帯がある。

問題 19 直腸・肛門の構造で正しいのはどれか。

1. 直腸には結腸膨起がある。
2. 肛門挙筋は直腸を囲む。
3. 直腸には結腸紐の末端がある。
4. 直腸膨大部は中直腸横襞と肛門の間にある。
5. 肛門管とは肛門より約10cm中に入った直腸の部位をいう。

問題 20 排便の機能で正しいのはどれか。

1. 内肛門括約筋を収縮する。
2. 腹筋を意識的に弛緩する。
3. 外肛門括約筋を収縮する。
4. 交感神経を経て内肛門括約筋を弛緩する。
5. 神経伸展受容体により直腸膨張（排便）を感知する。

国試
問題

253

●国試対策模擬問題

第 2 章　肝臓・胆道・膵臓

問題 1　肝臓の前面観を示す。カントリー線はどれか。

1. ア
2. イ
3. ウ
4. エ
5. オ

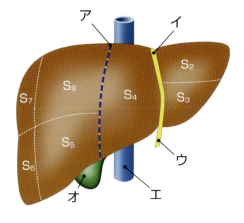

問題 2　肝臓の造影 CT 画像を示す。尾状葉はどれか。

1. S1
2. S2
3. S3
4. S4
5. S5

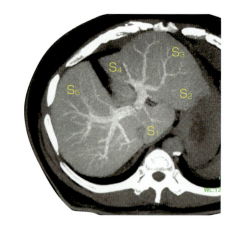

問題 3　肝臓の血管造影画像を示す。
　　　　門脈はどれか。

1. ア
2. イ
3. ウ
4. エ
5. オ

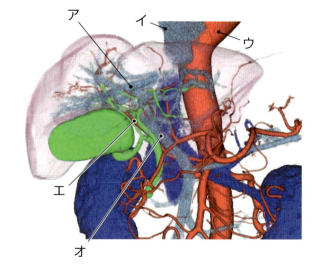

問題4　門脈について誤っているのはどれか。
1. 静脈路
2. 機能血管
3. 栄養素が豊富
4. 酸素（O_2）が豊富
5. 肝血流量の約70％

問題5　肝臓の機能でないのはどれか。
1. 糖代謝
2. 脂質代謝
3. 神経作用
4. 解毒作用
5. ビリルビン代謝

問題6　胆道系のMR画像を示す。胆囊管はどれか。
1. ア
2. イ
3. ウ
4. エ
5. オ

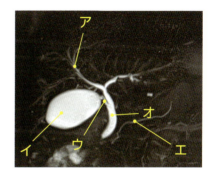

問題7　胆管（道）系の機能でないのはどれか。
1. 胆囊で胆汁を貯留する。
2. 胆囊で胆汁を濃縮する。
3. 胆汁を胆囊管より総胆管に排泄する。
4. 胆汁を十二指腸ファーター乳頭より排泄する。
5. 胆汁をオッデイ括約筋作用で胆囊より排泄する。

問題8　胆汁で正しいのはどれか。
1. 胆汁酸を含む。
2. ビリルビンは含まない。
3. ウロビリンの色には変色しない。
4. 脂肪酸の吸収には関与しない。
5. 小腸内の脂質消化には関与しない。

問題9　胆汁について誤っているのはどれか。
1. 胆囊内の胆汁は貯留・濃縮される。
2. 胆汁酸は腸肝循環で有効活用される。
3. 胆囊内の胆汁は水分が吸収され濃縮される。
4. 全ての胆汁は十二指腸乳頭部より排泄される。
5. コレシストキニンは脳・消化管ホルモンである。

●国試対策模擬問題

問題10 ビリルビン代謝で誤っているのはどれか。
1. 赤血球は肝細胞で破壊される。
2. 胆汁色素の主成分はビリルビンである。
3. 間接ビリルビンはヘモグロビンより生成される。
4. 直接ビリルビンは総胆管より十二指腸に排泄される。
5. 直接ビリルビンはグルクロン酸抱合型で水溶性である。

問題11 膵臓の3D-CT画像（冠状断面）を示す。
膵管はどれか。
1. ア　　　　　　2. イ
3. ウ　　　　　　4. エ
5. オ

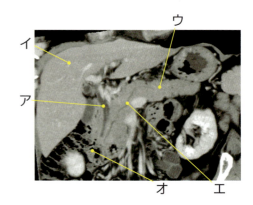

問題12 膵臓の構造・機能で正しいのどれか。
1. 後腹膜臓器
2. インスリンはα（A）細胞より分泌
3. グルカゴンはβ（B）細胞より分泌
4. 内分泌腺は膵液を十二指腸に分泌
5. 外分泌腺はランゲルハンス島細胞に存在する。

問題13 膵液・消化酵素で正しいのはどれか。
1. リパーゼ——糖質分解酵素
2. リパーゼ——蛋白質分解酵素
3. トリプシン——脂質分解酵素
4. セクレチン——膵液（重炭酸イオン）の分泌亢進
5. 炭酸水素ナトリウム（$NaHCO_3^-$）——酸性の糜粥

第 3 章 循環器

問題 1 心臓の冠状動脈と灌流域について誤っているのはどれか。
1. 左冠状動脈は左前下行枝と後下行枝である。
2. 冠状動脈は心筋に栄養素と酸素を送っている。
3. ヴァルサルヴァ洞から左右の冠状動脈が分岐している。
4. 心筋の還流領域は左右の冠状動脈により灌流されている。
5. 冠状動脈は心拍出量の約 4 〜 5 ％を心筋に送血している。

問題 2 心臓について誤っているのはどれか。
1. 心臓は左右の心室と心房から構成される。
2. 僧帽弁は二尖弁、他は三枚の弁尖を有する。
3. 左右の心房と心室の間には僧帽弁と二尖弁がある。
4. 心房は心房中隔、心室は心室中隔により区画される。
5. 心房と心室の間には血流の逆流を防止する弁がある。

問題 3 心臓の機能について誤っているのはどれか。
1. 心拍出量は 4.0 〜 5.0L/ 分である。
2. 交感神経は促進的（ 心拍数増加）に働く。
3. 房室結節には自発能があるが洞調律はない。
4. 心筋収縮の興奮信号は洞房結節から発信される。
5. 心臓のポンプ作用の調整支配は自律神経により行われる。

問題 4 血管系の構造について誤っているものを 2 つ選べ 。
1. 静脈壁は動脈壁に比べ内膜が薄い。
2. 毛細血管は多層の内皮細胞で組成される。
3. 静脈にある静脈弁は血液の逆流防止を担っている。
4. 血管系の壁構造は内膜、中膜、外膜の 3 層からなる。
5. A-V シャントとは動脈と静脈が毛細血管を経由せず交通する状態をいう。

問題 5 血管系の機能について誤っているのはどれか。
1. ADH は視床下部の視床上核で合成される。
2. 血圧は、血圧 = 心拍出量 × 末梢血管抵抗　で示される。
3. 毛細血管の物質交換は毛細血管血流と組織液との相互間で行われる。
4. 心拍出量は①循環血流量②心拍数③血液の粘性などの影響を受ける。
5. 血管運動神経は交感神経が主となり筋性動脈の平滑筋細胞が緊張を支配している。

国試
問題

257

●国試対策模擬問題

問題6 肺循環（小循環）について誤っているのはどれか。

1. 肺動脈内は動脈血である。
2. 肺動脈は閉塞が生じやすい。
3. 肺循環の主な機能は肺ガス交換である。
4. 肺静脈には左右の肺より2本ずつの循環路がある。
5. 肺循環は右心室から肺動脈、肺毛細血管、肺静脈を経て左心房に至る。

問題7 体循環（大循環）について誤っているのはどれか。

1. 左総頸動脈は大動脈弓から直接分岐している。
2. 四肢の静脈還流は骨格筋の収縮運動により減少する。
3. 上大静脈と下大静脈は別々に右心房へ流入している。
4. 左心室から全身に血液を送り出す大動脈が根幹となる。
5. 動脈系は酸素と栄養素やホルモンを含んだ血液を全身に還流する。

問題8 臍静脈（胎児循環構造）は新生児遺存構造の何か。次の5つから正しいものを選べ。

1. 動脈管索
2. 静脈管索
3. 卵円窩
4. 肝円索
5. 臍動脈索

問題9 リンパ系について誤っているのはどれか。

1. リンパ管は静脈と同じく弁を有する。
2. 左側上半身の左リンパ管本幹（胸管）は左静脈角に注ぐ。
3. 右側上半身の右リンパ管本幹は右鎖骨上辺部で静脈に注ぐ。
4. リンパ節の機能は食細胞による細菌や異物を貪食することである。
5. 脂質はリンパ管に流入し胸管を経て静脈に入り肝臓で消化処理される。

問題 10 下図の冠状動脈 3D-CT（造影）画像で左前下行枝はどれか。

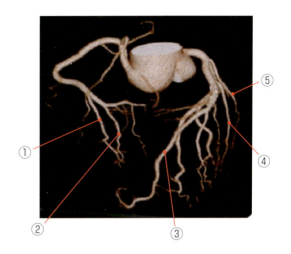

問題 11 下図の動脈系の体循環 3D-CT（造影）画像で □ に入る名称はどれか。
1. 腹腔動脈
2. 胃十二指腸動脈
3. 上腸間膜動脈
4. 右腎動脈
5. 下腸間膜動脈

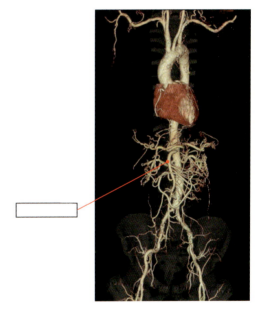

●国試対策模擬問題

第 4 章　内分泌腺器官

問題 1　内分泌腺でないのはどれか。
1. 性腺　　　　　　　　2. 下垂体　　　　　　　　3. 甲状腺
4. 消化腺　　　　　　　5. 視床下部

問題 2　ステロイドホルモンに最も関係するのはどれか。
1. 性腺ホルモン　　　　2. 下垂体ホルモン　　　　3. 甲状腺ホルモン
4. 副腎皮質ホルモン　　5. 視床下部ホルモン

問題 3　インスリンを分泌する臓器はどれか。
1. 腎臓　　　　　　　　2. 膵臓　　　　　　　　　3. 卵巣
4. 副甲状腺　　　　　　5. 副腎皮質

問題 4　副腎皮質から分泌されるのはどれか。2 つ選べ。
1. グルカゴン　　　　　2. アドレナリン　　　　　3. エストロゲン
4. コルチゾール　　　　5. アルドステロン

問題 5　グルカゴンを分泌するのはどれか。
1. 膵臓　　　　　　　　2. 精巣　　　　　　　　　3. 甲状腺
4. 視床下部　　　　　　5. 脳下垂体

問題 6　関係のない組み合わせはどれか。
1. 卵巣──プロゲステロン
2. 甲状腺──カルシトニン
3. 副腎髄質──アルドステロン
4. 下垂体後葉──バソプレシン
5. 下垂体前葉──成長ホルモン

問題 7　関係ない組み合わせはどれか。
1. 成長ホルモン──成長促進
2. 甲状腺ホルモン──代謝促進
3. グルカゴン──血糖値の低下
4. コルチゾール──免疫機能調整
5. カテコールアミン──交感神経刺激

国試
問題

260

問題 8　脳の MRI 画像（正中矢状断面）を示す。
　　　　視床下部はどれか。
　　1．ア　　　　　　　2．イ
　　3．ウ　　　　　　　4．エ
　　5．オ

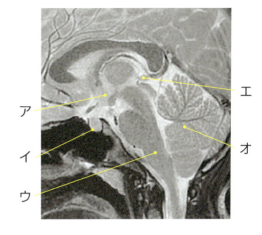

問題 9　脳の MRI 画像（正中矢状断面）を示す。
　　　　下垂体前葉はどれか。
　　1．ア　　　　　　　2．イ
　　3．ウ　　　　　　　4．エ
　　5．オ

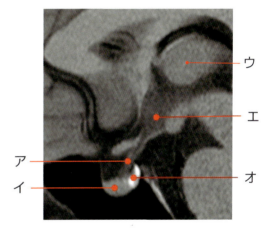

問題 10　下垂体前葉ホルモンでないのはどれか。
　　1．成長ホルモン　　　　2．プロラクチン　　　　3．バゾプレシン
　　4．黄体形成ホルモン　　5．副腎皮質刺激ホルモン

問題 11　甲状腺の超音波画像を示す。峡部はどれか。
　　1．ア　　　　　　　2．イ
　　3．ウ　　　　　　　4．エ
　　5．オ

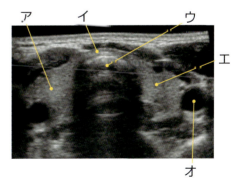

●国試対策模擬問題

問題 12　甲状腺ホルモンの機能で正しいのはどれか。
1. 神経作用の抑制
2. 中性脂肪の低下作用
3. 成長ホルモンの分泌抑制
4. 組織での酸素消費量の抑制
5. 骨格筋の蛋白質異化作用抑制

問題 13　副甲状腺で正しいのはどれか。
1. 外分泌腺である
2. 重量は約 3 ～ 5 g である。
3. 通常は上下 4 対 8 個である。
4. 甲状腺左右両葉の前面にある。
5. 主細胞よりパラトルモン（PTH）を分泌する。

問題 14　パラトルモン（PTH）で正しいのはどれか。
1. カルシウムの再吸収抑制
2. ナトリウムの再吸収抑制
3. 燐・重炭酸イオンの排泄抑制
4. 活性型ビタミン D3 の産生抑制
5. 骨吸収で血清カルシウム値上昇

問題 15　副腎の造影 CT 画像（横断面）を示す。
　　　　副腎はどれか。
1. ア　　　　　　2. イ
3. ウ　　　　　　4. エ
5. オ

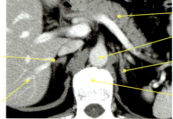

問題 16　副腎皮質ホルモンで誤っているのはどれか。
1. コレステロールより合成
2. ステロイドホルモンは甲状腺ホルモン
3. 球状帯は鉱質コルチコイド（アルドステロン）
4. 束状帯は糖質コルチコイド（コルチゾール）
5. 網状帯は性ホルモン（アンドロゲン）

問題 17　コルチゾール（糖質コルチコイド）で誤っているのはどれか。

1. 神経作用
2. 抗炎症作用
3. 免疫抑制作用
4. 抗アレルギー作用
5. 肝臓での代謝作用

問題 18　副腎髄質ホルモンで誤っているのはどれか。

1. ドパミンを分泌する。
2. グルカゴンを分泌する。
3. 髄質には交感神経のニューロンがある。
4. アドレナリン（エピネフリン）を分泌する。
5. ノルアドレナリン（ノルエピネフリン）を分泌する。

問題 19　女性ホルモンの組み合わせで正しいのはどれか。

1. 分泌調整——視床下部と下垂体の 2 段階調整
2. エストロゲン——黄体ホルモン分泌促進
3. 卵胞ホルモン——下垂体で分泌促進
4. プロゲステロン——卵胞ホルモン分泌促進
5. ゴナドトロピン——卵巣機能調整

問題 20　男性ホルモンで誤っているのはどれか。

1. 男性ホルモンはアンドロゲンと総称される。
2. テストステロンは副腎皮質でも分泌される。
3. テストステロンはアンドロゲンの代表である。
4. アンドロゲン作用は男性の第二次性徴を発現させる。
5. ライディッヒ細胞はアンドロゲンの合成・放出を抑制する。

問題 21　ランゲルハンス島（膵島）で正しいのはどれか。2 つ選べ。

1. 外分泌腺である。
2. α 細胞はインスリンを分泌する。
3. α 細胞はグルカゴンを分泌する。
4. β 細胞はソマトスタチンを分泌する。
5. ソマトスタチンはインスリンの分泌を抑制する。

国試
問題

263

●国試対策模擬問題

第 5 章　泌尿器

問題 1　泌尿器の記述で誤っているのはどれか。
1. 泌尿器は尿を産生する。
2. 体液量と体組織の恒常性を保持する。
3. 腎臓・尿管・膀胱・尿道から構成される。
4. 物質の代謝で生じた分解産物を体外に排泄する。
5. 腎動脈は腹部大動脈から分岐し、右腎動脈が左に比して短い。

問題 2　腎臓の組織構造について誤っているのはどれか。
1. ネフロンは尿生成の機能単位である。
2. 腎小体は糸球体とボウマン嚢からなる。
3. 腎錐体は尿細管と集合管の集合体である。
4. 腎臓の実質組織は皮質と髄質に分類される。
5. 腎盂は尿が腎錐体より腎杯に排出され集められる部位をいう。

問題 3　腎臓の機能について誤っているのはどれか。
1. 近位尿細管は主要な再吸収部位である。
2. 老廃物の排泄は尿細管で選択され行われる。
3. 原尿の水・電解質は尿細管で 100％再吸収される。
4. 腎臓から産生されるホルモンにエリスロポエチンがある。
5. 酸塩基平衡では血中の pH が 7.4 ± 0.05 に維持されている。

問題 4　尿路について誤っているのはどれか。
1. 腎杯は上部尿路である。
2. 下部尿路は尿管・膀胱・尿道である。
3. 尿路は上部尿路と下部尿路に分類される。
4. 腎盂尿管移行部は尿管の生理的狭窄部位である。
5. 腎盂、尿管、膀胱、後部尿道の粘膜は移行上皮である。

問題 5　尿路について誤っているものを 2 つ選べ。
1. 内尿道括約筋は骨格筋である。
2. 膀胱容量は 300 ～ 500mL 程である。
3. 女性の尿道は約 3 ～ 4mm である。
4. 膀胱は骨盤内の恥骨後方に位置する。
5. 膀胱出口の内尿道括約筋と外尿道括約筋により排尿を制御している。

国試問題

264

問題 6　MR 尿管画像において総腸骨動脈交叉部はどこか。

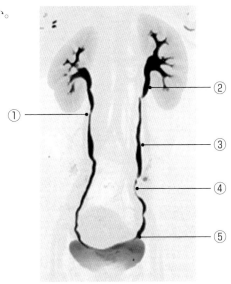

第 6 章　血液

問題 1　血液細胞成分で正しいのはどれか。
1. 有機物
2. 無機物
3. 血小板
4. ビタミン
5. 無機塩類

問題 2　健康成人の血液で正しいのはどれか。
1. 血漿は有形成分。
2. 赤血球は血漿成分。
3. 血小板は液体成分。
4. 細胞成分は約 55%。
5. 血液量は約 4.8L（体重 60Kg）。

問題 3　健康成人の血球で正しいのはどれか。
1. B 細胞は細胞性免疫に関与。
2. 好中球は血液凝固に関与。
3. 単球はマクロファージに分化。
4. 白血球は 6,000 〜 12,000 / μL。
5. 赤血球（男性）は 350 万〜 500 万 / μL。

●国試対策模擬問題

問題4 造血因子で誤っているのはどれか。

1. ヘモグロビン   2. エリスロポエチン   3. コロニー刺激因子

4. トロンボポエチン   5. インターロイキン

問題5 黄色髄が多いのはどれか。

1. 鎖骨   2. 肋骨   3. 胸骨

4. 四肢骨   5. 頭蓋骨

問題6 血漿に最も量が多く含まれるのはどれか。

1. 水分   2. 糖質   3. 脂質

4. 電解質   5. ホルモン

問題7 血液型で誤っているのはどれか。

1. ABO式血液検査が基本である。

2. 赤血球膜上の抗原特異性で分類する。

3. Rh式血液型は基本的に5種類である。

4. 赤血球膜上の抗体特異性分類である。

5. ABO式検査には「オモテ」・「ウラ」試験がある。

問題8 血液機能の組み合わせで正しいのはどれか。

1. 血漿——老廃物質のみ輸送する。

2. 赤血球——ヘモグロビン含有量は少ない。

3. 体内鉄——ヘム鉄と貯蔵鉄として存在する。

4. ヘモグロビン——酸素と二酸化炭素を交換する。

5. 赤血球と血漿——血液容量の約1/5である。

問題9 止血機構と線容系で誤っているのはどれか。

1. 出血を凝固と血栓で止血する。

2. プラスミンが線維素を溶解する。

3. 線溶系は血管修復後に血栓を形成する。

4. 二次止血は凝固因子関与で血栓を形成する。

5. 一次止血は血小板が集まり粘着して凝固する。

国試
問題

第7章　免疫

問題1　免疫の異常反応で誤っているのはどれか。

1. 易感染性　　　　　2. 悪性腫瘍　　　　　3. アレルギー
4. 自己免疫疾患　　　5. 病原体・異物排除

問題2　リンパ器官で誤っているのはどれか。

1. 胸腺　　　　　　　2. 骨髄　　　　　　　3. 脾臓
4. 肝臓　　　　　　　5. リンパ節

問題3　免疫担当細胞はどれか。

1. 補体　　　　　　　2. 抗体　　　　　　　3. 胸腺
4. 骨髄　　　　　　　5. 好中球

問題4　免疫担当細胞系とその機能の組み合わせで正しいのはどれか。

1. 好中球——薬物アレルギーで増加。
2. 好酸球——貪食により消化して消去。
3. T 細胞——形質細胞となる細胞。
4. B 細胞——免疫応答に関与。
5. ナチュラルキラー細胞——感染細胞を破壊。

問題5 マクロファージの前駆細胞はどれか。

1. 単芽球　　　　　　2. 好中球　　　　　　3. 顆粒球
4. リンパ球　　　　　5. 好塩基球

問題6　補体の機能で誤っているのはどれか。

1. 細胞膜の破壊。
2. 血管透過性の亢進。
3. 食細胞の走行動員因子。
4. 細胞のオプソニン化。
5. 抗原非特異的な生体防御反応。

国試
問題

●国試対策模擬問題

問題 7　生体防御機構の組み合わせで正しいのはどれか。2つ選べ。
1. 自然免疫——自然界より得た免疫。
2. 獲得免疫——自然獲得した免疫。
3. バリア機能——体内での自然免疫。
4. 細菌への自然免疫——貪食による殺菌。
5. ウイルスへの自然免疫——感染細胞の破壊。

問題 8　ウイルス感染症の長期にわたる獲得免疫に関与するのはどれか。
1. 好中球　　　　　　2. 好酸球　　　　　　3. 赤血球
4. 肥満細胞　　　　　5. メモリー T 細胞

問題 9　獲得免疫の特徴で誤っているのはどれか。
1. 免疫の多様性。　　　2. 免疫の特異性。　　　3. 免疫の記憶性。
4. 抗原を構成する蛋白質。　5. 抗原レセプター細胞質の化学物質。

問題 10　細胞性免疫の作用で誤っているのはどれか。
1. 真菌（カンジダなど）の殺菌。
2. ウイルス感染細胞の特異的障害。
3. 原虫（トキソプラズマなど）の殺菌。
4. 細胞内寄生菌（結核菌など）の殺菌。
5. 活性化マクロファージ殺菌能の低下。

問題 11　液性免疫で誤っているのはどれか。
1. 毒性中和　　　　2. 補体活性化　　　　3. B 細胞産生抗体
4. オプソニン作用　5. ウイルス活性化

問題 12　Ⅰ型アレルギーに関与するのはどれか。
1. IgM　　　　　　2. IgD　　　　　　3. IgG
4. IgE　　　　　　5. IgA

第 8 章 感染症

問題 1 感染症で誤っているのはどれか。
1. 治癒には免疫獲得が重要。
2. 微生物が体内に侵入した状態。
3. 病原体には感染性微生物が多い。
4. 不顕性感染は無症状である状態。
5. 宿主の免疫、防御能を超えた状態。

問題 2 感染症の経過で誤っているのはどれか。
1. 潜伏期には軽度な自覚症状が出る。
2. 回復・治癒期に免疫獲得し治癒する。
3. 発症期の顕性感染には自覚症状が有る。
4. 発症期の不顕性感染には自覚症状が無い。
5. 回復・治癒期での免疫獲得は持続感染となる。

問題 3 持続感染症はどれか。2つ選べ。
1. 感冒
2. A 型肝炎
3. B 型肝炎
4. C 型肝炎
5. インフルエンザ

問題 4 病原体で最も小さいのはどれか。
1. 寄生虫
2. 真菌
3. 細菌
4. プリオン
5. ウイルス

問題 5 接触感染について正しいのはどれか。
1. 風疹
2. 麻疹
3. 破傷風
4. オウム病
5. C 型肝炎

問題 6 飛沫感染について正しいのはどれか。
1. 赤痢
2. 腸チフス
3. B 型肝炎
4. インフルエンザ
5. ツツガムシ病

問題 7 空気感染について正しいのはどれか。
1. 梅毒
2. 水痘
3. 破傷風
4. 狂犬病
5. B 型肝炎

269

●国試対策模擬問題

問題8　媒介物感染について正しいのはどれか。2つ選べ。

1. 食中毒　　　　　　　2. B・C 型肝炎　　　　3. インフルエンザ

4. 流行性耳下腺炎　　　5. クラミジア感染症

問題9　媒介動物感染について正しいのはどれか。

1. 梅毒　　　　　　　　2. 水痘　　　　　　　　3. HIV 感染症

4. ツツガムシ病　　　　5. B・C 型肝炎

問題10　日和見感染の易感染性宿主に多いので正しいのはどれか

1. 肺がん　　　　　　　2. 糖尿病　　　　　　　3. 膠原病

4. 放射線治療　　　　　5. インフルエンザ

問題11　院内感染の起因となる病原体で誤っているのはどれか。

1. VRE（バンコマイシン耐性腸球菌）

2. MRSA（メチシリン耐性黄色ブドウ球菌）

3. セラチア（グラム陰性桿菌）

4. MDRP（多剤耐性緑膿菌）

5. HAV（A 型肝炎ウイルス）

問題12　性感染の病原体と疾患の組み合わせで正しいのはどれか。

1. 細菌——HIV 感染症／AIDS

2. 寄生虫——ケジラミ症

3. ウイルス——梅毒

4. 節足動物——腟トリコモナス症

5. 細菌——淋菌感染症

問題13　食中毒原因分類での組み合わせで正しいのはどれか。2つ選べ。

1. 自然毒生——カドミウム

2. 化学毒性——毒キノコ

3. ウイルス性——ノロウイルス

4. 細菌毒素型——サルモネラ菌

5. 細菌毒素型——黄色ブドウ球菌

第 9 章　呼吸器

問題 1　呼吸器で最も末梢にあるのはどれか。
1. 気管
2. 肺胞嚢
3. 区域気管支
4. 呼吸細気管支
5. 終末細気管支

問題 2　下気道で正しいのはどれか。
1. 前方は食道と接する。
2. 後面は甲状腺に接する。
3. 左側は右側より角度が大きい。
4. 右側の分岐角度は約 45° である
5. 気管軟骨は全周性の輪状軟骨である。

問題 3　気管支樹の 3D-CT 画像を示す。
　　　　矢印で示すのはどれか。
1. 左主気管支
2. 舌区気管支
3. 中間気管支幹
4. 左上葉気管支
5. 左下葉気管支

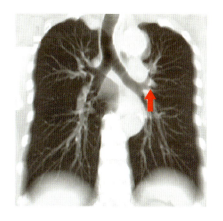

問題 4　静脈血が流れているのはどれか。2つ選べ。
1. 脾動脈
2. 肺動脈
3. 臍動脈
4. 後交通動脈
5. 固有肝動脈

問題 5　動脈血が流れているのはどれか。2つ選べ。
1. 奇静脈
2. 肺静脈
3. 肺動脈
4. 上大静脈
5. 気管支動脈

問題 6　機能血管と栄養血管の二重支配を受けている臓器はどれか。2つ選べ。
1. 肺臓
2. 肝臓
3. 脾臓
4. 腎臓
5. 膵臓

国試問題

●国試対策模擬問題

問題 7　縦隔の分類で誤っているのはどれか。
1．上縦隔　　　　　2．下縦隔　　　　　3．前縦隔
4．中縦隔　　　　　5．後縦隔

問題 8　縦隔に存在する臓器で誤っているのはどれか。
1．食道　　　　　　2．胸腺　　　　　　3．心臓
4．甲状腺　　　　　5．大血管

問題 9　胸郭で正しいのはどれか。2つ選べ。
1．呼気は－3cmH₂Oである。
2．吸気は+10cmH₂Oである。
3．胸腔は陽圧に保たれている。
4．胸骨・肋骨・胸椎で構成される。
5．胸腔は大気圧より陰圧に保たれた牽引状態にある。

問題 10　呼吸筋で誤っているのはどれか。
1．平滑筋　　　　　2．横隔膜　　　　　3．腹壁筋
4．胸鎖乳突筋　　　5．内・外肋間筋

問題 11　呼吸中枢（脊髄神経）支配で誤っているのはどれか。
1．随意的深呼吸
2．随意的呼吸停止
3．律動的呼吸運動は約 36 〜 42 回／分。
4．運動時における心臓との連動呼吸作用。
5．横隔膜の収縮は第 3 頸髄〜第 5 頸髄の支配。

問題 12　呼吸器のガス交換で正しいのはどれか。
1．O₂ は肺胞で排気する。
2．換気は呼吸運動が主役である。
3．CO₂ は肺胞より取り込む。
4．ガス分圧差で O₂ は肺胞内に排泄される。
5．肺循環で O₂ を排出し、CO₂ を取り込む。

問題 13　呼吸器のガス交換機能で誤っているのはどれか。
1．O₂ と CO₂ の分圧差で拡散する。
2．O₂ は Hb 結合で移送する。
3．O₂ と CO₂ は肺胞で相互に移動する。
4．Hb と O₂ の結合割合を酸素飽和度（SO₂）という。

5. O_2 の供給は O_2 が多い組織に効率よく移送する。

問題 14 ボーア効果で正しいのはどれか。

1. 50Torr 以下は呼吸不全となる。

2. 要因として体温や pH の上昇がある。

3. ボーア効果は酸素解離曲線の左右移動をいう。

4. CO_2 が Hb により細胞に供給される効果を示す。

5. O_2 を Hb より多く放出して細胞に供給する状況を提示する。

問題 15 二酸化炭素（CO_2）・酸素（O_2）の運搬について誤っているのはどれか。2つ選べ。

1. CO_2 は肺胞内から拡散し体外に放出される。

2. SaO_2 が90%のとき PaO_2 は60Torr に相当する。

3. 静脈血中を運搬される CO_2 は O_2 に比して少ない。

4. O_2 はヘモグロビンとカルバミノ結合して運搬される。

5. 静脈血中に含まれる CO_2 の多くは炭酸水素イオン（HCO_3^-）の状態で血漿に溶解している。

問題 16 呼吸運動の中枢・調節・神経で正しいのはどれか。2つ選べ。

1. 呼吸中枢——橋・延髄

2. 神経性調節——化学受容体

3. 化学的調節——伸展受容体

4. 行動性調節——大脳皮質

5. 内・外肋間筋——横隔膜神経

問題 17 呼吸調節で正しいのはどれか。2つ選べ

1. 化学的受容体は胸髄にある。

2. 通常の調節は不随意的調節である。

3. O_2 の化学的刺激は呼吸を促進する。

4. 不随意的調節は大脳皮質と視床下部にある。

5. 血液中の O_2、CO_2 濃度、pH を感知して調節する。

問題 18 換気量と死腔で正しいのはどれか。

1. 換気量は肺胞換気量をいう。

2. 一回の換気量は約1500mL である。

3. 肺胞死腔は肺胞細胞の死腔域をいう。

4. 換気量は気道と肺に出入りする空気量である。

5. 換気量は咽頭・食道に出入りした空気量を含む。

国試
問題

273

●国試対策模擬問題

第10章　脳・神経

問題1　脳・神経系の分類で誤っているのはどれか。

1. 脳に脳幹がある。
2. 中枢神経に脊髄がある。
3. 末梢神経に脳神経がある。
4. 末梢神経に自律神経がある。
5. 中枢神経系に自律神経がある。

問題2　中枢神経系の部位と機能の組み合わせで正しいのはどれか。

1. 大脳——四肢の運動調節をする。
2. 小脳——記憶・情動を形成する。
3. 脳幹——呼吸・循環中枢がある。
4. 間脳——運動器の指令発信をする。
5. 脊髄——情動・感覚情報の伝導路が通る。

問題3　脳の保護について関連性が最も少ないのはどれか。

1. 硬膜　　　　　　　2. 軟膜　　　　　　　3. くも膜
4. 頭蓋骨　　　　　　5. 大脳鎌

問題4　神経系の情報伝達経路で正しいのはどれか。

1. 錐体外路は随意運動の実行を司る。
2. 錐体路は運動のスムーズ性を調整する。
3. 情報は電気信号として神経線維を伝導する。
4. 上行性（求心性）伝達路は運動系の情報伝達路である。
5. 下行性（遠心性）伝達路は感覚系の情報伝達路である。

問題5　神経細胞について誤っているのはどれか。

1. 神経細胞には樹状突起がある。
2. ドパミンは神経伝達物質である。
2. 神経細胞には神経（軸索）突起がある。
4. シナプスでは神経伝達物質が介在する。
5. ニューロン（神経単位）は細胞体をいう。

国試
問題

274

問題6　神経細胞（ニューロン）・グリア細胞（神経膠細胞）の構造・機能の組み合わせで誤っているのはどれか。
1. 小膠細胞——神経細胞に酸素を供給する。
2. ニューロン——神経単位である。
3. グリア細胞——ニューロンを支持する。
4. 星状膠細胞——神経細胞に栄養を供給する。
5. 希突起膠細胞——電気信号の伝達速度を速める。

問題7　大脳の構造と機能で正しいのはどれか。
1. 頭頂葉には視覚野がある。
2. 白質は神経細胞体である。
3. 側頭葉には体性感覚野がある。
4. 後頭葉には視覚連合野がある。
5. 灰白質は神経線維束である。

問題8　大脳正中部にある構造で正しいのはどれか。
1. 被殻　　　　　2. 視床　　　　　3. 海馬
4. 下垂体　　　　5. 扁桃体

問題9　大脳皮質機能局在と機能の組み合わせで正しいのはどれか。
1. 運動野——頭頂葉　　2. 聴覚野——後頭葉　　3. 視覚野——側頭葉
4. ブローカ野——側頭葉　5. 体性感覚野——頭頂葉

問題10　機能を司る大脳基底核で誤っているのはどれか。
1. 黒質　　　　　2. 線条体　　　　3. 淡蒼球
4. 下垂体　　　　5. 視床下核

問題11　大脳基底核の構成要素で誤っているのはどれか。
1. 被殻　　　　　2. 内節　　　　　3. 海馬
4. 淡蒼球　　　　5. レンズ核

問題12　大脳辺縁系で正しいのはどれか。
1. 視床　　　　　2. 大脳軸索　　　3. 第3脳室
4. 下垂体前葉　　5. 機能的概念の単位

●国試対策模擬問題

問題13　間脳の構造で正しいのはどれか。2つ選べ。
1. 視床
2. 海馬
3. 脳幹
4. 下垂体
5. 視床下部

問題14　下垂体後葉ホルモンで正しいのはどれか。2つ選べ。
1. 成長ホルモン
2. バソプレシン
3. オキシトシン
4. 性腺刺激ホルモン
5. 副腎皮質刺激ホルモン

問題15　小脳の構造と機能で正しいのはどれか。2つ選べ。
1. 複雑な運動調節。
2. 皮質は白質で構成。
3. 深部は灰白質で構成。
4. 情報は橋を介して大脳に連絡。
5. 神経線維で大脳と情報を直接連絡している。

問題16　脳幹・網様体の構造と機能との組み合わせで正しいのはどれか。
1. 橋──黒質と赤核がある。
2. 脳幹──運動器の中枢がある。
3. 中脳──排尿中枢がある。
4. 延髄──呼吸中枢がある。
5. 網様体──小脳の機能を補う。

問題17　脊髄で正しいのはどれか。2つ選べ。
1. 中心管の周囲は白質である。
2. 延髄に続き第5腰椎で終わる。
3. 運動神経は前根を通って末梢に進む。
4. 前角・後角には中枢神経が出入りする。
5. 胸髄の灰白質には交感神経系の神経細胞がある。

問題18　末梢神経系で誤っているのはどれか。
1. 脳神経
2. 運動神経
3. 感覚神経
4. 自律神経
5. 基底核神経

問題19　脳幹より出ている脳神経で誤っているのはどれか。
1. 自律神経
2. 聴神経
3. 三叉神経
4. 舌咽神経
5. 顔面神経

276

問題 20　脳神経が通っている頭蓋底孔で正しいのはどれか。

1. 棘孔　　　　　　　　2. 耳管　　　　　　　　3. 卵円孔
4. 頸動脈管　　　　　　5. 頸静脈管

問題 21　眼球運動に関与する神経で正しいのはどれか。

1. 視神経　　　　　　　2. 滑車神経　　　　　　3. 顔面神経
4. 三叉神経　　　　　　5. 迷走神経

問題 22　各脊髄から生じる末梢神経の数で誤っているのはどれか。

1. 頸神経——7 対　　　2. 胸神経——12 対　　　3. 腰神経——5 対
4. 尾神経——1 対　　　5. 仙骨神経——5 対

問題 23　自律神経機能の調節で正しいのはどれか。

1. 小脳　　　　　　　　2. 線条体　　　　　　　3. 辺縁系
4. 連合野　　　　　　　5. 視床下部

問題 24　自律神経の構造と機能で誤っているのはどれか。

1. 生命維持機能を調節する。
2. 神経作用は無意識かつ反射的である。
3. 神経伝達物質にアセチルコリンがある。
4. 神経線維の情報は 1 個のシナプスで伝達する。
5. 交感・副交感神経は相互に拮抗する作用がある。

国試
問題

●国試対策模擬問題

第 11 章　運動器

問題 1　成人骨格の構成数で正しいのはどれか。

1. 脊椎——5 個
2. 上肢——65 個
3. 頭蓋骨——30 個
4. 肋骨と胸骨——25 個
5. 骨盤と下肢——63 個

問題 2　骨細胞で誤っているのはどれか。

1. 骨細胞は骨を保持する。
2. 骨芽細胞は骨を形成する。
3. 破骨細胞は骨を吸収する。
4. 骨造形は破骨細胞が主となる。
5. 生物学的因子は骨のカルシウム遊離・沈着バランスを保つ。

問題 3　骨基質で誤っているのはどれか。

1. コラーゲンは線維状の蛋白質。
2. カルシウムの貯蔵部位は筋にある。
3. 血中カルシウム上昇は破骨細胞の機能促進による。
4. 破骨細胞の機能促進に副甲状腺ホルモンが関与する。
5. カルシウムの骨沈着促進は活性型ビタミン D の腸管作用がある。

問題 4　骨について正しいのはどれか。

1. 長管骨に頭蓋骨がある。
2. 骨形態分類に骨端線がある。
3. 骨髄腔から消化酵素が分泌される。
4. 骨膜が骨折修復の役割の一部を担う。
5. 成長軟骨板は骨を横軸方向に成長させる。

問題 5　脊椎について正しいのはどれか。

1. 頸椎は 8 個である。
2. 脊柱管に椎骨動脈が通る。
3. 椎間板は中央部に線維輪がある。
4. 椎間関節は椎体の前方に位置する。
5. 神経根は椎間孔を通って末梢に至る。

国試
問題

278

問題 6　関節について誤っているのはどれか。
1. 関節半月は軟骨組織である。
2. 不動関節と可動関節がある。
3. 靭帯は強靭な結合組織である。
4. 関節軟骨の組織は 10 〜 30％が水分である。
5. 関節軟骨組織にコラーゲンとプロテオグリカンがある。

問題 7　不動関節についての組み合わせで正しいのはどれか。
1. 骨結合――骨化した成長軟骨板
2. 靭帯結合――仙腸関節
3. 骨盤環（輪）――頭蓋骨結合
4. 軟骨性結合――椎間板
5. 線維性結合――成長軟骨板

問題 8　骨格筋について誤っているのはどれか。
1. 横紋筋である。
2. 複数の細胞核を持つ。
3. 神経細胞と混在している。
4. 収縮性は筋原線維蛋白質による。
5. 収縮性蛋白質はアクチン 1 種類のみである。

問題 9　運動情報の伝導系における関連性で関与が無いのはどれか。
1. 膜受容体　　　　　2. グリコーゲン　　　　　3. アセチルコリン
4. 神経筋接合部（シナプス）　5. 体性運動神経（運動ニューロン）

問題 10　腱・腱鞘・滑液包で誤っているのはどれか。
1. 靭帯はコラーゲン線維束である。
2. 滑液包の一部は関節包と連結している。
3. 腱はコラーゲン線維束で骨格に密着する。
4. 腱鞘は結合線維組織で筋周囲を補強する。
5. 靭帯は過剰運動・運動範囲を緩やかにする。

問題 11　頭部の運動筋で誤っているのはどれか。
1. 眼輪筋　　　　　　2. 頬骨筋　　　　　　3. 口輪筋
4. 咀嚼筋　　　　　　5. 僧帽筋

●国試対策模擬問題

問題 12　上肢の運動筋でないのはどれか。
1. 三角筋
2. 縫工筋
3. 腕撓骨筋
4. 上腕二頭筋
5. 上腕三頭筋

問題 13　全身の運動筋と機能の関連で誤っているのはどれか。
1. 大胸筋――伸展運動
2. 肋間筋――呼吸運動
3. 胸鎖乳突筋――頭部の捻じり回転・側屈
4. 上腕二頭筋――肘関節の屈曲
5. 上腕三頭筋――肘関節の伸展

問題 14　下肢の運動筋と機能の関連で誤っているのはどれか。
1. 大殿筋――跳躍時の伸展
2. 腓腹筋――大腿運動時の伸展・屈曲
3. ひらめ筋――足・趾の屈曲・伸展
4. 大腿四頭筋――全身体重の支持
5. 大腿直筋――下肢の伸展・屈曲

第 12 章　感覚器

問題 1　視細胞が有る部位で正しいのはどれか。
1. 角膜
2. 強膜
3. 網膜
4. 結膜
5. 脈絡膜

問題 2　視覚器の各構造と機能の組み合わせで誤っているのはどれか。
1. 錐体細胞――暗所視に関与する。
2. 硝子体――眼球内圧を保持する。
3. 網膜――光情報を神経情報に変換する。
4. 虹彩――瞳孔括約筋で縮瞳と散瞳を担う。
5. 角膜――入射光の通過と屈折に関与する。

問題 3　眼筋で正しいのはどれか。2 つ選べ。
1. 眼輪筋
2. 上斜筋
3. 瞼板筋
4. 内側直筋
5. 上眼瞼挙筋

問題 4　網膜中心動脈で正しいのはどれか。2つ選べ。
1. 眼底検査で観察できる。
2. 眼球の強膜に分布する。
3. 黄斑の中央より眼底内に入る。
4. 視神経円板より眼球内に入る。
5. 網膜の最外層より内方に向かう。

問題 5　視細胞で誤っているのはどれか。
1. 網膜外層（脈絡膜側）にある。
2. 桿体細胞は明所視に関与する。
3. 光学情報を感受して脳に送る。
4. 桿体細胞の活動にはビタミンAが必須。
5. 錐体細胞は黄斑部の中心に多く分布する。

問題 6　視機能で誤っているのはどれか。
1. 近視は凹レンズで矯正する。
2. 乱視は角膜・水晶体形状の乱れである。
3. 視野は両眼で見える範囲（面積）をいう。
4. 水晶体の厚さは毛様体筋の収縮と弛緩で調整する。
5. 網膜焦点の一致は角膜・水晶体の光屈折によって行われる。

問題 7　耳・平衡感覚器で正しいのはどれか。2つ選べ。
1. 中耳に聴覚がある。
2. 外耳に鼓膜がある。
3. 外耳は頭頂骨にある。
4. 耳小骨にツチ骨がある。
5. 半規管は回転加速度（角加速度）を感知する。

問題 8　鼻・嗅覚器で正しいのはどれか。2つ選べ。
1. 嗅覚には臭気への順応性がある。
2. 鼻中隔は左右に分割されている。
3. 鼻腔は上・中・下鼻道に分離される。
4. 嗅覚器は中鼻道の上縁に位置する。
5. 副鼻腔には鼻腔に連結した側頭洞がある。

●国試対策模擬問題

問題9　舌・味覚器で正しいのはどれか。

　　1.　味覚への順応性は遅い。

　　2.　味覚に温感が関与する。

　　3.　舌は筋と腱で構成される。

　　4.　味蕾は温感受容器である。

　　5.　舌下神経（XII）は運動神経を支配する。

問題10　皮膚・表在感覚器で正しいのはどれか。

　　1.　角質器に脂腺がある。

　　2.　痛覚は順応性に優れる

　　3.　表皮は重層扁平上皮である。

　　4.　真皮の膠原線維は粗製で弱い。

　　5.　皮膚腺に腋窩腺のエクリン汗腺がある。

第13章　女性生殖器

問題1　女性生殖器で正しいのはどれか。

　　1.　卵管采は子宮の腹腔側にある。

　　2.　排卵は卵子を子宮内に直接取り込む。

　　3.　小骨盤（骨盤腔）のやや前方に位置する。

　　4.　ダグラス窩（直腸子宮窩）は子宮の前方に位置する。

　　5.　子宮壁は子宮漿膜（外膜）、子宮筋層、子宮内膜よりなる。

問題2　乳房で誤っているのはどれか。

　　1.　乳房に脂肪はない。

　　2.　C'は腋窩乳腺域を示す。

　　3.　乳汁は小葉で産生される。

　　4.　結合組織にクーパー靭帯がある。

　　5.　乳腺のリンパ液は腋窩リンパ節を経て鎖骨上リンパ節に至る。

問題3　女性ホルモンについて誤っているのはどれか。

　　1.　第二次性徴に皮下脂肪形成がある。

　　2.　エストロゲンは生殖器・乳腺の発達を促進する。

　　3.　ホルモン分泌はゴナドトロピンが子宮に作用して産生される。

　　4.　プロゲステロンは妊娠成立で黄体・胎盤より分泌が継続される。

　　5.　プロゲステロンは子宮内膜を肥厚状態にして受精卵の準備をする。

問題 4　女性ホルモン分泌で誤っているのはどれか。2つ選べ。

1. エストロゲンは生殖器の発育を促進する。
2. プロゲステロンは更年期にも放出を続ける。
3. ゴナドトロピンは下垂体前葉ホルモンである。
4. プロゲステロンは子宮内膜を肥厚状態にする。
5. 女性ホルモン分泌はゴナドトロピン放出ホルモンの分泌から始まる。

問題 5　卵子形成・排卵と女性ホルモン分泌周期の関係で誤っているのはどれか。

1. 排卵――黄体ホルモン放出後の 10 〜 12 時間後に起きる。
2. 妊娠成立――エストロゲン・プロゲステロン分泌を継続する。
3. 妊娠不成立――黄体が萎縮して白体となり閉経となる。
4. 血中エストロゲン上昇――黄体形成ホルモンを放出する。
5. 血中エストロゲン低下―ゴナドトロピン放出ホルモンの分泌を開始する。

問題 6　排卵と月経の卵巣・子宮周期で誤っているのはどれか。

1. 卵巣周期の黄体期は分泌期。
2. 卵巣周期の卵胞期は月経期と増殖期。
3. 月経周期の排卵は月経開始から 28 日頃。
4. 卵巣周期の卵胞期は月経開始から排卵までの期間。
5. 卵巣周期の黄体期は排卵後から次の月経開始までの期間。

問題 7　性周期（月経・排卵周期）で誤っているのはどれか。

1. 黄体期は高温相を示す。
2. 経血量は平均で 37 〜 43m L である。
3. 無排卵周期症は高温相で一相性を示す。
4. 閉経期に近くなるとエストロゲン分泌は減少する。
5. 閉経期に近くなると卵胞刺激ホルモン分泌は上昇する。

国試問題

国試対策模擬問題回答

第1章	
問題番号	回答
問題1	2
問題2	1
問題3	4
問題4	4
問題5	1, 2
問題6	3, 5
問題7	2
問題8	1, 5
問題9	1
問題10	1
問題11	2
問題12	3
問題13	2
問題14	3
問題15	4
問題16	1
問題17	4
問題18	4
問題19	4
問題20	5

第2章	
問題1	1
問題2	1
問題3	5
問題4	4
問題5	3
問題6	3
問題7	5
問題8	1
問題9	4
問題10	1
問題11	4
問題12	1
問題13	4

第3章	
問題1	1
問題2	3
問題3	3
問題4	1, 2
問題5	4
問題6	1
問題7	2
問題8	4
問題9	3
問題10	3
問題11	3

第4章	
問題1	4
問題2	4
問題3	2
問題4	4, 5
問題5	1
問題6	3
問題7	3
問題8	1
問題9	2
問題10	3
問題11	2
問題12	2
問題13	5
問題14	5
問題15	2
問題16	2
問題17	1
問題18	2
問題19	5
問題20	5
問題21	3, 5

第5章	
問題1	5
問題2	5
問題3	3
問題4	2
問題5	1, 3
問題6	4

第6章	
問題1	3
問題2	5
問題3	3
問題4	1
問題5	4
問題6	1
問題7	4
問題8	3
問題9	3

第7章	
問題1	5
問題2	4
問題3	5
問題4	5
問題5	1
問題6	5
問題7	4, 5
問題8	5

問題9	5
問題10	5
問題11	5
問題12	4

第8章	
問題1	3
問題2	1
問題3	3, 4
問題4	4
問題5	3
問題6	4
問題7	2
問題8	1, 2
問題9	4
問題10	5
問題11	5
問題12	5
問題13	3, 5

第9章	
問題1	2
問題2	3
問題3	2
問題4	2, 3
問題5	2, 5
問題6	1, 2
問題7	2
問題8	4
問題9	4, 5
問題10	1
問題11	3
問題12	2
問題13	5
問題14	5
問題15	3, 4
問題16	1, 4
問題17	2, 5
問題18	4

第10章	
問題1	5
問題2	3
問題3	5
問題4	3
問題5	5
問題6	1
問題7	4
問題8	4
問題9	5
問題10	4

問題11	3
問題12	5
問題13	1, 5
問題14	2, 3
問題15	1, 4
問題16	4
問題17	3, 5
問題18	5
問題19	1
問題20	3
問題21	2
問題22	1
問題23	5
問題24	4

第11章	
問題1	4
問題2	4
問題3	2
問題4	4
問題5	5
問題6	4
問題7	1
問題8	5
問題9	2
問題10	4
問題11	5
問題12	2
問題13	1
問題14	2

第12章	
問題1	3
問題2	1
問題3	2, 4
問題4	1, 4
問題5	2
問題6	3
問題7	4, 5
問題8	1, 3
問題9	5
問題10	3

第13章	
問題1	5
問題2	1
問題3	3
問題4	2, 4
問題5	3
問題6	3
問題7	3

索 引

A

A-V シャント ·· 50
ABO 式血液型検査 ································102
ACh ···································· 195, 208
Acquired Immunodeficiency Syndrom
···145
activated product of complement ···118
active transport ····························· 24
ADH ·· 52
ADP ···209
adrenaline β ··································· 71
AIDS ···145
alternative pathway ····················118
ammonium ion ································ 87
anaphylatoxin ································119
antigen-presenting cell ················127
antigenreceptor ····························123
APC ···127
apotosis ···126
ATP ···209

B

B cell ··116
B cell receptor ······························127
BCR ···127
bile pigment ···································· 37
bilirubin ·· 37
biogenic amine ································ 71
Bohr effect ·····································165
buffy ·· 97
buffy coat ·· 97
B 細胞········ 116, 122, 127, 132, 133
B 細胞受容体···································127
B 細胞レセプター···························127
B リンパ球·······································116

C

Ca ···································· 72, 90
Ca^{2+} ···························· 87, 90, 209
cascade ··106
cascade reaction ···························119
Catabolism ······································· 71
Catecholamine ································· 71
Ca 吸収···200
Ca 代謝·· 72
Ca 遊離·· 72
Ca 遊離作用····································200
CCK ····························· 25, 37, 41
Cholecystokinin ······························· 25
cholecystokinin ···················· 37, 41
cholesterol ··························· 37, 71
Cl^- ·································· 52, 87
classical pathway ··························118
CO_2 33, 51, 88, 162, 163, 166, 168
coat ·· 97
colony-stimulating factor ·············· 99
COVID-19 ······································147
CSF··· 99
CTL ································ 126, 132
CTL 活性化・増殖·························126
cytokine ························· 121, 127
cytotoxic T lymphocyte ···············126

D

direct bilirubin ································ 38
Disse space ······································ 32
DNA ··141
dopamine ·· 71
D 抗原···102

285

●索 引

E

emulsification	37
EPO	99
erythroblast	105
erythropoietin	99
excitability	71

F

Fab	129
fatty acid	37
Fc	129
Fc 受容体	119
Fc フラグメント	129
Fc レセプター	119
Fe	105
Fe^{2+}	104
ferritin	105
fragment antigen-binding	129
fragment crystallizable	129
FSH	78, 241

G

ganglion	195
GIP	25
glia cell	177
Glisson's sheath	32
glucagon	41
glucose	162
glucose-dependent insulinotropic polypeptide	25
glucuronic acid conjugation	38
GnRH	78, 79, 241
Gram stain	141
G 細胞	12, 13

H

H^+	75, 88, 168

H

Hb	38, 105, 163, 164
HBV	144
HCO_3^-	41, 87, 88, 166
HCV	144
heavy 鎖	129
helper	127
helper T cell	125
hemoglobin	38, 105, 163
histamine	119
HIV	144, 145
Human Immunodeficiency Virus	145
hydrogen ion exponent	169
H 鎖	129
H 鎖構造	130

I

IFN	121
IgA	130
IgD	130
IgE	130
IgG	130
IgM	130
II 型肺胞上皮細胞	156
IL, interleukin	99, 127
immunoglobulin receptor	119
Incretin	25
indirect bilirubin	38
insulin	41
interferon	121
iron	105
Irritability	71
I 型アレルギー	116
I 型肺胞上皮細胞	156

K

K^+	75, 87, 88
Kupffer cell	32

L

LDL ································· 71
LDL コレステロール ·················240
lectin pathway ············· 118, 121
Leydig cell ························ 79
LH ······················· 78, 79, 241
LH サージ ························242
light 鎖 ·····················129
low-density lipoprotein ·········· 71
L 鎖·····························129

M

MAC ·····························119
macrophage ·····················105
major histocompatibility complex ···126
mannose binding lectin ·············119
mast cell ························119
MBL ·····························119
MDRP ·····························143
membrane attack complex············119
MHC ·····························126
monoglyceride ····················· 37
MRSA ·····························143
Myelin ························· 71

N

NA ·····························195
Na$^+$·····················75, 87, 88
NaHCO$_3$ ····················· 41
natural killer cell ··········· 121, 126
Na・水の貯留 ···················· 75
necrosis··························126
nerve cell body ··················173
NH^{4+} ························· 87
NK 細胞············· 116, 121, 126, 132

O

O$_2$ 33, 51, 104, 162, 163, 164, 168
opsonization ·····················118

P

P ··································· 90
PaCO$_2$ ·····················164
paneth cells························ 15
PaO$_2$ ·····················164
peptide hormone ·················· 63
peyer's board ···················· 15
pH ···················· 164, 168, 169
pH 減少 ······················· 52
plasma cell ························127
plasmin ·························106
pondus hydrogenis ···············169
prion ························137
PTH ················· 72, 90, 200

R

RAA 系 ··············· 52, 74, 90
remodeling ·······················199
Rh （−） ·····················102
Rh （＋）·····················102
Rh 式血液型 ···················102
RNA ·····························141

S

SaO$_2$ ·····················164
secretin ························· 41
sepsis··························144
serous membrane ·················158
serum iron ·····················105
Sexually Transmitted Diseases········145
Sexually Transmitted Infection ······145
SIRS ···················· 144, 145
sodium bicarbonate ·············· 41

索引

287

●索 引

somatostatin	41
SpO$_2$	164, 165
STD	145
stercobilin	37
steroid hormone	63
STI	145
Synapse	71, 176, 195
Systemic Inflammatory Response Syndrome	145
S 状結腸	2, 5, 17, 20

T

T cell	116
testosterone	79
Tf	105
Th	125
Th1	125
Th2	127
Th2 細胞	132
thrombopoietin	99
Torr	165
Torricelli	165
TPO	99
transferrin	105
TRH	70
TSH	70
T 管	209
T 細胞	116, 122, 127
T リンパ球	116

U

urobilin	37

V

vasoactive intestinal peptide	25
VIP	25
Vit.D3	90
VRE	143

索引

288

あ

悪性腫瘍·······················113, 143
アクチン·······················207, 209
アストロサイト·······················177
アセチルコリン··········· 176, 195, 208
圧覚·······························231
圧受容器······················· 51, 90
アデノシン二リン酸·····················209
アデノシン三リン酸·····················209
アドレナリン··················· 75, 176
アドレナリンβ··················· 71
アナフィラトキシン·····················119
アブミ骨···························226
アポクリン汗腺·······················232
アポクリン腺·······················232
アポトーシス·······················126
アミノ酸··················· 24, 34
アミラーゼ··············· 6, 24, 41
アミン・アミノ酸誘導体ホルモン··· 62, 63
アルコール類·························· 24
アルドステロン···········74, 75, 88
アルドステロン系··················· 52
アルブミン··················· 34, 101
アレルギー·······················113
アンジオテンシン··················· 52
アンジオテンシンⅠ··················· 90
アンジオテンシンⅡ··················· 90
暗順応···························224
暗所視···························220
安定姿勢···························215
アンドロゲン··················· 74, 79
アンモニウムイオン··················· 87

い

胃············· 2, 5, 12, 20, 24, 41
胃液····························· 24
異化····························· 71

異化作用······················· 71, 81
胃冠状静脈·························· 33
易感染性·························113
易感染性宿主·······················143
医原性·························143
移行上皮·························· 92
胃酸····························· 13
胃酸分泌機能······················ 41
意識的調節·······················168
意識的腹筋収縮····················· 19
意識レベル·······················185
胃十二指腸動脈····················· 40
胃主細胞·························· 12
胃小窩·························· 12
異常反応·························113
異常標識·························118
胃腺····························· 12
胃体部·························· 12
位置覚·························189
一次運動野·······················179
一次嗅覚中枢·······················229
一次聴覚野·······················179
一次視覚野·······················179
一次止血·······················106, 107
一次体性感覚野·······················179
一次皮質野·······················180
一次毛細血管網····················· 67
一次野·························179
胃底腺·························· 12
胃底部·························· 12
遺伝形式·························101
胃壁····························· 12
陰窩····························· 18
インクレチン······················ 25
インスリン······················ 41
インスリン分泌····················· 81
インターフェロン·······················121

索引

289

●索　引

インターロイキン……………… 99，127
インターロイキン 2…………………132
咽頭……………… 2，6，8，150，151
咽頭期………………………………… 9
院内感染………………………143，144

う

ヴァルサルヴァ洞………………… 45
ウイルス…………116，121，123，125，138，……………………………………
141，143，144
ウイルス感染………………………118
ウイルス感染細胞…………………126
ウイルス感染初期…………………116
ウイルス・細胞内寄生菌…………132
ウイルス性…………………………146
ウェルシュ菌………………………146
ウェルニッケ………………………180
ウェルニッケ野……………………179
右心室……………………………… 53
右心室筋…………………………… 44
右心房…………………………… 55，57
右心房血流………………………… 57
右肺…………………………………154
右方移動……………………………164
旨味…………………………………230
ウラ試験……………………………102
ウロビリン………………………… 37
運動系情報伝達路…………………174
運動神経………… 187，189，192，230
運動神経終末………………………208
運動性言語中枢………………179，180
運動ニューロン……………………208
運動の協調性………………………184
運動のこびと………………………180
運動の制御…………………………183
運動野…………………………179，183

運動連合野…………………………179

え

栄養血管……………… 21，31，156
栄養素…………………………… 54，104
栄養貯蔵……………………………231
腋窩…………………………………232
腋窩リンパ節………………………239
液性免疫……………… 122，127，132
液性免疫抗体………………………127
液体成分…………………………… 96，97
エクリン汗腺………………………232
壊死…………………………………126
エストロゲン………… 78，240，241，242
エネルギー…………………………209
エピネフィリン…………………… 71
エフェクター（活性）細胞………132
エリスロポエチン……………… 90，99
遠位尿細管………………………… 86
嚥下………………………………… 24
嚥下機能…………………………… 6
嚥下中枢……………………………185
塩酸……………………………… 13，24
遠視…………………………………223
炎症反応……………………………120
遠心性…………………………… 32，174
遠心性収縮…………………………210
遠心分離…………………………… 97
延髄………… 51，167，168，174，185
塩素イオン………………………… 87
円柱細胞…………………………… 12
塩味…………………………………230

お

横隔膜………… 22，23，159，160，214
横隔膜食道裂孔部………………… 10
横行結腸……………… 2，5，17，20

横行小管	209	回腸	2
黄色骨髄	100	回転加速度	226
黄色ブドウ球菌	146	外転神経（Ⅵ）	185
黄体	241, 242	貝毒	146
黄体期	242, 244	外尿道括約筋	93
黄体形成ホルモン	78, 79, 241	海馬	182
黄体ホルモン	78, 79, 240, 241	灰白質	173, 178, 183, 184, 187
嘔吐中枢	185	外鼻	228
横紋筋	11, 44, 159, 207, 221	外腹斜筋	214
凹レンズ	223	回復治癒期	137
オキシトシン	183	外部分泌腺	6
オッディ括約筋	36, 37	外分泌腺	41
音刺激	226	解剖学的死腔	169
オプソニン化	118, 132	外膜	11, 48, 49, 220
オプソニン化・補体	132	界面活性物質分泌細胞	156
オプソニン作用	128	海綿骨	200
オモテ試験	102	回盲弁	17
オリゴデンドロサイト	177	外来由来物質	113
温覚	230, 231	下咽頭	6
温度覚	189, 231	化学受容器	90, 168
温熱性発汗	232	化学受容体	167, 168
		化学（的）シナプス	208
か		化学的神経性反射	168
外因性感染	142	化学的調節	167
外因性調節	51	化学物質伝達情報	208
外陰部	232	下気道	150, 151
回外運動	215	蝸牛	184, 226
外肛門括約筋	18	蝸牛管	226
外呼吸	162	蝸牛神経	226
外耳	226	角化	231
外耳道	226	顎下腺	2
外縦筋	4	核酸	141
外縦走筋	11	拡散	162
外性器	236	拡散距離	163
回旋運動	205	拡散面積	163
咳嗽中枢	185	角質器	231, 232, 232
外側広筋	215	角質層	231

291

●索　引

覚醒	185
獲得免疫	112, 122, 123, 132
角膜	220, 223
核様体	139
下行結腸	2, 5, 17, 20
下行性	174, 184, 187
下肢	198
下垂体	67, 78, 183, 241
下垂体後葉	66, 67
下垂体後葉ホルモン	67
下垂体実質	67
下垂体前葉	66, 67, 70, 241
下垂体（前葉・後葉）	62
下垂体前葉ホルモン	67
下垂体内分泌機能	66
下垂体ホルモン	66
下垂体門脈	67
下垂体門脈系	67
加水分解	209
カスケード	106
カスケード反応	119
ガス交換	56, 57, 156, 162, 163, 169
ガス交換機能細胞	156
ガストリン	12, 13, 16
ガストリンファミリー	25
ガス分圧差	162
下大静脈	57
下大静脈経路	20
肩関節	215
下腸間膜静脈	21
下腸間膜動脈	20, 21, 22
滑液	212
滑液鞘	212
滑液包	212
滑車神経（Ⅳ）	185
活性型ビタミンD	200
活性型ビタミンD3	72

活性化ビタミンD3	90
活性化マクロファージ	125
活動電位	209
カテコールアミン	71, 73, 75
可動関節	204
カドミウム	146
下鼻道	228
下部食道括約筋	11
可変領域	129
下葉	154
ガラクトース	24
カリウムイオン	75, 87
顆粒層	231
顆粒内	67
カルシウム	70, 72, 90, 200
カルシウムイオン	87
カルシトニン	69, 70, 200
カルバミノ結合	166
肝	59
肝炎ウイルス	144
陥凹	44
感覚	233
感覚系情報伝達路	174
感覚刺激	8
感覚情報	180, 185
感覚神経	187, 189, 192
感覚性言語中枢	179, 180
感覚のこびと	180
感覚野	179, 183
肝鎌状靭帯	30
肝管	37
眼球	220
眼球形態	220
眼球結膜	220
眼球内圧保持	220
換気量	169
桿菌	140

索引

292

眼筋……………………………220，222
肝血流量………………………… 32，33
還元…………………………………104
眼瞼………………… 220，221，222
眼瞼結膜……………………………220
肝細胞索……………………………… 32
環軸関節……………………………205
カンジタ……………………………143
間質……………………………………79
間質細胞………………………………79
癌腫…………………………………118
緩衝……………………………………96
冠状動脈……………………………… 45
感情表出……………………………180
肝静脈…………………………… 31，33
肝小葉………………………………… 32
関節…………………………………204
関節運動……………………………211
関節突起……………………………203
関節半月……………………………204
間接ビリルビン……………………… 38
汗腺……………………………231，232
感染型………………………………146
感染経路…………………… 136，142
感染経路別予防策…………………144
感染源………………………………136
感染細胞……………… 116，121，132
感染症………………………………136
感染成立……………………………136
感染部位……………………………126
肝臓…………20，24，30，31，33，34，
　　　　37，50，64，75，100，107
桿体細胞……………………………220
桿体視細胞…………………………224
環椎…………………………………205
眼底…………………………………220
肝動脈………………………………… 33

カントリー線………………………… 30
間脳………………… 173，182，183
カンピロバクター…………………146
眼房…………………………………220
眼房水………………………………220
甘味…………………………………230
顔面筋………………………………214
顔面神経（Ⅶ）………………… 185，230
環流…………………………………… 53
眼輪筋…………………………214，221

き

記憶…………………………………180
気管……………………………150，151
気管支………………… 150，155，157
気管支拡張…………………………… 75
気管支静脈…………………………156
気管支喘息…………………………116
気管支動脈…………………………156
気管軟骨……………………………151
気管分岐部………………… 10，152
基靭帯………………………………237
寄生虫………………… 138，144
寄生虫感染症………………………116
基礎体温……………………240，244
拮抗筋…………………………211，215
拮抗作用……………………………194
基底顆粒細胞………………… 12，13
基底層………………………………231
気道………………… 150，151，169
希突起膠細胞………………………177
キヌタ骨……………………………226
機能局在……………………………179
機能血管……………… 20，31，156
機能単位……………………………… 86
機能調整……………………………… 51
機能的概念…………………………182

●索　引

機能的終動脈	50
嗅覚	41, 229
嗅覚器	228, 229
吸気	157, 228
嗅球	229
球菌	140
球形嚢	226
嗅細胞	229
吸収	24, 231
吸収結腸	17
球状層	73
嗅上皮	228, 229
嗅神経	229
求心性	174
求心性収縮	210
急性胃腸炎	146
急性感染	137
嗅粘膜	229
嗅裂	228
橋	167, 168, 184, 185
胸郭	157, 159
胸管	24, 58
頬筋	214
凝固	106
凝固因子	106
凝固カスケード	107, 108
凝固形成	106
胸骨	22, 23, 198
頬骨筋	214
胸骨傍リンパ節	239
凝固反応	108
胸鎖乳突筋	159, 214
胸式呼吸	159, 214
凝集	107
凝集反応	102
凝集反応検査	102
凝集溶血	101

胸神経	192
胸水	158
胸髄	172, 173, 187
矯正視力	223
胸腺	98, 114, 157
胸腺由来細胞	116
胸椎	202
胸部（下行）大動脈	152
莢膜	139
胸膜	158
強膜	220
強膜静脈洞	220
胸腹部内臓	58
局所性調節	51
挙上運動	214
キラー T 細胞	116, 125, 126
菌	139
近位尿細管	86, 87
嫌気性菌	140
筋原線維	207
近見反射	185
筋細線維	207
近視	223
筋収縮	209, 210
筋小胞体	209
筋性動脈	49
筋節	209
筋線維	207, 208
筋線維束	207
筋層	18
筋束	207
筋張力受容器	207
筋肉	190
筋の緊張	184
筋の相互作用	211
筋紡錘	207, 208
筋膜	207

く

隅角	220
空間知覚	180
空気道	151
空腸	2, 24
屈曲	223
屈折	223
クッパー細胞	32
クモ膜	174
グラム陰性桿菌	143
グラム染色	140, 141
クララ細胞	153
グリア細胞	177
グリコーゲン	34, 81, 240
グリソン鞘	32
クリプトコッカス	143
グルカゴン	41
グルカゴン分泌	81
グルクロン酸抱合	38
グルコース	24, 34, 162
クレアチニンリン酸	209
グロブリン	101

け

毛	231, 232
計画的細胞死	126
頸管	240
頸管粘液	240
経血	244
脛骨	215
形質細胞	127, 132
頸神経	192
頸髄	172, 173, 187
頸椎	202
頸動脈小体	168
経皮的動脈血酸素飽和度	165
ケジラミ症	144

血圧	51, 52
血圧下降	46
血圧上昇	46, 75
血圧上昇作用	52
血圧＝心拍出量×末梢血管抵抗	51
血圧正常範囲の保持	51
血液	32, 96, 163
血液運搬	101
血液型	101
血液凝固	101
血液凝固因子	34, 107
血液疾患	143
血液循環経路	57
血液成分	96
血液量	96
結核菌	144
血管	59
血管運動	51
血管運動神経	51
血管運動中枢	185
血管系	33, 48
血管収縮	90
血管収縮作用	52
血管床	51
血管透過性	118
血管内皮	64
血管壁	51
血球	96, 99
血球成分	97
月経	242, 243, 244
月経開始	242, 243
月経期	242
月経周期	243, 244
血行循環系	31
結合線維組織	212
結合組織	204, 238
結合割合	164

索引

●索　引

血色素……………………………… 38，163
血漿……………… 59，96，96，101，104
血漿浸透圧………………………………… 87
血漿成分…………………………………… 97
血漿蛋白…………………………………… 96
血小板…………………… 96，100，106，107
血清……………………………………… 90，97
血清カルシウム値上昇…………………… 72
血清鉄……………………………………105
血栓………………………………………106
血栓形成…………………………………106
血中エストロゲン濃度…………………242
血中カルシウム…………………………200
血中濃度…………………………………… 64
結腸間膜…………………………………… 17
血糖値下降………………………………… 81
血糖値上昇…………………………… 75，81
血餅………………………………………… 97
結膜……………………………… 220，222
血流………………………………………… 53
血流支配…………………………………… 20
血流調節…………………………………… 51
血流量……………………………………… 50
血流量低下………………………………… 90
血流路……………………………………… 33
解毒………………………………………… 34
解毒機能…………………………………… 34
解毒処理…………………………………… 21
ゲル………………………………………220
腱…………………………………………212
原核生物…………………………………138
肩甲骨……………………………………214
言語野……………………………………179
腱索………………………………………… 44
腱鞘………………………………………212
原始卵胞…………………………………242
顕性感染…………………………………137

原虫……………………………… 138，143
原尿………………………………… 86，86
瞼板筋……………………………………221
腱紡錘……………………………………207

こ

抗アレルギー……………………………… 75
抗ウイルス………………………………121
好塩基球…………………………………116
抗炎症……………………………………… 75
高温相……………………………………244
後角………………………………………187
交感神経　　46，51，90，172，189，194
交感神経系……………………… 187，188
交感神経刺激……………………………… 75
交感神経節………………………………… 75
好気性菌…………………………………140
抗凝固薬…………………………………… 97
咬筋………………………………………214
広筋………………………………………215
口腔………………………… 2，6，17，150
口腔衛生…………………………………… 24
口腔期……………………………………… 9
口腔準備期………………………………… 9
口腔内舌下温度…………………………244
後結節間路………………………………… 46
抗原……………………………… 101，123
膠原………………………………… 204，20
抗原結合性断片…………………………129
抗原検査…………………………………102
抗原抗体反応……………………………127
抗原受容体………………………………123
膠原線維…………………………………232
抗原提示………………………… 127，132
抗原提示機能……………………………116
抗原提示細胞…………………… 127，132
抗原特異性………………………………101

抗原特異的	125	肛門挙筋	18
抗原非特異的	120	後葉	183
抗原レセプター	123	後葉ホルモン	183
後根	187	抗利尿ホルモン	52, 183
虹彩	220	口輪筋	214
交差適合試験	102	股関節	215
好酸球	116	呼気	157
好酸性細胞	71	呼吸	162, 168
後枝	46	呼吸運動	162
鉱質コルチコイド	73	呼吸運動筋	159, 214
恒常性	84, 183	呼吸運動調節	167
甲状腺	62	呼吸器運動	159
甲状腺両葉	71	呼吸器系	150
甲状腺傍濾胞細胞分泌ホルモン	200	呼吸機能	162
甲状腺ホルモン	69, 70, 183	呼吸筋	159
甲状軟骨	22	呼吸細気管支	169
亢進	52	呼吸中枢	167, 185
抗体	34, 101, 114, 118, 127, 128	黒質	181, 185
抗体結合部位	129	固形成分	97
抗体産生	116	鼓室	226
抗体産生量	124	骨	64, 200
好中球	116, 118, 121	骨格	198
喉頭	6, 150, 151	骨格筋	55, 79, 93, 174, 207, 208
喉頭蓋	6, 151	骨格筋細胞	207
喉頭挙上	9	骨芽細胞	199
行動計画	180	骨幹	201
喉頭口閉鎖	9	骨幹端	201
行動性調節	167, 168	骨基質	199, 200
喉頭部	6	骨吸収	70, 72
後頭葉	178, 179	骨結合	206
更年期	244	骨細胞	199
広背筋	214	骨細胞成分	199
口部	6	骨髄	98, 100, 114
後腹膜蔵器	5, 14, 40, 84	骨髄腔	100, 201
硬膜	174	骨髄由来細胞	116
コウモリ	147	骨組織	199
肛門	17	骨端	201

索引

●索　引

骨沈着促進	200
骨盤	198, 215
骨盤環	206
骨盤腔	236
骨膜	201
骨量	240
古典経路	118
ゴナドトロピン	241, 244
ゴナドトロピン放出ホルモン	78, 79, 241, 242
鼓膜	226
固有肝動脈	31
固有筋層	4, 11, 12, 15
コラーゲン	200, 204, 220
コラーゲン線維束	212, 213
孤立リンパ節	15
コルチゾール	74, 75
コレシストキニン	37, 41
コレステリン	37
コレステロール	34, 37, 71
コレストキニン	16
コロニー刺激因子	99
混合神経	189

さ

サーファクタント	156
細気管支	150, 153
再吸収	37, 87, 87
細菌	116, 123, 132, 138, 139, 140, 143, 144
細菌感染	118, 220
細菌性中毒	146
細菌排除	132
臍静脈	57
再造形	199
細動脈	49
サイトカイン	99, 114, 121, 125, 127

サイトメガロウイルス	143
サイトメガロウイルス感染症	144
細胞核	207
細胞核内	62
細胞間伝達物質	99
細胞呼吸	162
細胞死	126
細胞質	139
細胞質内	62
細胞傷害	126
細胞傷害性T細胞	116, 125, 126, 132
臍膀静脈	33
細胞性免疫	122, 125, 132
細胞性免疫の作用	125
細胞内寄生菌	132
細胞表面	123
細胞壁	139
細胞膜	62, 139
細胞溶解	126
杯細胞	18, 153
左脚	46
鎖骨	214
鎖骨上リンパ節	239
左室収縮時	46
左心室	57
左心室筋	44
左心房	53
殺菌	116
殺菌作用	125
殺菌性	24
殺菌分解	132
左肺	154
左右肝管	31
サルモネラ菌	146
酸塩基平衡	87, 88
三角筋	214
酸化炭素	33

298

三叉神経（Ⅴ）………… 185，230	子宮収縮…………………… 64
産生………………………127	子宮漿膜…………………237
酸性糜汁………………… 16	糸球体…………………… 86
酸性糜粥………………… 41	四丘体…………………185
三尖弁…………………… 44	子宮内膜…… 237，240，241，242，244
酸素……… 33，51，54，104，162，163	子宮壁…………………237
酸素解離曲線……………164	死腔換気量………………169
酸素分圧低下…………… 99	軸索……………… 75，177，208
酸素飽和度………………164	軸索突起…………………173
三大栄養素……………… 24	軸椎………………………205
散瞳………………………220	刺激……………………… 41
酸味………………………230	刺激伝達系……………… 46
	刺激ホルモン放出ホルモン………… 63
し	止血………………………106
耳介………………………226	止血機構…………………106
視覚……………………… 41，178	自己……………… 112，180
視覚器…………… 175，220	篩骨洞…………………229
視覚機能…………………226	自己免疫疾患…………… 113，143
自覚症状…………………137	自己由来物質……………113
視覚野…………………179	視細胞…………… 220，220
視覚連合野………………179	四肢……………………… 55
視覚路…………………220	脂質………… 24，37，59，96，101
耳下腺…………………… 2	脂質代謝………………… 34，75
弛緩……………………… 37，46	脂質分解酵素…………… 41
耳管………………………226	思春期…………………201
色覚……………………225	視床………………………183
色調……………………225	視床下核…………………181
色調識別…………………225	視床下部 …… 62，63，66，67，70，78，
識別機構…………………112	168，182，183，194，241，242
子宮…………… 236，237	耳小骨…………………226
子宮円索…………………237	視床上核………………… 52
子宮筋…………………240	視神経……………………220
子宮筋層………… 237，240	姿勢……………… 183，184
子宮腔長…………………237	姿勢維持…………………184
子宮頸横靭帯……………237	脂腺……………… 231，232
子宮広間膜………………237	自然収縮…………………244
子宮支持装置……………237	自然毒性…………………146

299

●索 引

自然免疫	112, 120, 121	主気管支	151
持続感染	137	宿主	136
持続感染期	137	粥状化	24
膝関節	215	縮瞳	220
膝屈曲筋	215	縮瞳反射	185
執行機能	180	熟卵胞	242
実質組織	85	受血者	102
歯突起	205	主細胞	71
シナプス	71, 176, 195, 229	主試験	102
自発能	46	種子骨	201
篩板	229	樹状細胞	116, 127, 132
脂肪	238	樹状突起	177
脂肪細胞	64	主膵管	14
脂肪酸	34, 37	受精卵	79
脂肪小球	24	受得	185
脂肪組織	232	受容器	233
脂肪分解促進	81	腫瘍細胞	126
視野	224	主要組織適合遺伝子複合体	126
視野域	225	主力筋	211
社会性	180	シュレム管	220
斜角筋	159	循環器系	51
斜筋	222	循環血液量	51
ジャンプ	215	循環中枢	185
縦隔	157	循環路	53
臭気	232	順応	224
集合管	85, 86	上位運動ニューロン	174
集合リンパ節	15	上咽頭	6
収縮	37, 46, 160	消化	24, 116
収縮運動	55	傷害作用	125
重曹	41	消化液	16
重層扁平上皮	11, 231	消化管	2, 3, 64
重炭酸イオン	41, 87, 166	消化管系	5
重炭酸ナトリウム	16, 41	消化管の4層構造	4
終動脈	50	消化管ホルモン	16, 25, 41
十二指腸	2, 5, 14, 20, 24, 37, 41	消化器	20
十二指腸提筋	14	消化機序	41
十二指腸ファーター乳頭	36	上顎洞	229

消化酵素⋯⋯⋯⋯⋯⋯⋯⋯ 24, 116	静脈系⋯⋯⋯⋯⋯⋯⋯⋯⋯ 20, 55
消化副器官⋯⋯⋯⋯⋯⋯⋯⋯⋯⋯ 2	静脈血⋯⋯⋯⋯⋯⋯⋯ 33, 57, 156
上眼瞼挙筋⋯⋯⋯⋯⋯⋯⋯⋯⋯221	静脈壁⋯⋯⋯⋯⋯⋯⋯⋯⋯⋯ 49
上気道⋯⋯⋯⋯⋯⋯⋯⋯⋯⋯150	静脈弁⋯⋯⋯⋯⋯⋯⋯⋯⋯⋯ 49
上行結腸⋯⋯⋯⋯⋯ 2, 5, 17, 20	小葉⋯⋯⋯⋯⋯⋯⋯⋯ 238, 239
小膠細胞⋯⋯⋯⋯⋯⋯⋯⋯⋯177	上葉⋯⋯⋯⋯⋯⋯⋯⋯⋯⋯154
上行性⋯⋯⋯⋯⋯⋯⋯⋯ 174, 184	小葉間胆管⋯⋯⋯⋯⋯⋯⋯⋯ 35
上行大動脈⋯⋯⋯⋯⋯⋯⋯⋯ 57	上腕三頭筋⋯⋯⋯⋯⋯⋯⋯⋯215
小骨盤⋯⋯⋯⋯⋯⋯⋯⋯⋯236	上腕動脈⋯⋯⋯⋯⋯⋯⋯⋯ 51
上肢⋯⋯⋯⋯⋯⋯⋯⋯⋯⋯198	上腕二頭筋⋯⋯⋯⋯⋯⋯⋯⋯215
硝子体⋯⋯⋯⋯⋯⋯⋯⋯⋯220	食塊⋯⋯⋯⋯⋯⋯⋯⋯⋯8, 17
送出血液量⋯⋯⋯⋯⋯⋯⋯⋯ 46	食塊形成⋯⋯⋯⋯⋯⋯⋯⋯⋯ 8
小循環⋯⋯⋯⋯⋯⋯⋯⋯⋯ 53	食細胞⋯⋯⋯⋯⋯ 59, 118, 121
脂溶性ビタミン（A、D、E、K など）⋯ 16	食中毒⋯⋯⋯⋯⋯⋯⋯⋯⋯146
小腸⋯⋯⋯⋯⋯⋯ 2, 5, 14, 16, 20	食道⋯⋯⋯ 2, 10, 11, 150, 152, 157
小腸液⋯⋯⋯⋯⋯⋯⋯⋯⋯ 16	食道期⋯⋯⋯⋯⋯⋯⋯⋯⋯ 9
上腸間膜静脈⋯⋯⋯⋯⋯⋯ 21, 33	食道入口部⋯⋯⋯⋯⋯⋯⋯ 10
上腸間膜動脈⋯⋯⋯⋯ 20, 21, 22, 40	食道入口部開大⋯⋯⋯⋯⋯⋯ 9
小腸粘膜⋯⋯⋯ 15, 24, 24, 37	食道入口部閉鎖⋯⋯⋯⋯⋯⋯ 9
小腸壁⋯⋯⋯⋯⋯⋯⋯⋯⋯ 15	食道壁⋯⋯⋯⋯⋯⋯⋯⋯⋯ 11
情緒反応⋯⋯⋯⋯⋯⋯⋯⋯182	食品加熱⋯⋯⋯⋯⋯⋯⋯⋯146
焦点⋯⋯⋯⋯⋯⋯⋯⋯⋯223	植物神経系⋯⋯⋯⋯⋯⋯⋯172
小脳⋯⋯⋯ 173, 175, 184, 185	植物由来⋯⋯⋯⋯⋯⋯⋯⋯104
小脳皮質⋯⋯⋯⋯⋯⋯⋯⋯184	初経⋯⋯⋯⋯⋯⋯⋯⋯⋯244
上皮小体⋯⋯⋯⋯⋯⋯⋯ 62, 71	除塵⋯⋯⋯⋯⋯⋯⋯⋯⋯228
上鼻道⋯⋯⋯⋯⋯⋯⋯⋯⋯228	女性生殖器⋯⋯⋯⋯⋯⋯⋯236
上部食道括約筋⋯⋯⋯⋯⋯⋯ 11	女性ホルモン
情報刺激⋯⋯⋯⋯⋯⋯⋯⋯208	⋯⋯⋯⋯⋯ 78, 240, 241, 242, 244
情報電気信号⋯⋯⋯⋯⋯⋯174	触覚⋯⋯⋯⋯⋯⋯ 189, 230, 231
情報伝達⋯⋯⋯⋯⋯⋯⋯⋯188	自律機能⋯⋯⋯⋯⋯⋯⋯⋯185
情報伝達経路⋯⋯⋯⋯⋯⋯174	自律神経⋯⋯⋯⋯ 16, 46, 172, 185,
情報伝達物質⋯⋯⋯⋯⋯⋯ 62	189, 192, 194
情報網⋯⋯⋯⋯⋯⋯⋯⋯⋯172	自律神経機能⋯⋯⋯⋯⋯⋯ 66
漿膜⋯⋯⋯⋯⋯ 4, 12, 15, 18, 158	自律神経系⋯⋯⋯⋯ 183, 188, 189
静脈⋯⋯⋯⋯⋯⋯ 32, 48, 58, 59	自律神経系シナプス⋯⋯⋯⋯⋯195
静脈管⋯⋯⋯⋯⋯⋯⋯⋯⋯ 57	自律的調節⋯⋯⋯⋯⋯⋯⋯168
静脈環流⋯⋯⋯⋯⋯⋯⋯⋯ 55	視力⋯⋯⋯⋯⋯⋯⋯⋯⋯223

●索　引

腎盂……………………………85，86，92
腎盂尿管移行部……………………………92
真核生物………………………………138
新型コロナウイルス感染症……………147
心筋………………………………44，64
真菌………………………………138，143
神経核………………………………175，185
神経筋接合部………………………208
神経系………………………………174
神経膠細胞………………………177，177
神経根………………………………202
神経細胞………………63，172，176，177，
　　　　　　　　　　185，187，208
神経細胞体………………173，177，178
神経障害………………………………146
神経情報………………………………220
心係数…………………………………46
神経性調節……………………………167
神経性と内分泌………………………51
神経成分………………………………191
神経節…………………………………195
神経節細胞……………………………220
神経線維 67，172，173，174，184，187
神経線維情報…………………………183
神経線維束………………………178，187
神経組織………………………………207
神経伝達物質……………………176，195
神経突起………………………………177
神経膜………………………………220
深呼吸………………………………160
心室………………………………44，46
心室中隔………………………………44
心収縮力………………………………51
腎錐体…………………………………85
腎小体…………………………………86
腎静脈…………………………………84
心臓……………………44，46，157，160

腎臓…　5，50，72，84，85，87，88，92
腎臓機能………………………………90
腎臓の尿細管作用……………………75
靭帯………………………204，213，237
身体意識………………………………180
靭帯結合………………………………206
身体の平衡……………………………184
伸展・屈曲運動………………………215
伸展受容体……………………………167
浸透圧………………………………88，101
振動覚…………………………………189
腎動脈………………………22，23，84
侵入異物………………………………118
腎尿細管周囲間質細胞皮質……………99
腎杯……………………………………92
心拍出量………………………32，46，51
心拍数………………………………46，51
心拍数減少……………………………46
心拍数増加……………………………46
真皮………………………………231，232
新皮質領域……………………………180
深部感覚………………………………189
心房………………………………44，46
心房中隔………………………………44，57
腎門……………………………………84

す

膵アミラーゼ…………………………24
随意運動………………………174，175
随意的…………………………………159
随意的呼吸停止………………………160
随意的調節……………………………168
膵液………………………………24，41
膵液の分泌……………………………41
髄核……………………………………203
膵酵素分泌……………………………41
髄質………………………………73，85

302

髄鞘·······································177	

せ

水晶体······················· 220，223	性感染症·································144
水素イオン指数························169	性器クラミジア感染症·················144
水素イオン濃度························168	制御性T細胞·························116
水素イオンの尿中排泄促進·········· 75	精子·································· 77
膵臓·················· 5，14，20，40	精子形成·······························241
膵臓の血管···························· 40	静止張力·······························209
錐体·································174	静止（無荷重）状態保持収縮···········210
錐体外路······················ 174，175	性周期·································244
錐体外路系···················· 181，185	成熟卵胞·······························242
錐体交差······························174	性腺刺激ホルモン········· 183，241，244
錐体細胞······························220	星状膠細胞·····························177
錐体視細胞···················· 224，225	星状大食細胞·························· 32
膵体部································ 40	正常反応·······························113
錐体路······················ 174，175	精神活動·······························178
垂直感染······························142	精神的緊張·····························232
膵島································· 80	静水圧································· 51
膵頭部································ 40	性腺····························· 62，76
水分································· 24	性腺刺激ホルモン········· 183，241，244
水分組成······························220	精巣·········· 62，74，76，77，79，241
水分量································101	声帯·································151
水平感染······························142	生体アミン···························· 71
髄膜·································202	生態環境·······························183
睡眠の調節····························185	生体防御反応·························120
水溶性ビタミン······················ 16	成長軟骨板·····························201
膵ランゲルハンス島·················· 62	生物学的意義·························112
膵リパーゼ···························· 24	生物学的因子·························199
頭蓋骨································198	性ホルモン····················· 76，77
頭蓋底································190	生命維持······················· 74，96
スターリングの心臓の法則·········· 46	生命維持機能·························194
ステルコビリン······················ 37	生理活性物質·························· 99
ステロイドホルモン········ 62，63，74	生理的狭窄部位·················· 10，92
ストレス負荷························· 75	赤芽球·································105
滑り運動······························209	赤核·································185
滑り込み······························209	赤色骨髄······················ 100，201
スポーツ······························ 32	脊髄··· 173，174，175，184，187，202
	脊髄神経··········· 172，189，192，193
	脊髄神経系·····························188

索引

303

●索引

脊柱	202	仙骨神経	192
脊柱管	202	前根	187
脊椎	198, 202	腺細胞	12
セクレチン	16, 41	前枝	46
セクレチンファミリー	25	線条体	181
舌	2, 6, 230	全身性炎症反応症候群	144
舌咽神経	185	全身体重の支え	215
舌咽神経（Ⅸ）	185, 230	仙髄	172, 173
舌下神経（Ⅻ）	185, 230	蟯虫	138
舌下腺	2	蟯虫感染症	116
舌区	154	全張力	209
赤血球	38, 96, 98, 100	仙椎	202
赤血球生成促進因子	90	前庭	184, 226
赤血球中	164	前庭神経核	175
赤血球膜上	101	前庭部	12
節後ニューロン	75	前頭筋	214
舌根	230	前頭洞	229
接触時間	163	前頭葉	178, 179
舌尖	230	前頭連合野	179, 180
舌先端	230	浅背筋	214
節足動物	144	潜伏	137
舌体	230	潜伏感染	138
舌乳頭	230	潜伏期	137
舌表面	230	潜伏期間	138
セラチア	143	線毛	139
セレウス菌	146	線毛運動	153
セロトニン	176	線毛細胞	153
線維鞘	212	前葉	183
線維性	44	線溶系	106, 108
線維性結合	206	前葉ホルモン	183
線維素	107	前腕部	215
線維輪	203		
前角	187		
前脛骨筋	215	**そ**	
前結節間路	46	想覚	41
先行期	9	総肝管	31, 35
		双極細胞	220, 221
仙骨子宮靭帯	237	造血	100, 201

造血因子	99	第5頸髄	160
造血調節因子	99	第6頸椎	22
造血部位	100	第1狭窄部	10
走行動員因子	118	体液	183
爪根	232	体液性免疫	122
創傷感染	143	体液量の維持	87
増殖期	242	対応免疫	113
臓側腹膜	4, 5	体温	183
爪体	232	体温調節	231
総胆管	31, 35, 36	大胸筋	214
早朝覚醒時	244	大血管	157
総腸骨動脈	22, 23	対光反射	185
総腸骨動脈との交叉部	92	第3狭窄部	10
増幅・活性化反応	108	胎児循環	57
僧帽筋	214	胎児の血液循環	56
僧帽弁	44	代謝機能不全	143
爪母基	232	代謝率	70
即時型アレルギー	116	体循環	57
束状層	73	大食細胞	105
促進因子	75	対処未熟	132
促進的	46	体性運動神経	208
側頭筋	214	体性感覚	178
側頭骨	226	体性感覚野	179
側頭葉	178, 179	体性感覚連合野	179
側頭連合野	180	胎生期	100, 242
組織液	59	体性神経系	188, 189
組織構造	92	体組織内	120
組織呼吸	162	体組織内自然免疫	121
咀嚼	8	大腿骨	215
咀嚼筋	214	大腿四頭筋	215
側角	187	大腿直筋	215
側屈	214	大腿動脈	51
ソマトスタチン	26, 41	大腿二頭筋	215
ソマトスタチン分泌	81	大腸	2, 17, 20
		大腸粘膜	18
		大殿筋	215

た

第Ⅰ～第Ⅻ因子	107	大動脈	51

●索　引

大動脈起始部	45
大動脈交叉部	10
大動脈裂孔	22
体内の鉄量	104
第 2 狭窄部	10
第二次性微	79, 241
第二次防御	122
大脳	173, 178, 184, 185
大脳基底核	175, 178, 181, 184
大脳脚	185
大脳軸索	173
大脳髄質	178
大脳皮質	167, 168, 173, 175, 178, 179, 183
大脳皮質野	180
大脳辺縁系	182
胎盤	56, 57, 241
体表面	120
体表面自然免疫	120
唾液	24
唾液腺	2, 6
唾液腺液	6
多機能サイトカイン	99
多能性幹細胞	99
ダグラス窩	236
多剤耐性アシネトバクター	143
多剤耐性緑膿菌	143
脱落膜化	240
胆管	32
単球	116
単細胞原核生物	139
炭酸水素イオン	87, 166
炭酸水素ナトリウム	41
胆汁	32, 36, 37, 41
胆汁合成	37
胆汁酸	24, 34, 37
胆汁色素	37, 38

胆汁排泄の調節	36
胆汁排泄量	37
単純ヘルペスウイルス	143
誕生後	242
炭水化物	24
弾性線維	49, 153
弾性動脈	49
弾性軟骨性	151
男性ホルモン	73, 79
淡蒼球	181
胆道	31
胆道 (管)	35
単糖類	24
胆嚢	20, 35, 36, 37
胆嚢管	31, 35, 36
胆嚢壁	35
蛋白質	24, 101, 118, 123, 141
蛋白質代謝	34, 75
蛋白質同化	79
蛋白質分解酵素	41
蛋白代謝	34
蛋白毒素	139

ち

知覚性	180
逐次的反応	119
膣上部	237
膣トリコモナス症	144
膣粘膜	240
知的機能	180
遅発性	137
遅発性感染	138
緻密骨	200
緻密斑	90
着床	79
中咽頭	6
中間広筋	215

肘関節	215	調整支配	46
肘関節の屈曲	215	調整中枢	180
中結節間路	46	腸壁刺激	41
中耳	226	長母趾伸筋	215
中心溝	179	跳躍	215
中心後回	180	聴理解	178
中心溝後回	179	直接伝播	144
中心溝前回	179	直接ビリルビン	38
中心静脈	32	直腸 2, 5, 17, 18, 236	
中心前回	180	直腸肛門境界線	18
中腎傍管	237	直腸子宮窩	236
虫垂	17	直腸上部	20
中枢	187	直腸膨大部	18
中枢化学受容体	168	貯蔵	76
中枢化学受容野	168	貯蔵鉄	104
中枢神経 51, 173		直筋	222
中枢神経系 172, 173, 188		貯留	36
中性脂肪	34	貯留結腸	17
中殿筋	215		
中脳 184, 185		**つ**	
中鼻道	228	椎間関節	203
中膜 48, 49, 220		椎間孔	202
中葉	154	椎間板	203
中和 16, 128		椎孔	202
腸炎ビブリオ	146	椎骨	202
聴覚 178, 226		椎体	203
聴覚野	179	痛覚 189, 231	
聴覚連合野	179	痛覚神経	230
腸管	200	通性菌	140
腸管運動	17	ツチ骨	226
長管骨	201	爪 231, 232	
腸管出血性大腸炎	146		
腸肝循環	37	**て**	
蝶形骨洞	229	定期的出血	244
腸骨	215	提供者	102
長趾伸筋	215	抵抗力	136
腸絨毛	15	定常領域	129

307

●索　引

低温相‥‥‥‥‥‥‥‥‥‥‥244
ディッセ腔‥‥‥‥‥‥‥‥‥　32
低比重脂肪蛋白質‥‥‥‥‥　71
ディフィシル菌‥‥‥‥‥‥144
低密度リポプロテイン‥‥‥　71
出来事記憶‥‥‥‥‥‥‥‥180
適正量‥‥‥‥‥‥‥‥‥‥　67
テストステロン‥‥‥‥‥‥　79
鉄‥‥‥‥‥‥‥‥‥‥‥‥105
鉄の吸収‥‥‥‥‥‥‥‥‥104
鉄の体内動態‥‥‥‥‥‥‥104
鉄の必要量‥‥‥‥‥‥‥‥104
デルマトーム‥‥‥‥‥‥‥193
電解質‥‥‥‥　17，24，87，96，101
電気信号‥‥‥‥‥‥‥‥‥174
伝導速度‥‥‥‥‥‥‥‥‥　46

と

動眼神経（Ⅲ）‥‥‥‥‥‥185
瞳孔‥‥‥‥‥‥‥‥‥‥‥220
瞳孔括約筋‥‥‥‥‥‥‥‥220
橈骨動脈‥‥‥‥‥‥‥‥‥　51
動作‥‥‥‥‥‥‥‥‥‥‥178
動作筋‥‥‥‥‥‥‥‥‥‥184
同時収縮‥‥‥‥‥‥‥‥‥　46
糖質‥‥‥‥‥‥　24，96，101
糖質コルチコイド‥‥‥‥‥　73
糖質代謝‥‥‥‥‥‥‥‥‥　34
糖質分解酵素‥‥‥‥‥‥‥　41
投射‥‥‥‥‥‥‥‥‥‥‥183
等尺性収縮‥‥‥‥‥‥‥‥210
投射線維‥‥‥‥‥‥‥‥‥185
動静脈短絡‥‥‥‥‥‥‥‥　50
動静脈吻合‥‥‥‥‥‥‥‥　50
糖新生‥‥‥‥‥‥‥　75，81
糖代謝‥‥‥‥‥‥‥‥‥‥　34
等張性収縮‥‥‥‥‥‥‥‥210

頭頂葉‥‥‥‥‥‥‥‥178，179
洞調律‥‥‥‥‥‥‥‥‥‥　46
頭頂連合野‥‥‥‥‥‥‥‥180
動物由来‥‥‥‥‥‥‥‥‥104
洞房結節‥‥‥‥‥‥‥‥‥　46
動脈‥‥‥‥‥‥　32，48，155
動脈管‥‥‥‥‥‥‥‥‥‥　57
動脈系‥‥‥‥‥‥‥　20，54
動脈血‥‥‥‥‥　33，53，57，156
動脈血酸素分圧‥‥‥‥‥‥164
動脈血酸素飽和度‥‥‥‥‥164
動脈血二酸化炭素分圧‥‥‥164
動脈壁‥‥‥‥‥‥‥‥‥‥　49
洞様毛細血管‥‥‥‥‥‥‥　32
トキソプラズマ‥‥‥‥‥‥143
特異性‥‥‥‥‥‥‥‥‥‥123
特異的抗ウイルス活性作用‥‥‥‥116
毒キノコ‥‥‥‥‥‥‥‥‥146
特殊感覚器‥‥‥‥‥‥‥‥190
特殊知覚‥‥‥‥‥‥‥‥‥182
毒素‥‥‥‥‥‥‥‥‥‥‥144
毒素型‥‥‥‥‥‥‥‥‥‥146
凸レンズ‥‥‥‥‥‥‥‥‥223
ドナー‥‥‥‥‥‥‥‥‥‥102
ドパミン‥‥‥‥‥‥　71，176
トライツ靭帯‥‥‥‥‥‥‥　14
トランスフェリン‥‥‥‥‥105
トリグリセリド‥‥‥‥‥‥　24
取り込み‥‥‥‥‥‥‥‥‥　8
トリプシン‥‥‥‥‥　24，41
トロンボポエチン‥‥‥‥‥　99
貪食‥‥‥‥‥‥‥　34，116
貪食殺菌‥‥‥‥‥‥‥‥‥121
貪食殺菌能‥‥‥‥‥‥‥‥125

な

内圧‥‥‥‥‥‥‥‥‥‥‥　46

ナイーブ T 細胞 ……………………132	二次性徴発現……………………… 78
内因性感染………………………142	二次毛細血管網…………………… 67
内因性調節………………………… 51	二尖弁……………………………… 44
内・外肋間筋……………………159	乳化…………………………… 24，37
内肛門括約筋……………………… 18	乳管…………………………238，240
内呼吸……………………………162	乳管上皮…………………………240
内耳………………………… 184，226	乳汁………………………………239
内耳機能…………………………226	乳汁分泌…………………………240
内耳神経（Ⅷ）…………………185	乳腺…………………………238，240
内性器……………………………236	乳頭筋……………………………… 44
内側広筋…………………………215	乳頭体……………………………182
内腸骨静脈………………………… 20	乳ビ槽……………………………… 58
内尿道括約筋……………………… 93	乳房………………… 236，238，240
内腹斜筋…………………………214	乳房緊満感………………………242
内分泌……………………………… 62	ニューロン………………177，208
内分泌系…………………………183	尿管…………………………… 84，92
内分泌腺……………… 41，62，80	尿管膀胱移行部…………………… 92
内分泌調節………………………… 51	尿細管………………………… 85，86
内膜………………… 48，49，220	尿素サイクル……………………… 34
内輪筋……………………………… 4	尿中………………………………… 37
内輪走筋…………………………… 11	尿道………………… 84，92，93
ナチュラルキラー細胞…… 116，121，132	尿流量低下………………………… 90
ナトリウムイオン……………… 87	尿量………………………………… 87
ナトリウムイオンの再吸収……… 75	尿路………………………………… 92
鉛…………………………………146	尿路感染症………………………143
軟口蓋……………………………… 6	妊娠………………… 102，241，242
軟骨………………………………226	妊娠期 242
軟骨性結合………………………206	認知………………………178，180
軟骨組織…………………………204	
軟骨内骨化………………………201	**ね**
軟膜………………………………174	ネガティブ………………………… 64
	ネガティブ・フィードバック……… 64，72
に	ネクローシス……………………126
苦味………………………………230	熱傷………………………………143
二酸化炭素………… 51，162，163	ネフロン…………………………… 86
二次運動野………………………180	粘液………………… 16，24，153
二次止血…………………… 106，107	粘着………………………………107

309

●索　引

粘膜‥‥‥‥‥‥‥‥‥‥‥‥‥‥‥　92	肺組織‥‥‥‥‥‥‥‥‥‥‥‥‥‥156
粘膜下層‥‥‥‥4, 11, 12, 15, 18, 35	肺動脈‥‥‥‥‥‥‥‥‥‥　53, 156
粘膜筋板‥‥‥‥4, 11, 12, 15, 18, 35	肺動脈血‥‥‥‥‥‥‥‥‥‥‥‥　53
粘膜固有層‥‥‥‥　4, 11, 12, 15, 18	梅毒‥‥‥‥‥‥‥‥‥‥‥‥‥‥144
粘膜上皮‥‥‥‥‥‥‥　4, 11, 15, 18	排尿‥‥‥‥‥‥‥‥‥‥‥‥‥‥　93
粘膜層‥‥‥‥‥‥‥‥‥‥　4, 11, 12	排尿中枢‥‥‥‥‥‥‥‥‥‥‥‥185

の

脳‥‥‥‥‥‥‥50, 172, 173, 174	肺の迂回経路‥‥‥‥‥‥‥‥‥‥　57
脳幹‥‥‥‥‥‥‥‥‥‥‥173, 185	排便‥‥‥‥‥‥‥‥‥‥‥‥‥‥　19
脳幹部‥‥‥‥‥‥‥‥‥‥‥‥‥175	肺胞‥‥‥‥‥156, 162, 163, 169
脳機能‥‥‥‥‥‥‥‥‥‥‥‥‥191	肺胞換気量‥‥‥‥‥‥‥‥‥‥‥169
脳弓‥‥‥‥‥‥‥‥‥‥‥‥‥‥182	肺胞気‥‥‥‥‥‥‥‥‥‥‥‥‥163
脳神経‥‥‥‥‥172, 185, 189, 190	肺胞死腔‥‥‥‥‥‥‥‥‥‥‥‥169
脳神経系‥‥‥‥‥‥‥‥‥‥‥‥188	肺胞上皮‥‥‥‥‥‥‥‥‥‥‥‥156
脳神経の経路‥‥‥‥‥‥‥‥‥‥190	肺胞中‥‥‥‥‥‥‥‥‥‥‥‥‥162
能動輸送‥‥‥‥‥‥‥‥‥‥‥　24	肺胞内‥‥‥‥‥‥‥‥‥‥‥‥‥163
脳膜‥‥‥‥‥‥‥‥‥‥‥‥‥‥174	肺胞内面の膜厚‥‥‥‥‥‥‥‥‥163
ノルアドレナリン‥‥‥‥‥　75, 195	肺胞表面積‥‥‥‥‥‥‥‥‥‥‥163
ノロウイルス‥‥‥‥‥‥‥‥‥146	肺胞毛細血管膜基底‥‥‥‥‥‥‥163
	肺胞毛細血管網‥‥‥‥‥‥‥‥‥163
	肺毛細血管血‥‥‥‥‥‥‥‥‥‥163
	肺毛細血管肺静脈‥‥‥‥‥‥‥　53
	肺葉‥‥‥‥‥‥‥‥‥‥‥‥‥‥154

は

歯‥‥‥‥‥‥‥‥‥‥‥‥‥　2, 6	排卵‥‥‥‥64, 76, 240, 242, 243, 244
肺‥‥‥‥‥‥‥‥50, 88, 154, 169	排卵期‥‥‥‥‥‥‥‥‥‥‥‥‥242
パイエル板‥‥‥‥‥‥‥‥‥‥　15	排卵後‥‥‥‥‥‥‥‥‥‥‥‥‥242
肺炎‥‥‥‥‥‥‥‥‥‥‥‥‥143	白質‥‥‥‥‥173, 178, 184, 187
肺拡散能‥‥‥‥‥‥‥‥‥‥‥163	拍出基準値‥‥‥‥‥‥‥‥‥‥　46
肺区域‥‥‥‥‥‥‥‥‥‥‥‥155	拍動‥‥‥‥‥‥‥‥‥‥‥‥‥　46
敗血症‥‥‥‥‥‥‥‥‥143, 144	破骨細胞‥‥‥‥‥‥‥‥‥199, 200
敗血症ショック‥‥‥‥‥‥‥‥144	バソプレシン‥‥‥‥52, 87, 176, 183
肺呼吸‥‥‥‥‥‥‥‥‥‥‥‥162	白血球‥‥‥‥‥‥‥‥‥‥96, 114
肺実質‥‥‥‥‥‥‥‥‥‥‥‥150	白血球増加‥‥‥‥‥‥‥‥‥‥116
肺循環‥‥‥‥‥‥‥‥‥‥53, 162	発語‥‥‥‥‥‥‥‥‥‥‥‥‥178
肺静脈‥‥‥‥‥‥‥53, 156, 156	発症期‥‥‥‥‥‥‥‥‥‥‥‥137
排除機構‥‥‥‥‥‥‥‥‥‥‥120	発生張力‥‥‥‥‥‥‥‥‥‥‥209
排泄‥‥‥‥‥‥‥‥‥17, 36, 231	鼻‥‥‥‥‥‥‥‥‥‥‥190, 228
排泄経路‥‥‥‥‥‥‥‥‥‥‥　37	パネート細胞‥‥‥‥‥‥‥‥‥　15

馬尾	187
バフィコート	97
ハムストリングス筋	215
パラトルモン	72
バランス	51, 184
バリア機能	120
パルスオキシメーター	165
半規管	226
半腱様筋	215
バンコマイシン耐性腸球菌	143

ひ

脾	20
鼻咽腔閉鎖	9
被殻	181
皮下組織	231, 232
光情報	220
光の通行系	220
皮筋	214
鼻腔	150, 228, 229
鼻腔上方	229
被検者血清	102
鼻甲介	150, 228
非抗体性蛋白細胞制御因子	127
尾骨神経	192
皮脂	231
非自己	112
皮質	73, 85
微絨毛	15
尾状核体	181
尾状核頭	181
尾状核尾	181
脾静脈	21, 33
尾髄	172, 173
ヒス束右脚	46
ヒスタミン	119
ヒスタミン放出	116

微生物	136
脾臓	5, 38, 50, 100, 114
ビタミン	16, 24, 34
ビタミン D3	90
ビタミン K	107
左回旋枝	45
左冠状動脈	45
左主気管支	152
左静脈角	58
左前下行枝	45
左リンパ管本幹	58
鼻中隔	228
鼻中隔上部	228
尾椎	202
鼻道	150
脾動脈	40
非特異的認識	132
ヒトコブラクダ	147
ヒトに感染するコロナウイルス	146
泌尿器	84
皮膚	50, 190, 231
鼻部	6
腓腹筋	215
皮膚腺	232
皮膚分節	193
非抱合型ビリルビン	38
肥満細胞	119
眉毛	220
病原体	118, 132, 136, 138, 143, 144
表在感覚	189
標準予防策	144
表情筋	214
病的細胞死	126
表皮	231
日和見感染	143
日和見感染症	143
日和見病原体	143

●索　引

ひらめ筋………………………215	腹直筋………………………214
ビリルビン………………37，38	フグ毒………………………146
ビリルビン代謝………………34	副鼻腔…………………228，229
	腹部大動脈分枝動脈……………20

ふ

ファーター乳頭…………………14	腹壁筋………………………159
フィブリノーゲン……………101	腹膜………………………………5
フィブリン……………………107	腹膜腔……………………5，236
フィブリン形成………………108	腹膜呼吸……………………214
フェリチン……………………105	不顕性感染……………………137
不規則抗体……………………102	不随意筋………………44，159
腹横筋………………………214	不随意的調節…………………168
副眼器…………………220，222	付属器………………………220
腹腔動脈……………20，21，22	物体認知……………………180
腹腔内臓器………………………5	不動関節………………204，206
副経路………………………118	ぶどう膜……………………220
副交感神経……41，46，172，189，194	プラスミノーゲン……………108
副交感神経緊張…………………81	プラスミノーゲンアクチベータ………108
副交感神経系…………………188	プラスミン………………106，108
副甲状腺………………62，71	プリオン………………137，138
副甲状腺ホルモン………72，200	プルキンエ線維…………………46
副細胞…………………………12	フルクトース…………………24
副細胞粘液……………………13	ブローカ……………………180
腹式呼吸……………………159	ブローカ野…………………179
副試験………………………102	プロゲステロン
副腎……………5，73，74，84	………78，79，240，241，242
副腎系…………………………51	プロテオグリカン……………204
副神経（Ⅺ）…………………185	分圧…………………………163
副腎髄質………………………62	分圧差………………………163
副腎髄質の腺組織………………75	分岐……………………………45
副腎髄質ホルモン………73，75	分岐角度……………………151
副腎皮質………62，73，76，79	吻合……………………………50
副腎皮質刺激ホルモン………176	分泌……………………………16
副腎皮質刺激ホルモン放出ホルモン……74	分泌期………………………242
副腎皮質ホルモン………74，183	分泌継続……………………241
副膵管…………………………14	分泌細胞……………………153
輻輳反射……………………185	分泌周期……………………242
	分泌粘液……………………132

312

分泌パターン	244		**ほ**	
糞便	17		防御	96
分娩	64		膀胱	84, 92, 93, 236
噴門腺	12		抱合型ビリルビン	38
噴門部	12		膀胱子宮靭帯	237
			膀胱容量	93
へ			傍糸球体細胞	90
平滑筋	11, 64, 93, 151, 223		房室結節	46
平滑筋細胞	49		房水	220
平均血圧	51		膨大部	45
平均閉経年齢	244		放置	97
閉経	244		ボウマン嚢	86
閉経期	244		傍濾胞細胞	69
平衡覚	226		ボーア効果	164, 165
平衡感覚	226		ポジティブ	64
平衡器	175, 184		ポジティブフィードバック	64, 242
壁構造	48		補助刺激	127
壁細胞	12		ホスホクレアチニン	209
壁側腹膜	5		補体	114, 118, 121
ヘパリン	97		補体活性化経路	118
ペプシノゲン	12		補体活性化産物	118
ペプシン	12		補体の活性化	118, 128
ペプチドホルモン	62, 63		ボタロー管	57
ヘム鉄	104		ボツリヌス菌	146
ヘモグロビン			ホメオスタシス	64
	38, 104, 105, 163, 164		ホルモン	34, 54, 62, 64, 90, 101
ヘモグロビン濃度	163		ホルモン産生	87
ヘルパー	127		ホルモン受容体	62
ヘルパーT細胞	125, 127		ホルモン調節	72
ヘルパー細胞	116		ホルモンの種類	62
弁	59		ホルモン分泌	63, 67
変性退化	242		ホルモン輸送路	67
扁桃体	182		本能行動	183
扁平骨	201		ポンプ作用	46
鞭毛	139			
ヘンレ係蹄	87		**ま**	
ヘンレループ	86, 87		膜興奮	208

索引

313

●索　引

膜受容体······················208
膜傷害複合体············ 118, 119
膜性硬化······················201
マクロファージ······ 98, 105, 116, 118,
　　　　　　　　121, 126, 127, 132
マスト細胞··············· 116, 119
末梢····················· 187, 202
末梢化学受容器··············· 51
末梢化学受容体··············168
末梢器官······················188
末梢血管抵抗··············· 51
末梢骨髄······················100
末梢神経系··········· 172, 187, 188
末梢臓器······················188
マリオット盲点··············224
慢性感染······················137
マンノースレクチン··········119

み

ミエリン······················ 71
ミオシン··············· 207, 209
味覚····················· 41, 230
味覚刺激······················232
味覚受容器··················230
味覚神経······················230
右冠状動脈··················· 45
右鎖骨······················· 58
右総腸骨動脈··············· 22
右リンパ管本幹··············· 58
ミクログリア··················177
未熟顆粒球··················144
未熟児······················143
ミセル化··················· 24
耳····················· 190, 226
脈血······················· 53
脈拍······················· 51
脈絡膜······················220

ミュラー管··················237
味蕾······················230

む

無意識的調節··················168
無自覚······················137
無症状······················137
ムチン····················· 12, 24
無排卵周期症··················244

め

眼····························190
明順応······················224
明所視······················220
迷走神経··················· 41, 185
迷走神経（X）··············185
メチシリン耐性黄色ブドウ球菌··········143
眼の開閉運動··················214
メモリーB細胞 ·················127
メモリーT細胞 ·················126
メモリー細胞··················123
メラニン色素··················220
免疫··············· 59, 112, 231
免疫応答······················116
免疫獲得······················137
免疫記憶··········· 123, 124, 133
免疫グロブリン··················130
免疫グロブリン受容体·················119
免疫系··················· 112, 114
免疫細胞··········· 114, 116, 177
免疫低下者··················143
免疫の記憶性··················123
免疫の多様性··················123
免疫反応
········· 59, 113, 116, 124, 125, 127
免疫不全症··················143
免疫・防御能··················136

314

免疫溶菌······················ 118, 128, 132
免疫抑制······························· 75

も

毛球··································232
毛根··································232
毛細胆管····························· 35
毛細血管········ 49, 50, 51, 156, 177
網状層······························· 73
盲腸···························· 2, 17, 20
毛乳頭································232
毛包··································231
毛包上部······························232
網膜··························· 220, 223
網膜視細胞····························224
網様体································185
毛様体································220
毛様体筋·····························223
モノグリセリド························· 37
門脈······················ 21, 31, 33
門脈系························· 21, 24
門脈（静脈系）経路················20】

や

約 28 日周期 ·························243
薬剤アレルギー·······················116

ゆ

有害金属······························146
有棘層································231
遊走··································118
有毛細胞·····························226
幽門腺······························· 12
幽門部······························· 12
輸血··································102
輸入動脈壁····························· 90

よ

腰神経································192
腰髄··························· 172, 173
腰髄第 1 ～第 2····················187
腰椎··································202
抑制的······························· 46
横襞··································· 18
予備蓄積······························100
予防接種······························137
予防対策······························144

ら

ライディッヒ細胞····················· 79
裸眼視力······························223
らせん菌······························140
卵円孔······························· 57
卵黄嚢································100
卵管··························· 236, 237
卵管采································236
卵形嚢································226
ランゲルハンス島·············· 41, 80, 81
卵子···················· 76, 236, 242
乱視··································223
卵巣················ 62, 76, 78, 241
卵巣機能·····························244
卵巣周期··············· 78, 242, 244
卵巣ホルモン·························244
卵胞··································242
卵胞期················· 242, 244
卵胞刺激ホルモン··········· 78, 241
卵胞ホルモン··········· 78, 240, 241

り

リアノジン受容体····················209
リアノジンチャンネル················209
力学的因子·····························199
立体視································224

索引

315

●索 引

律動的呼吸運動……………………160	連動呼吸作用……………………160
立毛筋…………………………231	
リパーゼ…………… 6，24，41	**ろ**
リボース………………… 24	老化………………………… 38
リボソーム……………………139	老廃物質……………………104
リモデリング…………… 19，199	老廃物の排泄………………… 87
流液量………………………… 59	ロタウイルス…………………146
緑膿菌………………………143	六角柱………………………… 32
リン…………………………… 90	肋間筋………………………214
淋菌感染症……………………144	肋骨…………………………198
リン酸カルシウム………………200	濾胞上皮細胞………………… 69
リン脂質……………………… 34	
リン・重炭酸イオン…………… 72	**わ**
輪状軟骨……………………151	ワクチン接種………………124
リンパ液………………… 59，239	
リンパ管………… 24，32，58，59	**記号**
リンパ器官……………………114	− 3cmH$_2$O …………………157
リンパ球………… 59，122，123	− 10cmH$_2$O ………………157
リンパ系……………………… 59	
リンパ節………………114，126	**数字**
	1 回拍出量×心拍数………………… 46
る	2,3-BPG ………………164，165
涙管…………………………220	2.3bisphosphoglycerate …………165
涙器…………………………222	
類洞………………………… 32	**ギリシア文字**
	α……………………………101
れ	α（A）細胞…………………… 41
冷覚…………………………231	α細胞………………………… 81
レクチン経路…………118，121	α受容体……………………… 51
レシピエント…………………102	β……………………………101
レセプター結合………………129	β（B）細胞…………………… 41
レニン………………… 52，90	β細胞………………………… 81
レニン - アンジオテンシン - アルドステロン系	β受容体……………………… 51
……………………… 74，90	γ……………………………101
レニン分泌…………………… 52	γ−アミノ酸………………176
連合野………………179，180	δ（D）細胞…………………… 41
レンズ核……………………181	δ細胞………………………… 81

画像から学ぶ人体の構造と機能

価格はカバーに
表示してあります

2025 年 3 月 21 日　第一版 第 1 刷 発行

編　著　　金森　勇雄ⓒ・増田　豊・佐々　敏
発行人　　古屋敷　桂子
発行所　　株式会社 医療科学社
　　　　　〒 113-0033　東京都文京区本郷 3 - 11 - 9
　　　　　TEL 03（3818）9821　　FAX 03（3818）9371
　　　　　ホームページ　http://www.iryokagaku.co.jp

ISBN978-4-86003-155-8　　　　　　（乱丁・落丁はお取り替えいたします）

本書の複製権・翻訳権・上映権・譲渡権・公衆送信権（送信可能化権を
含む）は（株）医療科学社が保有します。

JCOPY ＜（社）出版者著作権管理機構 委託出版物＞

本書の無断複製は著作権法上での例外を除き，禁じられています。
複写される場合は，そのつど事前に（社）出版者著作権管理機構
（電話 03-3513-6969，FAX 03-3513-6979，e-mail: info@jcopy.or.jp）の
許諾を得てください。

英文名：Learn the structure and functions of the human body from images